本書針對如何「健康生活」提出了全方面的建言；
內容紮實、實用性強，可幫您產生——不生病的智慧！

不生病的
智慧百科

陽春　著

U0084694

健康是智慧的條件，
是心情愉快的標誌。

　　　　　—愛默生

前　言

在傳統的觀念中──認爲人只要「無病無痛」就是健康！

而聯合國衛生組織對健康下的定義是：「健康不僅是沒有身體疾患，而且要有完整的生理、心理狀態，和社會適應能力。」

因此，人的健康包括身體健康與心理健康兩個方面。一個人身體與心理都健康才稱得上眞正的健康。健康的含義應包括如下四個因素──

第一、身體各部位發育正常，功能健康，沒有疾病；

第二、體質堅強，對疾病有高度的抵抗力，並能刻苦耐勞，擔負各種艱巨繁重的任務，經受各種自然環境的考驗；

第三、精力充沛，能經常保持清醒的頭腦，全神貫注，思想集中，能優質地完成工作、學習，有較高的效率；

第四、意志堅定，情緒正常，精神愉快。

這樣的健康是我們每個人都追求的，它表現爲持續、清晰、充沛的能力，穩定的情緒，敏銳的頭腦，希望保持身體健康的意願。當我們處於健康狀態時，我們的內心充滿了一種生活的喜悅，一種因爲擁有健康軀體而能享受世界上無盡快樂的感激。除了獲得生理上、精神上和社會上的健康以外，健康還意味著擁有稱心如意的生命旅程。健康不是一種靜止的狀態，而是一種從自身所經歷的疾病和失衡狀態中了解自己的永無止境的過程……

現代醫學專家認為，人們必須端正自己的看病觀念，不能不把看病當回事，有病硬挺著，或一味地相信什麼「祖傳祕方」；也不能太過分依賴醫療手段，咳嗽兩聲就往醫院跑。

　　雖然我們不能像醫生一樣準確地判斷病情、開藥，或者進行必要的手術，但是，我們卻可以了解自身的健康狀況，可以掌握一些簡單的病理常識，可以讀懂一些身體所發出的健康警訊，可以幫助自己走出亞健康狀態，可以幫助自己做一些心理調適，甚至還可以對一些常見的疾病進行自我診斷或護理等。

　　這一切與有病要求醫病並不矛盾，治療疾病時，要相信醫生，也要相信自己，學會去體會和重視自身的感受，學會與疾病切磋的方法，以積極樂觀的態度去面對疾病，面對生活。

　　今日健康的定義，推翻了前人積累的習慣意識與固有的觀念——即人類除了維持良好的體格，遠離疾病疼痛之外，在心理上、感情上與社交方面，都屬於健康的範疇之內。

　　換言之，現代人的「健康定律」是：身體力、心理力、社會力、智能力、道德力、環境力以及融合力等等。「健康」是除了提供生命的養分還包括生活的品質。所以，健康的答案，不僅僅是「活著」，還必須「好好地活」！

　　本書就是針對如何「健康生活」提出了全方位的建言，內容相當紮實，實用性強，可以幫助您產生——不生病的智慧！

第三部 觀代謝，視行為，了解健康狀況　179

第 16 章 飲食與健康息息相關　　180

第 17 章 排便與健康息息相關　　　　**215**

第四部 看天氣，選環境，遠離不健康因素　　269

第一部 ┃ 人體的奧祕，
　　　　健康的祕密

第 1 章
你了解你的身體嗎？

第一節 ｜ 人體可分為 10 大系統

人體首先是一個精密的、有機的整體，各部分通力協作、密不可分。無論多微小的地方出現了差錯或疾病，都會引起全身的反應，正所謂「牽一髮而動全身」。研究者們根據人體內各組成部分生理功能的相對不同，常常把人體分為許多個系統。按照解剖學的學說，人體可以分為以下 10 個系統——

1. 皮膚系統 由皮膚、毛髮、指／趾甲、汗腺及皮脂腺所組成，覆蓋體表的器官。

2. 呼吸系統 由呼吸道和肺兩部分組成。呼吸道包括鼻腔、咽、喉、氣管和支氣管。臨床上將鼻腔、咽、喉叫上呼吸道，氣管和支氣管叫下呼吸道；呼吸道的壁內有骨或軟骨支持以保證氣流的暢通。

肺主要由支氣管分支及其末端形成的肺泡共同構成，氣體進入肺泡內，在此與肺泡周圍的毛細血管內的血液，進行氣體交換。

呼吸道吸入的氧氣，透過肺泡進入毛細血管，通過血液循環輸送到全身各個器官組織，供給各器官氧化過程所需；各器官組織產生的代謝

產物，如 CO_2，再經過血液循環運送到肺，然後經呼吸道呼出體外。

3.消化系統 消化系統由消化管和消化腺兩大部分組成。消化管是一條自口腔延伸至肛門的很長的肌性管道，包括口腔、咽、食管、胃、小腸（十二指腸、腔腸、迴腸）和大腸（盲腸、結腸、直腸）等部分。

消化腺有小消化腺和大消化腺兩種。小消化腺散佈於消化管各部的管壁內，大消化腺有唾液腺（腮腺、下頜下腺、舌下腺）、肝和胰這三對，它們均借導管將分泌物排入消化管內。

4.運動系統 由骨、關節和骨骼肌組成，構成堅硬骨支架，賦予人體基本形態。

骨骼肌附著於骨，在神經系統支配下，以關節爲支點產生運動。骨骼肌屬橫紋肌，接受神經支配，隨人的意志而收縮，又稱隨意肌。成人約有 600 多塊骨骼肌。

骨骼主要由骨組織構成，有一定形態及構造，外被骨膜，內容骨髓，含有豐富的血管、淋巴管及神經。成人有 206 塊骨，可分爲顱骨、軀幹骨和四肢骨。

骨骼與骨骼之間借纖維組織、軟骨或骨相連，稱爲關節或骨連結。可分爲纖維連結（纖維關節）、軟骨和骨性連結（軟骨關節），以及滑膜關節三大類，滑膜關節常簡稱關節。

5.神經系統 由腦、脊髓以及與之相連並遍佈全身的周圍神經所組成。其中腦和脊髓被稱爲中樞神經系統。

6.循環系統 又稱心血管系統，由心臟、血管及血液所組成，負責體內物質運輸功能。

7.內分泌系統 由身體不同部位，和不同構造的內分泌腺，和內分泌組織構成，其對機體的新陳代謝、生長發育，和生殖活動等進行體液調節。

8.淋巴系統 由淋巴器官、各級淋巴管道和散落的淋巴組織構成，其中流動著無色透明的淋巴（液）。其主要功能在於協助靜脈運送體液

回歸血循環，轉換脂肪和其他大分子，且參與免疫過程，是人體重要的防護屏障。

9. 泌尿系統 由腎、輸尿管、膀胱和尿道組成。機體在新陳代謝過程中所產生的廢物（尿素、尿酸、無機鹽等）及過剩的水分，需要不斷地經血液循環送到排泄器官排出體外。排泄的管道有二：一是經皮膚汗腺形成汗液排出，二是通過腎形成尿再經排尿管道排出。經過腎排出的廢物數量大、種類多，腎不僅是排泄器官，對維持體內電解質平衡也具有相當重要的作用。

10. 生殖系統 由內生殖器與外生殖器組成。其中男性生殖系統由生殖腺／睪丸、管道（附睪、輸精管、射精管）、附屬腺體（精囊、前列腺、尿道球腺）、陰囊、陰莖組成。

女性生殖系統由生殖腺／卵巢、輸送管道（輸卵管、子宮、陰道）、女陰（陰阜、大陰唇、小陰唇、陰道前庭、陰蒂、前庭球、前庭大腺）組成。具有繁衍之功能。

第二節｜鮮為人知的人體數據

人體有許多的奧祕，從一組有趣的數字就可見一斑。

美國科學家研究統計出了如下一些鮮為人知的人體資料。

（1）一個健康成人每天脫落大約 45 根頭髮，有些人可達 60 根。但是人的頭皮上天生約有 12 萬根頭髮，所以幾十根頭髮脫落的損失無關緊要。多數健康人的頭髮在脫落與再生之間保持相對平衡。據上述脫落資料估算，一個人一生喪失的頭髮可以達到 150 多萬根，相當於全部頭髮數量的 12.3 倍。

（2）一個健康的成年人每小時可脫落 60 萬個壞死上皮細胞。據此

推算，他每年將喪失重達 0.68 公斤的皮膚。如果以平均壽命 70 歲來算，那麼其一生中將失去 47.7 公斤的皮膚。

(3) 人的大腦總共擁有 100 億個神經細胞，每天能夠接受和處理 8600 萬條資訊。據研究，人的記憶系統具有很大潛力，一生能容納 100 萬億條資訊，這是一個十分龐大的天文數字。如果一個人生下來就按每秒兩個數讀，每天 24 小時不停，到 70 歲時也數不夠 50 億，倘若數到 100 萬億則需要 140 萬年。

(4) 人體血液中的紅血球平均壽命為 4 個月。根據其在血液中的循環速度，一個紅血球總共可以遊走 1600 多公里。

(5) 如果把人的大腦完成一次新陳代謝的能量直接進行轉化的話，足夠能讓一隻 20 瓦的電燈泡發光。

(6) 人的大腦結構複雜、功能精妙，其神經系統比今天全世界的電話網還複雜 1400 多倍。目前科技水準下，科學家只能描繪出大腦很小一部分的工作原理圖。

(7) 人通過嘴和咽喉，一生中可吃掉 40 噸食物，吸入約 500 萬立方米空氣。咽喉是人體最繁忙的通道之一。

(8) 天黑 1 分鐘後，人的眼睛對光的敏感度即可增強至原來的 10 倍；天黑 20 分鐘後增至 6000 倍；在天黑 40 分鐘後，眼睛對光的敏感度達到極限水準，比天黑前增強 25000 倍。

(9) 一個人說話時發出的聲波能量非常有限，但若讓全球的人同時講話，那麼他們發出的聲波總能量可以超過一個大型發電站 1 個小時輸出的電能。

(10) 人的大腦中發生著十分複雜的化學反應，平均每秒鐘達到 10 萬次。

(11) 眼、耳、鼻、舌、身是我們的 5 種感覺器官，它們不斷接收外界的各種資訊。但是所接受的資訊中，通過大腦加工處理的只有 1%，而其餘 99% 的資料則被當作無關緊要的資訊而被篩選掉。

（12）健康成人的嗅覺感受斑只有 3/4 平方英寸那麼大，而獵狗的嗅覺斑至少有 10 平方英寸，鯊魚有 24 平方英寸，老鼠的嗅覺感受器幾乎與它整個身體的皮膚面積相等。

（13）在一個物體的反射光，第一次進入眼睛之後，人的大腦僅用 0.05 秒鐘的時間，就可以辨認出這個物體。

（14）人體每平方英寸體表面積平均寄生著 3200 萬個細菌，據此，人體上共寄生著 1000 億個細菌。由於人體與細菌之間、細菌與細菌之間存在著微妙的關係，而且人體皮膚是一道天然防線，所以正常情況下並不表現出病害症狀。

（15）人的心臟晝夜不停地搏動，它每天消耗的能量相當於把重約 2000 磅的物體舉到 41 英尺高度所需的能量。當一個人 50 歲時，他的心臟所完成的總工作量相當於把 18000 噸東西舉到 142 英里的高度。

（16）人靜躺在床上，每分鐘只需吸入大約 8.8 升氧氣；靜坐時則需翻倍，消耗 17.6 升；散步時的耗氧量為每分鐘 26.4 升，是靜躺的 3 倍；跑步時則高達每分鐘 55 升。

（17）正常人的眼睛十分敏銳。夜晚，人在山頂上可以看見 50 英里之外的一根火柴發出的光芒。

（18）每 2 平方英寸的人體皮膚約有 645 條汗腺、77 英尺神經、1000 個神經末梢、65 根髮囊（毛囊）、75 條皮脂腺和 19 英尺毛細血管。

（19）人腦傳送神經衝動的最快速度可達每小時 250 公里。

（20）睡眠不足比饑餓更容易致人死亡。人不睡眠持續 10 天即會死去，而饑餓則可能堅持幾週。

（21）一個體重 60 公斤的人，在其 60 歲生命中進出身體的水分高達 75 噸，糖 17.5 噸，蛋白質 2.5 噸，脂肪 1.3 噸，合計 96.3 噸。這些東西可裝滿 24 輛載重 4 噸的卡車，相當於其自身體重的 1600 倍。

（22）人體總共約有 100 萬億個細胞，一生中大約有 10000 萬億次細胞分裂。一個人如果能活 100 歲，那麼他平均每一天都有 3000 億個

細胞在分裂，平均每秒鐘有 300 萬個細胞在分裂。

第三節｜人體的比例規律

一、達・芬奇的人體繪畫規律

歐洲文藝復興時代義大利著名的畫家達・芬奇在長期的繪畫實踐和研究中，發現並提出了一些重要的人體繪畫規律，即標準的人體比例。達・芬奇認爲，凡符合下述比例的人體就是美的。在今天，這一人體比例規律，仍被認爲是十分有價值的：

(1) 頭是身高的 1/8；

(2) 肩寬是身高的 1/4；

(3) 平伸兩臂的寬度等於身長；

(4) 兩腋的寬度與臀部寬度相等；

(5) 乳房與肩胛下角在同一水平線上；

(6) 大腿正面厚度等於臉的厚度；

(7) 跪下的高度減少 1/4。

二、人體對稱規律

經進一步研究，對稱也是人體美的一個重要因素。

在外部形態上，人體的形體構造和佈局是左右對稱的，比如身體後以脊柱、前以胸骨爲中線，乳房、肩及四肢均屬左右對稱；面部以鼻梁爲中線，眉、眼、顴、耳、兩側的嘴角，和牙齒都是左右對稱的。

如果這種對稱受到破壞，就不能給人以美感，所以對稱修復是人體美容的重要原則之一。但是，如果人體各部分假如眞的絕對對稱，那就反而會失去生動的美感。可見對稱也是相對的，而不是絕對的。

三、黃金分割定律

「黃金分割定律」的發現是關於人體美的規律的最偉大發現。所謂黃金分割定律，是指把一定長度的線條或物體分爲兩部分，使其中一部分對於全體之比等於其餘一部分與這部分之比。這個比值是 0.618：1。

人體局部有三個黃金分割點：

（1）喉結，它所分割的咽喉至頭頂與咽喉至肚臍的距離爲 0.618：1；

（2）是肘關節，它到肩關節與它到中指尖之比還是 0.618：1；

（3）手的中指長度與手掌長度之比、手掌的寬度與手掌的長度之比都是 0.618：1。

牙齒的冠長與冠寬的比值，也與黃金分割的比值十分接近。

就整體結構而言，人體部位也是遵循黃金分割定律進行分割的，例如肚臍是身體上下部位的黃金分割點：肚臍以上的身體長度與肚臍以下的比值是 0.618：1。

因此，有人提出，符合以上比值的人體，就算得上一個標準體型美的美男或美女。

人們還發現一個更爲有趣的現象：遵循黃金分割定律的作息時間，即每天活動 15 小時，睡眠 9 小時，是最科學、最有益於人體健康的。因爲 9 個小時的睡眠，可以使機體細胞、組織、器官的活動和機體各系統的協調最優化，有利於機體的新陳代謝和體力、精力的恢復。

神奇的黃金分割定律在人體中表現得如此充分，使人們把它視爲人的內在審美尺度。據此觀點，任何東西只要符合黃金分割，就一定是美的。例如，電視機的螢光幕、電冰箱的開門、門窗的設計等等，無一不是有意或無意地遵循著黃金分割定律；我們的各種家具肯定不能都做成正方形，而幾乎都要做成有一定長度比的形狀，而這個比值一定與 0.618 接近；舞臺上報幕員所出現的位置，也大體上是在舞臺全寬的 0.618 處，此處觀衆視覺享受最好。

黃金分割規律能在人體中得到如此完美的展現，實在是大自然造化

之神奇所爲。是不是很神奇呢？

第四節｜人體功能時刻表

就像 24 小時週期循環的鐘錶一樣，生物體本身也大都存在著一種功能的時間節律，所以稱之爲「生裡時鐘」節律。以 24 小時爲週期，人體各項功能呈現如下的變化規律：

1 時·即凌晨一點，大多數人已入睡數小時，此時處於易醒的淺睡階段，對疾病特別敏感。

2 時·在這段時間裏，肝臟活動異常活躍，加緊生產人體所需要的物質，同時加緊清除肝臟和血液中對人體有毒害的物質，彷彿進行著人體內的「大掃除」。而大部分器官工作效率減慢。

3 時·肌肉完全放鬆，血壓降低，呼吸和心跳次數均減少，全身進入休息狀態。

4 時·腦部供血進入一天中的最低點，血壓進一步降低。全身器官工作節律雖較緩慢，但聽覺靈敏，稍有響動即驚醒。此時是各種嚴重疾患者最易死亡的時刻。

5 時·經歷了淺睡、做夢、深睡幾個階段之後，人的精力基本恢復。此時起身，會有精神飽滿之感。腎臟幾乎不進行工作。

6 時·心跳加快，血壓開始回升，不想起床，具有不安全的感覺。

7 時·人體孕疫功能已經達到高峰狀態，此時對病菌或病毒侵襲的抵抗力較強。

8 時·肝內有毒物質排除殆盡，不宜飲酒。

9 時·心臟進入全負荷狀態，反應性及活動性提高，痛感降低。

10 時·精力十分充沛，是工作、學習和運動的最佳時期。

11 時‧心臟工作仍然非常努力，人體不易有疲勞的感覺。

12 時‧各器官和系統活躍，人體全身進入總動員。此時最好推遲一會兒再吃午餐。

13 時‧上半天最佳工作時間已經過去，容易感到疲勞，最好進行午休。部分糖元進入血液，肝臟逐漸進入休息狀態。

14 時‧人腦反應遲鈍，是一天24小時中的第二個活動能力最低點。

15 時‧情況開始好轉，工作能力逐漸恢復。人體器官此時最為敏感，特別是嗅覺和味覺。

16 時‧血糖增加，但很快會降下去，因而一般不會引發疾病。

17 時‧此時工作效率較高，是運動員強化訓練的最佳時機。

18 時‧痛感重新下降，可以適當增加活動量。

19 時‧血壓增高，情緒變得不甚穩定，容易發脾氣。

20 時‧此時反應敏捷，體重達到一天中的最高值。此時司機較少出車禍。

21 時‧反應迅速，記憶力增強，可記住不少白天沒記住的東西，是最適宜於記憶和學習的時刻。

22 時‧血液中的血球含量增加，可達每立方釐米12000個；體溫也會開始下降。

23 時‧精力下降，疲憊感逐漸增強，肌體功能期待恢復，人體應該進入休息時刻。

24 時‧一天當中的最後時刻，大多數人進入甜蜜的夢鄉；人體各器官和系統活動能力減弱。

第2章
人為什麼會生病？

第一節│內因——由於免疫力太差

一、導致人體免疫力下降的原因

免疫力差是人們生病的內因，什麼原因會導致人體免疫力的下降呢？以罹患癌症為例，可以歸納下述為兩個方面的原因——

1. 不好的生活習慣或惡劣的生活環境，使免疫系統受到損害 相關資料和研究表明——

英國從事煙熏焦煤油的工人容易罹患陰囊癌。

歐洲人從氣候溫和的歐洲搬到氣候炎熱的澳洲，陽光曝曬使皮膚癌的發生率增高。

特別的生活文化和飲食習慣，使日本人的胃癌發生率，高居世界榜首。核子試爆區域附近民眾的癌症死亡率高於其他地區；附近區域的嬰兒患白血病的比率，較其他地方高出 60%。

一般幼童容易罹患白血病，但在第二次世界大戰中日本遭原子彈轟炸地區的居民，在每個年齡層都會有可能罹患白血病。

上述科學事實說明了強力的外因損傷了人體的免疫系統，導致人體

容易患上癌症等疾病。

2.情緒憂鬱使免疫系統受到損害 自然健康情況下，人體的氣血會很順暢地在體內循環流動，但是過度的喜、怒、憂、思、悲、恐、驚等情緒波動，或自己生活不節制而過於饑飽、操勞，或外邪的風、寒、濕、暑、燥、火侵入體內，都可致使經絡阻滯不通，氣血凝集滯留不散，免疫系統受損、功能下降，久而久之便會形成疾病。

現代生活緊張忙碌，人們都早起晚睡，睡眠品質不好，易疲倦、頭脹頭痛、胸悶胃脹，女性容易月經失調，中醫稱上述症狀為「肝氣鬱結」。如果同時伴有口內潰瘍發炎、口角炎等，則是「肝火大」。緊張忙碌的生活作息，擾亂了身體的生理規律，免疫力將會減弱。所以就癌症來說，癌症的急速增多，主要是環境外因與情緒緊張內因，而損傷免疫力所致。

二、免疫問題多出於不平衡

健全的免疫系統包括兩個要素：充裕和平衡。現代人生活條件相對較高，一般情況下營養攝取充足，人對疾病的抵抗力因之提高，也就是說人的免疫系統已趨充裕。剩下的問題主要是不平衡。

用中醫的陰陽論點評述免疫系統的不平衡狀況最為合適。在外為「表」，在內是「裏」；有餘為「實」，不足為「虛」；「表」「實」「熱」「氣」歸為陽，「裏」「虛」「寒」「血」歸為陰。

運用中醫陰陽論可對部分疾病進行剖析——

1.高血壓 一是「陽熱過盛」，即體內陽氣、熱氣太盛引起；二是「虛風內動」，即體內的陰質不足，無法平衡原有的陽能，因此導致血壓偏高。

2.腦中風、心臟病 很大部分和高血壓有關，就是屬於「陽能太偏盛」。

3.糖尿症 又稱「三多症」，即多渴、多食、多尿；中醫認為多

渴是「肺燥」，多食是「胃熱」，多尿是「腎虛火」。

4.**癌症** 中醫認為腫瘤積聚屬於陰病，為有餘之症。

了解了現代人免疫系統的情況，就應該牢記「孤陰不生，孤陽不長」、「陽陰調和，百病不生」的中醫之道。選擇適合自己生活方式的自然療法，活用食物、運動，控制自己的情緒；再配以中藥、西藥來調整身體免疫系統，使之陰陽平衡，你才能長壽健康、遠離疾病。

三、提高免疫力的中醫學原則

對於如何擁有好的免疫力，中醫有一些最基本的原則——

1.**保持脾胃功能的健旺** 只有脾胃消化吸收功能很好，才能攝取充足和均衡的營養，五臟才會強盛，身體才能健壯。

2.**肺氣要周密** 肺臟及皮膚是人體抵禦外界傷害的第一道防線，肺臟及皮膚的正氣要周密才能防禦外邪。

3.**腎氣要充固** 腎氣有先天腎氣和後天腎氣之分，後天腎氣是凝聚五臟精氣而化育的。腎氣是人體體能的根本，要時時保持充固。

4.**氣血要暢通協調，保持自我修復潛能** 一個開完刀的大傷口，在藥物和醫護人員及自己臥床休息下，漸漸痊癒最根本是人本身所具有的修復潛能。而只有平日保持氣血順暢協調，免疫力強，自我修復潛能才會大。

四、保持營養均衡

怎樣從食物中獲得健康、提高免疫力呢？一是各種營養物質攝入均衡，要合理進食魚肉、奶蛋、五穀、脂肪、油脂、蔬菜和水果等各種食品，多吃含纖維質多的食物，如糙米、黃豆、芹菜、韭菜等。二是充足，即攝取營養物質的量要充足。

人體在新陳代謝過程中，自然的代謝廢物或環境污染物（如某些食品、藥物、農藥、防腐劑等），都會在體內生成自由基，損害免疫系統。

此時就要合理攝入抗自由基的物質，即「抗氧化物質」。目前，在最好的抗氧化劑飲食中，以 β －胡蘿蔔素、維生素 C 和維生素 E 的攝取最爲普遍和簡單。

五、維持良好心情

醫學界普遍認同，人體有自我心理誘導療傷機能，使許多得了不可能痊癒的疾病的患者，出現奇蹟般的康復，這種機能，在情緒穩定、內心平和的狀態下，才可以得到較好的發揮。

維持良好心情的簡單法則——

一、要從自己的心理認知和生活環境開始調整，排除焦慮、憂鬱、悲觀、恐懼等不良情緒，以激起人體潛能。

二、控制急躁情緒，保持幽默感。

三、要進行有規律的運動；運動會帶給你快樂心情。

四、制訂有意義的人生目標，並堅持執行；有進取心利於身心健康。

五、積極參加團體活動，不要使自己太孤獨和寂寞。

六、主動幫助和關懷他人，憂鬱的心情會逐漸開朗。

七、結合自己的興趣和專業，找出能喚起心靈悸動的事物和活動。

八、學會和小孩子玩耍，感受孩子們的純眞和喜悅，有利於保持良好情緒，利於健康。

九、心胸要開闊，凡事往好處想，忘掉周遭繁忙雜事或身體的病痛，走出憂慮的束縛。

到想去的地方度假或吃頓大餐等等，不爲了什麼，只爲享受一下人生。身體有很多疾病和預後不是個人可以掌握的，要學會接受現實、尋求內心平和，以使體內療病的心靈潛能發揮到最高點，強化身體的免疫系統。

第二節│外因──病菌和病毒的侵襲

病菌和病毒是導致我們生病的主要外因之一。人類誕生以來，威脅人類生命的最大敵人，並非自然災害，也遠非人為戰爭，而是小小的病菌和「非生物」病毒。在顯微鏡下，它們可以說是「美麗」的，但卻是人類最不可以小看的敵人，是人類生命中真正不能承受之「陰影」。

《我們為什麼生病》一書的作者古德說：「無論將來人類的智慧將如何統治地球，細菌地位的改變仍然無法想像。它們的數量之多，居於壓倒性地位；種類之繁，無可匹敵。它們的生活環境極為廣泛，代謝模式又無可比擬。人類的胡作非為可能招致自己的毀滅，連陸生脊椎動物也可能一起殉葬，但我們無力把 50 萬種昆蟲一舉消滅，對於種類繁多的細菌更加無能為力。」

據史料記載，橫掃歐洲大陸的西元 542 年查士丁尼瘟疫流行，和西元 1347 年黑死病爆發，造成了整個歐洲三分之一人口的死亡；1918 年爆發了世界性的流感，除南極外世界各大洲無一倖免，死亡 2000 多萬人，比第一次世界大戰造成的死亡人數還要多；加上 1957 年和 1968 年兩次流感，死亡人數則超過了第二次世界大戰。小小的細菌、病毒的殺人本領令人毛骨悚然。

從古至今，在人和致病的細菌之間一直展開著一場曠日持久的殊死較量。在這場「你死我活」的鬥爭中，所幸人類戰果頗豐：兇惡的鼠疫已經是「強弩之末」；古代歐洲人稱為「死神幫兇」的天花病，在地球上也「壽終正寢」。

野火燒不盡，春風吹又生，現在的形勢更趨嚴峻，人類病菌感染及傳染性疾病仍占疾病總數的 1/3。除已廣為人知的愛滋病，1995 年再現的伊波拉病毒，1996 年在英國引起高度重視的狂牛症，1997 年香港發

生的禽流感，1998 年在東南亞發生的尼柏病毒引起的腦炎，2000 年非洲發生的裂谷熱，2001 年歐洲發生的口蹄疫病流行……

　　人類雖然想出了很多手段，發明了多種抗菌素（抗生素）來抵抗病菌侵襲，但無論如何也不能將病菌永遠消滅。

　　雖然青黴素的問世一下子扭轉了人和病菌大戰的局勢，雖然人類還在孜孜不倦地研製開發新藥，但細菌就好像具有靈性和智慧，永不疲倦地通過改變自己的結構來與這些抗生素相對抗。新藥研製的速度似乎已遠遠不及細菌耐藥性產生的速度，幾乎每一輪抗菌素所走的都是從有效、低效到失效這同一條道路。

　　站在更高的層次上看來，這實際上是一場地球生物圈中最古老的成員和新興的病菌新成員之間的戰鬥。它無孔不入、無所不在，據說人體本身的 10% 也是由細菌構成的。這個有著 36 億年歷史的細菌是整個生物生命史中的耐力冠軍，它們才是地球上最大的「適者和主宰者」。

第3章
你必須懂得的簡單病理

第一節 ｜ 疼痛

疼痛是人體的一種自我防衛警報系統。

身體接到由於外在原因而導致的疼痛警報後，就會竭盡全力採取防禦措施：原來輸往皮下和內臟血管內的循環血液被調動增派到腦、肺和肌肉等重要部位，隨後，心率加快，血壓上升，肝臟將儲存的糖原轉化為糖，送入血液，為肌肉活動提供新能量。

如果疼痛警報來自身體內部，防衛反應就會換成另外一種方式：血壓下降，噁心，想躺下等。對於身體內部的異常反應，這是最佳的防禦辦法。

一旦疼痛持續3個月以上，就一定要到醫院的疼痛科進行治療，否則很可能錯過最佳的治療時機，後患無窮。當然最理想的是，一出現疼痛，就在第一時間提高警惕，及時採取措施進行治療，不要拖到不可收拾時再有所覺悟。

同時，疼痛患者也應該注意日常生活習慣的調整：如加強體育鍛鍊，提高身體的抵抗力；講究個人衛生，保持室內清潔，以減少慢性疼痛的

誘發因素；氣候變化時合理增減衣服，免受潮濕和寒冷的侵襲；運動後，汗濕的衣服要立即換下，擦乾汗水，不要到風口吹風或沖冷水澡；疼痛患者還應經常按摩病變部位，以緩解神經壓力、消除腫脹、分解黏連，使肌肉得以鬆弛。

　　而預防遠勝於治療。對於多發的腰、背、肩、頸等疼痛的預防，應在日常生活中保持正確的站姿和坐姿，不要彎腰、低頭，同時要調整好自己的生活、工作節奏，工作間隙用體操和簡單運動改善身體疲勞狀態，注意定期體檢。

第二節｜咳嗽

一、細聽咳嗽的聲音

　　咳嗽是聲門突然打開，肺部的空氣從聲門快速地呼出來的過程。咳嗽時，聲帶振動，並在喉頭、鼻腔和口腔引起共鳴，發出很大的聲音。如果聲帶腫脹或附著黏液時，聲帶振動受到抑制，咳嗽聲音就會變得嘶啞。

　　倘若控制聲帶的喉神經受到麻痺，在聲門關閉時關不嚴，兩條聲帶間就會出現一條裂縫，此時肺部就難以維持高壓。這種情況下，咳嗽的聲音就很弱。如果身體衰弱，呼吸肌不能正常工作，咳嗽也會很無力。

二、部分疾病患者咳嗽聲音的特點

　　主動脈瘤和胸腔瘤壓迫氣管時，患者的咳嗽就會帶有金屬的敲擊聲響；白喉患者的咳嗽聲音很像小狗的叫聲；歇斯底里症（癔症）患者的咳嗽帶有其特有的長顫音。

　　百日咳進入抽搐期後，咳嗽接連不斷，臉色發青，喘不上氣來，好

像要氣絕的樣子。此時，患者會發出一陣急促的喘氣聲，呼吸開始恢復一些。百日咳小患者在和夥伴們玩耍的時候，也要經常站直身子長時間的咳嗽。由於預防接種的原因，現在患百日咳的人比以前少得多了。

三、咳嗽與痰

咳嗽分爲乾咳和濕咳兩種。乾咳就是只咳嗽但沒有痰；有痰的咳嗽是濕咳。支氣管的一部分擴張可儲存大量的痰，此爲支氣管擴張症，以多痰爲特點。當支氣管過敏，遇到冷空氣或刺激氣味，就會發生無痰的長時間乾咳。

由於耳朵的內外耳道壁上佈滿了迷走神經的分叉，所以用挖耳勺等刺激外耳道壁也可產生乾咳。種種心理誘因也能產生乾咳。在過去，輕聲乾咳是判斷肺結核病的重要症狀，但並不是惟一的症狀。根據兩個症狀是不能診斷複雜的疾病的。

第三節｜出血

出血是指血液自心臟或血管腔溢出的現象。

一、內出血和外出血

按血液溢出去向可將出血分爲內出血和外出血兩種：流出的血液流入體腔或組織內稱爲內出血，血液流出體外稱爲外出血。

二、漏出性出血和破裂性出血

按血液溢出的機制可將出血分爲漏出性出血和破裂性出血兩種：

1. 漏出性出血　由於毛細血管後靜脈、毛細血管以及毛細血管前

動脈的血管壁通透性增高，血液通過擴大的內皮細胞間隙，和受損的血管基底膜而漏出於管腔外的出血，即為漏出性出血。

2. 破裂性出血　破裂性出血是由心臟或血管壁破裂所致的出血。破裂可發生於心臟（如心壁瘤的破裂），也可發生於動脈，其成因既可為動脈壁本身的病變（如主動脈瘤），也可因動脈旁病變侵蝕動脈壁（如肺結核空洞對肺血管壁的破壞，肺癌、胃癌、子宮頸癌的癌組織侵蝕局部血管壁，胃和十二指腸慢性潰瘍的潰瘍底的血管被病變侵蝕）。靜脈破裂性出血的原因除創傷外，較常見的例子是肝硬變時食管（食道）靜脈曲張的破裂。毛細血管的破裂性出血發生於局部軟組織的損傷。

3. 出血對機體的影響　出血對機體的影響主要取決於出血速度、出血量和出血部位三個要素。一般漏出性出血速度較緩慢，出血量較少，後果不很嚴重。但如果漏出性出血部位廣泛，例如肝硬變時因門靜脈高壓發生的廣泛胃腸黏膜漏出性出血，一次性出血量大而導致出血性休克。

破裂性出血的出血過程迅速，如果短時間內喪失循環血量的20%～25%，就會發生出血性休克。如果出血發生在重要器官，即使出血量不多，也可能致命，如心臟破裂引起心包內出血，由於心包填塞，可導致急性心功能不全；腦出血，尤其是腦幹出血，可因重要神經中樞受壓致死。局部出血，可導致相應的功能障礙，如腦內囊出血引起對側肢體偏癱，視網膜出血引起視力減退或失明。慢性出血可引起貧血。

進行緩慢的破裂性出血，多可自行停止。自行停止的原因是局部受損的細動脈發生痙攣，小靜脈形成血栓，從而阻止血液繼續流失。

第四節 | 貧血

一、貧血是疾病嗎？

很多人以爲貧血是一種疾病。其實貧血並不是疾病，而只是伴隨多種疾病的一種症狀。

貧血是指循環血液單位容積內的血紅蛋白、紅細胞計數或紅細胞比容（壓積）低於正常值的下限。此處的正常值，可因不同的性別、年齡、生活地區、海拔高度，以及生理性血漿容量的變化而有所差異。

例如，一般而言，嬰兒和青春期前兒童的血紅蛋白比成人低；女性在青春期後與男性的差異明顯；妊娠期的婦女由於血容量的增加，血紅蛋白相對減少；久居海拔較高的居民的血紅蛋白，比海平面居民的正常值要高。

因此，診斷貧血應綜合、全面考慮各種因素。在實際工作中，通常要測每單位體積中血紅蛋白量、紅細胞數，以及紅細胞比容。

二、貧血的標準及等級

根據世界衛生組織（WHO）於 1972 年制訂的標準，血紅蛋白低於以下數值者爲貧血：6 個月～ 6 歲 110 克 / 升，6 ～ 14 歲 120 克 / 升，成年男性 130 克 / 升，成年女性 120 克 / 升，妊娠婦女 110 克 / 升。國內掌握的貧血標準爲：成年男性 <120 克 / 升，成年女性 <100 克 / 升，孕婦 <100 克 / 升。

根據血紅蛋白含量的不同，貧血的嚴重程度可分爲以下四級：

（1）輕度：血紅蛋白量在 120 克 / 升～ 91 克 / 升之間，症狀輕微。

（2）中度：血紅蛋白量 90 克 / 升～ 61 克 / 升，體力勞動後心慌氣短。

（3）重度：血紅蛋白 60 克 / 升～ 31 克 / 升，休息時也會感到心慌

氣短。

（4）極度：血紅蛋白 <30 克／升，常伴有貧血性心臟病。

第五節 | 浮腫

由於組織間隙中液體過多，而引起的身體局部或全身腫脹的症狀稱為水腫，又叫做浮腫。

水腫並非一種獨立的疾病，而是伴隨某些疾病的一種病理過程。雖然水腫發生的部位各不相同，但發生機理是大同小異的。正常情況下，組織間隙液體的量是相對恒定的。這種恒定的維持，是有賴於血管內外液體和身體內外液體交換的平衡。水腫就是由某些疾病所引起的這兩方面的交換失衡所造成的。

水腫可發生於局部，即局部水腫，如腦水腫、肺水腫；也可殃及全身，稱全身性水腫，如營養不良時的營養不良性水腫、腎病或腎炎時的腎性水腫、充血性心力衰竭時的心性水腫和肝臟疾病引發的肝性水腫等；但也有不少浮腫病人找不到上述種種原因，情況就比較複雜和特殊。

例如「經前期浮腫」。有一些女性平素健康，但在月經前一到兩週，會出現早晨起床覺得兩眼睜不開、眼皮浮腫，手部、踝部和兩下肢也可浮腫的症狀；同時，伴有失眠、疲勞、煩躁、易怒、思想不集中等症狀。上述症狀多半在月經前達高峰，月經過後隨著尿量的增加，症狀隨之消失。由於這種浮腫及神經官能症症狀與卵巢內分泌功能變化有明顯關係，所以叫做「經前期浮腫」。浮腫如果每月反覆發生，一般認為是生理性浮腫。倘若症狀比較重，在醫生指導下於月經來潮前 10 天左右口服少量甲基睪丸酮，可以對「經前期浮腫」起到預防和治療作用。

再如「特發性浮腫」，是一種功能性浮腫，多見於一些身體比較胖、

平素活動比較少的中年婦女。該類浮腫的出現也與月經有關，另外還與站立、行走等直立姿勢有關。

特發性浮腫的自我試驗診斷，可以根據下述簡便方法進行自我試驗診斷——

清晨不吃不喝，排尿以後，在 20 分鐘內喝 1000 毫升水，然後每小時排尿 1 次，連續 4 次，測定總尿量。第 1 天試驗時躺著，不用枕頭；第 2 天試驗時站著，可以自由活動和工作。分析試驗結果，如果站立時的尿量，比躺著的尿量少一半以上，就可以斷定爲「特發性浮腫」。

這樣的人站立時血壓下降，下肢血液瘀積較多，浮腫較重；躺臥、休息時浮腫減輕，所以「特發性浮腫」在早晨和上午比較輕，下午和傍晚比較重。

這類浮腫大都比較輕，不必進行專門的治療。如果症狀比較重，應注意適當臥床休息，活動時穿彈性長襪；飲食以清淡爲好，少吃食鹽；必要時吃一些鎮靜藥和少量利尿藥，利於浮腫的消退。

還有一些人對溫度反應異常，在高溫環境下容易出現浮腫，所以他們特別害怕炎熱的夏天，也不能從事高溫環境下的工作。由於此類人的血管反應異常，所以夏季高溫，對一般人無明顯的影響和刺激，但是對他們卻引起體表血管擴張，並導致浮腫。一旦環境溫度降低，浮腫就會自行消退。

還有一種浮腫叫「藥物性浮腫」，即服用某種藥物一段時間後發生浮腫，停藥以後浮腫會逐漸消退。例如睪丸酮、雌激素、腎上腺皮質激素、甘草、胰島素、過氯酸鉀、蘿鞭木、硫脲等藥物，都可以引起浮腫，但是並非每個人服用這些藥後都會引起浮腫，還取決於機體反應特性的個體差異。

第六節│呼吸困難

　　人們在劇烈活動時，體內耗氧量增加，呼吸加劇。隨著呼吸進出肺部的空氣也會增加，即換氣量增加。當換氣量增加到平常的四五倍時，人們就會發生氣喘、心慌等症狀，即呼吸困難，並導致身體缺氧。呼吸困難的實質，就是人在有意識地拼命呼吸，但卻仍然呼吸不暢而感覺到的苦惱。

　　呼吸困難往往可分為五種類型：肺源性呼吸困難，支氣管哮喘呼吸困難，心源性呼吸困難，血源性呼吸困難，和機械性阻塞呼吸困難。

一、肺源性呼吸困難

　　肺源性呼吸困難和肺活量大小密切相關。根據人的年齡、性別、身高、體重，肺活量是有固定標準的。當患有肺病或手術切除肺葉時，肺活量降低到正常的三分之一以下時，人就會感到呼吸困難。由於肺泡膜或膜下毛細血管有病變，空氣中的氧和血液中的二氧化碳的氣體交換過程就會受阻，也會形成呼吸困難。

二、支氣管哮喘呼吸困難

　　哮喘患者不僅是喘氣困難，而且還要伴隨咳嗽，在咳出痰之前咳嗽不會停止。支氣管壁上緊密排列著桶箍一樣的平滑肌，叫環狀肌。環狀肌收縮時，支氣管的直徑就會變小。如果環狀肌發生痙攣連續收縮，通氣道被堵塞，哮喘就開始發作了。另一方面，哮喘發作時，黏膜發生水腫，致使支氣管進一步變窄，呼吸更加困難。哮喘病往往可以遺傳。

三、心源性呼吸困難

　　心臟左心室有故障時，無法將血液全部吸入，血液便積存在肺裏，導致肺部淤血，肺不能自由伸展，呼吸效率降低，吸氣減少。並且肺的彈性下降，呼氣也發生困難。由於肺淤血，肺組織自身出現局部缺氧症，毛細支氣管發生痙攣，黏膜缺氧會水腫，造成呼吸更加困難。這種起因於心臟，繼發的呼吸困難就稱爲「心源性呼吸困難」。長期嚴重的支氣管哮喘可導致心臟功能減退，並進一步使肺的毛細支氣管痙攣和黏膜水腫。因此，心源性和肺源性引起的呼吸困難較難區分。

四、血源性呼吸困難

　　由於血液成分的變化（包括貧血在內）引起的呼吸困難就是血源性呼吸困難。人不停地吸入氧氣和呼出二氧化碳以維持生命。空氣中氧氣的含量爲 21%，只要人吸入空氣中的含氧量不少於 13%，呼吸過程就不會受到明顯的影響。如果很多人長時間待在一間通氣性不好的屋子裏，就會逐漸感到呼吸困難。室內二氧化碳氣體的濃度一般不能超過 0.1%。二氧化碳是呼吸的調節器，就好像汽車的油門調節發動機一樣，當血液中的二氧化碳濃度不斷增加時，呼吸就會越來越快。如果空氣中二氧化碳的含量達到 8%～ 9%，人們每分鐘呼吸空氣的量就需要增加 7 ～ 10 倍，就會感到呼吸困難。

五、機械性呼吸困難

　　異物進入氣管中就會造成機械性氣管阻塞。呼出的氣流會向氣管上方推動異物，此時異物會刺激氣管壁，造成劇烈的咳嗽，進而引起呼吸困難。只要取出異物，問題就會解決，但氣管出口有聲帶，所以異物並不容易出來，而且還有可能隨著吸氣被送入氣管的下方。

第七節 | 缺氧

　　氧氣存在空氣中，由呼吸運動送入肺中，其中路經口腔和鼻子、氣管和支氣管。氧在肺泡中發生氣體交換，被卸到容器紅血球內，再分裝入瓶進入血紅蛋白，通過血液流動而被送至各組織器官。如果空氣中的氧可以順利進入肺泡，但有時無法在肺泡中通過氣體交換進入血液，此時就會發生缺氧。

一、貧血性缺氧症

　　如果血液中的紅血球數量不足，或者紅血球足夠但血紅蛋白數量少，氧就無法從肺泡中運走，由此而導致的缺氧症成為貧血性缺氧症。

二、瘀滯性缺氧症

　　裝入血紅蛋白中的氧是由血液輸送到組織細胞中的，但如果心臟功能減弱或因失血而使血液量減少，組織細胞就得不到足夠的氧。這種由於輸送氧氣不正常引起的缺氧症，就叫做瘀滯性缺氧症。

三、組織中毒缺氧

　　雖然血液輸氧過程正常，但組織器官的受氧能力卻不一定好。如果人發生了氰化物中毒、酒精中毒、安眠藥中毒等情況，身體組織接受氧的能力就會下降，含有充足氧的動脈血液循環全身後仍舊回到靜脈，由此而發生的缺氧症叫做組織中毒性缺氧症。

四、過需性缺氧

有時候組織細胞過分需要氧，氧剛進入動脈就被毛細血管完全消

耗，致使毛細血管的靜脈端血液及組織缺氧，這叫做過需性缺氧症。

五、一氧化碳中毒缺氧

煤氣洩漏、礦井事故等往往會導致一氧化碳中毒。一氧化碳中毒會導致缺氧，但機理和上述幾種情況有所不同：一氧化碳比氧更容易和血紅蛋白結合，而使進入肺部的氧不能吸收入血液，無法供應全身各個部位的耗氧代謝。如果70％的血紅蛋白和一氧化碳結合，人將喪失神志；如果一氧化碳結合了80％的血紅蛋白，人就會死亡。一氧化碳中毒對大腦和神經影響最大。中毒較輕時，會產生劇烈頭疼、耳鳴、眼花、四肢無力和倦怠等症狀，還有醉酒的感覺，接著便會臉色發紅、全身出現斑點、呼吸沒有規律、體溫下降；中毒加重，人就會喪失意識，時間一長，就會死亡。即使昏迷後沒有死亡，蘇醒過來的人也很可能患上各類後遺症，例如可能成為植物人等。

六、人體的缺氧反應

人體的缺氧反應往往表現為呼吸困難、神志不清等。例如人乘坐熱氣球時，如果升空速度很快，會突然出現神志昏迷；如果上升速度比較慢或距離不高，人就會如同醉酒似的處於興奮狀態；如果高度進一步增加，醉酒狀態就會加劇，就會出現感覺遲鈍、四肢肌肉無力的症狀，重者則會頭疼、嘔吐和呼吸困難，並且喪失理性判斷能力。缺氧症進一步加重，人就會昏迷，並最終導致死亡。

第八節 | 消化

一、吞咽運動的潛在危險

食物從口腔咽入喉頭時，聲門關閉，以防止食物進入氣管。就像潛水艇一樣，爲了防止進水，在下潛之前會關緊蓋子。此時，呼吸停止，咽頭壁肌肉將食物送入食道。像食品加工廠的包裝機器一樣，食物每被送入食道一次，上述動作就會在半秒鐘內準確地重複一次。如果時間稍有偏差，就會發生喉頭痙攣，引發咳嗽、呼吸困難等。即使痙攣不嚴重，咳嗽也會持續發生，直至將食物咳出氣管。食物輸送結束後，聲門打開，呼吸重新開始。由於老人牙齒不好，在下嚥黏性較大的食物時，可能會使懸雍垂和聲門受阻，中斷呼吸，造成窒息。

人體內有各種安全裝置，稍有失誤往往無礙大局。但吞咽運動則不然，出一點差錯就將導致不堪設想的後果。

二、胃腸運動

蠕動運動和分節運動是胃腸運動的兩種基本形式。蠕動運動是指胃腸從上向下輸送食物的過程，食物因胃腸蠕動而不斷從上向下擠。分節運動是指腸子各處不斷皺起再放鬆，攪拌食物的過程。除此之外，胃腸還有一種特殊的運動形式。

由於各種原因，人們有時候會將銳利的東西吞進肚內，例如銳利的玻璃片、針等。這些東西進入消化系統後，尖端將不斷刺激腸黏膜，受刺激的腸子會發生不同於蠕動和分節運動的局部性的運動。由於腸壁的這種運動，玻璃碎片就會轉過頭來，鈍的一方朝前運動。同時，胃腸壁還會分泌一種黏液將尖端包住，使之不傷及胃腸壁。這實在是一個相當奇妙的過程。

由於種種原因，胃腸有時候會發生運動受阻或者痙攣，患者會感覺明顯的不適或劇烈的疼痛。胃腸運動受阻如不及時糾治，會造成腸壞死，危及生命。

三、消化性潰瘍

人的胃腸道內存在多種消化液，以促使食物更快更好地分解出各種養分。但是消化液在消化食物的同時，對胃腸道往往也具有腐蝕作用。好在胃腸壁上覆蓋有薄黏液膜，對消化液具有很強的抵抗力，是保護胃腸的有力防線。

可是在胃腸壁血液循環不好的時候，胃腸壁上的黏液細胞產出能力下降，黏液膜防線就會出現空洞。而且黏膜本身由於血液運輸能力不好，缺少氧和營養素而變黑，失去活力。此時，消化液就會毫不客氣地腐蝕黏液膜出現破綻部位的胃腸組織，消化性潰瘍於是就發生了。

向胃腸組織供血的血管的運輸能力受植物神經的控制。一般情況下，胃腸道功能旺盛時，血管擴張，血流通暢。胃腸功能下降時，血流減少。憤怒、難過等情緒因素，以及疲勞等會使控制血管的植物神經出現紊亂，收縮胃腸血管，從而促使消化性潰瘍的發生。

四、幽門

在胃與十二指腸之間有一個像開關一樣的器官叫做幽門。幽門平時是關閉的，只是在十二指腸中的食物和消化液混拌好後才打開。幽門起到調節消化作業這條流水線速度的作用。

幽門就像一個鐵板官員，絕不會僅僅因為胃中食物過多就早點打開。但如果積存胃中的食物量大而且油分很少，幽門就會通融而提前開門，將食物送入十二指腸，這樣往往就會造就了大肚漢。

五、大腸的收縮

大腸也有和小腸一樣的蠕動運動和分節運動，但每天還要發生數次小腸所沒有的快速有力的收縮。這種強有力的收縮是食物進入胃或十二指腸後，引起擴張而產生的，是胃、十二指腸和大腸之間的條件反射的作用。

當人患病或情緒波動時，大腸運動就會變得不正常。大腸活動減弱時就會發生便秘。憤怒、痛苦等情緒因素，和有便意時不去大便的習慣會加重便秘。不良生活習慣將導致大腸運動喪失活力。

六、食物在人體內平均 48 小時的行走

食道長25釐米，形如牛角的胃也長25釐米，小腸長4米，大腸長1.5米，此為食物從進口到排泄出體外所需要經過的總路程。食物行走的速度在各路段不同，距離長度和所需時間不成比例。胃腸交界處的幽門控制食物運送的速度。升結腸是大腸的開始部分，有特殊的逆蠕動功能，可減慢食物傳遞的速度。食物通過整個消化道的時間因人而異，平均為48個小時左右。

早晨開始進食，食物一般在胃內停留 4 ～ 5 個小時後，進入小腸，然後在小腸中慢慢前行。

白天人們由於工作等原因，精神都比較緊張，食物在腸中的運行速度很慢；晚上精神放鬆，運行速度加快。到了第二天早晨，在小腸內經過消化和吸收後的食物殘渣到達大腸；傍晚到夜間，殘渣慢慢通過大腸，水分被吸收，殘渣由泥漿樣變成固塊狀。然後進入乙狀結腸，再到直腸，經「裝填」後，在第三天早晨就會被排除體外。

有時候，運行時間會有偏差，但並無大礙。健康的大腸黏膜只從食物殘渣中吸收水分，幾乎不吸收其他有毒物質。以為便秘能使人中毒，其實是一種錯覺。

七、便秘

便秘是指消化道中的食物沒有按正常的時間表運行，使排便延遲了很久時間。便秘可分兩種形式：直腸型便秘和結腸型便秘。

直腸型便秘的原因在於，積存在直腸中的大便不能引起正常的排便反射。造成這種情況的原因是由於工作或上學經常有意控制排便反射，或由於痔瘡等疾病排便時疼痛而主動減少排便次數。

結腸型便秘又包括弛緩性便秘、痙攣性便秘和機械通過障礙性便秘等幾種類型。弛緩性便秘是由於構成結腸壁的肌肉鬆弛，結腸運動減少，使送到結腸的物質由於輸送速度減慢而滯留下來造成的便秘。痙攣性便秘與弛緩性便秘正好相反，結腸肌肉過於緊張，運動缺乏節奏，造成輸送遲緩。亂用瀉藥而損傷結腸黏膜、造成炎症和潰瘍，心理因素導致植物神經平衡紊亂，膽囊、十二指腸、闌尾和胰腺等疾病，引起的內臟反射等情況下，都會產生痙攣性便秘。機械通過障礙性便秘是大腸通路中出現癌瘤等障礙物而導致的便秘。使用瀉藥可能會有效，但必須進行仔細的檢查，以防貽誤了治療時機。

八、肝臟的解毒作用

肝臟有解毒作用，可以將酒精、尼古丁等對健康有害的物質，以及在腸道消化過程中，產生的毒素和服用的醫藥等變成無毒的物質。

肝臟聚集了紅血球蛋白破壞而生成的膽紅素，形成膽汁，送至腸腔。如果肝臟出現故障，人就會出現黃疸。出血時，肝臟製造止血必須的凝血酶原；如果血液凝固過快，肝臟還會產生物質幫助血管內的血液抗凝。肝臟還生成調節水鈉平衡的白蛋白。

肝臟的任務至關重要而艱巨，因而具有其他臟器所沒有的一些特殊功能。

首先，肝臟在功能上具有很強的活力。前文已提到，如果人的肝臟全部切除，生命將無法維持。但切除三分之二的肝臟，人依然可以依靠

僅有的三分之一肝臟繼續生存下去。例如，肝癌會破壞肝組織結構，但即使癌瘤長到十釐米大時，不在意的患者依然可以毫無覺察地生活，部分正常的肝組織還會繼續工作。

其次，肝臟還有細胞再生的特殊功能。與腦、心臟不同，多次遭到破壞的肝臟仍然可以完全自我修復。但是如果破壞速度超過修復速度，破壞部分會出現結締組織，並逐漸縮小變硬，這就是肝硬化。酒精、藥物、過度疲勞、慢性病毒性肝炎等都會造成肝硬化。肝硬化是肝臟疾病的最終路程，也是無法逆轉的單行道。

第九節｜炎症

扁桃體炎、肺炎、毛囊炎、肝炎、腎炎等都是常見的炎症。炎症是臨床常見的病理過程之一，可發生於人體各部位的組織和器官。急性炎症通常具有熱、痛、紅、腫、機能障礙等變化，同時往往伴有白細胞增多、發熱等全身反應。這些變化實質上是機體與致炎因子進行鬥爭的客觀反映，而且這種矛盾鬥爭貫串在炎症過程的始終。致炎因子作用於機體後，一方面引起組織細胞的損害，使局部組織細胞發生變性、壞死；另一方面，促使機體增強抗病機能，以利於消滅致炎因子，使受損害的組織得到修復，從而使機體的內環境各組成部分之間，以及內環境和外環境之間達到新的平衡。

炎症實質上是機體的一種抗病反應，對機體是有利的。例如發炎時，局部組織代謝和抵抗力增強；炎性充血使局部組織得到較多的氧、營養物質和防禦物質；滲出的纖維蛋白原凝結而成假膜，形成一道屏障，能阻止病原菌向深部蔓延；滲出物中的中性白細胞和巨噬細胞能吞噬細菌，還能吞噬清除壞死崩解的細胞碎屑；滲出液能稀釋毒素，其中所含

的抗體能消滅細菌並中和毒素；炎區的漿細胞和淋巴細胞，能產生抗體中和毒素；組織增生能修復炎區所造成的缺損。

　　可是，對於炎症，我們也要用一分爲二的觀點來分析。在一定條件下，炎症反應中的某些有利因素，可以向著自己相反的方向轉化，而成爲對機體有害的因素。例如，炎症後期的結締組織增生及機化雖然有利於組織修復，但又往往造成黏連或實質性器官的硬變，嚴重地影響該器官的功能，如肝炎之後的肝硬化。再如，滲出液過多往往造成有關器官的機能障礙，

　　如心包積液影響心臟搏動，胸腔積液可壓迫肺，出現呼吸困難等。

第二部　觀五官，識身體，
　　　　掌握健康警訊

第 4 章
頭髮——反映健康狀況

第一節 ｜ 了解你的頭髮

一、頭髮的結構及基本成分

我們把髮絲切成無數個相連的橫截面進行觀察，可以看到頭髮從外到裏由毛表皮、毛皮質、毛髓質等三個部分組成

1. 毛表皮　毛表皮（又稱表皮層、角質層），是毛髮的最外層結構，主要構成物質是一種叫「角蛋白」的蛋白質，由鱗片或瓦狀的角質細胞構成。這一層保護膜雖然很薄，只占整個頭髮的10%～15%，但卻具有重要功能：它可以抵禦外來的刺激，保護皮脂並抑制水分的蒸發，保持頭髮的烏黑、亮澤和柔韌。

毛表皮膨脹力強，可有效地吸收化學成分，遇鹼時關閉毛孔。表皮層有凝聚力並延續了皮質的角蛋白纖維質，可以抵抗外界的一些物理作用與化學作用。角質層變薄的話，頭髮會失去凝聚力和抵抗力，髮質變得脆弱，當陽光從表皮層的半透明細胞膜進入細胞內時，如果髮質損傷或分叉，陽光射入時會發生不規則反射，給人一種髮質粗糙的感覺。毛表皮有一定硬度，很脆，對摩擦的抵抗力差，在過分梳理和使用不好的

洗髮精時，很容易受傷脫落，使頭髮變得乾枯無光澤。一般所說的頭髮損傷，即角質層的損傷。

2. 毛皮質 毛皮質位於毛表皮的內側，占毛髮的 75％至 90％，是左右著毛髮性能的重要組成部分，由含有許多麥拉寧黑色素的細小纖維質細胞所組成。纖維質細胞的主要成分是角質蛋白，角質蛋白由氨基酸組成。許多螺旋狀的原纖維組成小纖維，再由多根螺旋狀的小纖維組成大纖維，然後數根螺旋狀的大纖維就組成了肉眼可以看到的外纖維，這也就是毛皮質的主體。纖維質細胞中含有的麥拉寧黑色素，是決定頭髮顏色的關鍵：中國人的頭髮是黑色的，這就是因為麥拉寧黑色素較多的緣故，相反歐美人擁有棕色等顏色的頭髮，是因為頭髮上的麥拉寧黑色素較少。皮質纖維的多少還決定著頭髮的粗細。

角蛋白質的鏈狀結構，使頭髮具有可伸縮的特性，不易被拉斷。但頭髮濕的時候較為脆弱，不當牽拉，容易造成損傷。

3. 毛髓質 毛髓質位於頭髮的中心，是含有些許麥拉寧黑色素粒子的空洞性的細胞集合體，一至兩列並排，呈立方體的蜂窩狀排列，內部有無數個氣孔。這些飽含空氣的洞孔具有隔熱的作用，而且可以提高頭髮的強度和剛性，又幾乎不增加頭髮的重量。它擔負的任務就是保護頭部，防止日光直接照射進來。較硬的頭髮含有的髓質也多，汗毛和新生兒的頭髮往往沒有髓質。大多數動物的體毛中，毛髓體積占毛髮的 2/3，這樣的空腔起隔熱的作用。

二、頭髮的生理特徵和機能

頭髮由上至下可分為毛幹、毛根、毛囊和毛乳頭四部分。決定頭髮生理特徵和機能的主要是頭皮表皮以下的毛乳頭、毛囊和皮脂腺等。

1. 毛乳頭 毛乳頭位於毛囊的最下端，和毛細血管、神經末梢相連。毛囊底部的表皮細胞不斷分裂和分化。這些表皮細胞分化的途徑不同，從而形成毛髮的不同部分（如皮質、表皮、髓質等）；最外層細胞

形成內毛根鞘。在這個階段中，細胞並未角質化，比較軟。

　　2. 毛囊　毛囊由內毛根鞘、外毛根鞘和毛球組成，是毛根在眞皮層內的部分。

　　3. 皮脂腺　皮脂腺的功能在於分泌皮脂。皮脂經皮脂管擠出，當頭髮生成並通過皮脂管時，浸潤並帶走由皮脂管擠出的皮脂。皮脂爲毛髮提供天然的保護作用，使頭髮具有光澤和防水性能。

　　立毛肌是與表皮相連的很小的肌肉組織。根據外界生理環境之不同，立毛肌可進行舒展或收縮。在溫度下降或腎上腺激素等生理環境的影響下，立毛肌可把毛囊拉至較高的位置，使毛髮豎起。

三、頭髮的生長及週期

　　頭髮的生長與毛囊有密切的關係；毛囊的存在是保證頭髮正常生長和代謝的前提。

　　頭髮如果不剪，就會越長越長，這是眾所皆知的常識。據測定，健康人的頭髮生長速度平均爲每天 0.27 ～ 0.4 毫米。按此速度計算，頭髮一個月大約長 1 到 1.5 釐米，一年大約是 10 ～ 20 釐米。如果按照這樣的速度生長，嬰兒從出生到 10 歲時，頭髮至少有 1 米長；到 20 歲時，將長到 2 米。然而實際上並不是這樣，頭髮不會一個勁地長，而是有一定的生長規律，即頭髮具有一定的生長週期。

　　一根頭髮生長週期可分爲生長期、退行期和休止期三個階段。一般情況下，頭髮的生長期爲 4 ～ 6 年，退行期爲 2 ～ 3 週，休止期約爲 3 個月。處於生長週期各階段的頭髮數量占總數的比例因人而異。一般而言，正常人總共約有 12 萬根頭髮，其中生長期頭髮約占頭髮總數的 85% ～ 90%，退行期頭髮占 1%，休止期頭髮占 9% ～ 14%。處於休止期的頭髮在搔頭皮、梳頭或洗頭時，很容易脫落。一般正常人平均每天約脫落 45 ～ 60 根頭髮，因此人們不必擔心頭髮會長過自己的身體。不過也有極少數人的頭髮長得很長，甚至長過自己的身體，這是由於其頭

髮生長週期達到 15 ～ 20 年，超過一般人頭髮生長週期的 3 ～ 4 倍所造成的。有的人蓄髮可長達 2 米以上，其頭髮生長週期將長達 25 年，這種現象較爲罕見。

四、頭髮的顏色

毛髮的顏色主要由兩種色素構成：眞黑色素和類黑色素。眞黑色素是黑色或棕色；類黑色素是黃色或紅色。二者都是在酪氨酸酶的作用下，由酪氨酸經一系列反應生成的。

頭髮的顏色是髮幹細胞中的色素質粒所產生的。在毛皮質和毛髓質中的大量色素，質粒產生毛髮顏色，但在髓質中質粒較少。黑色素細胞產生的色素質粒首先位於眞皮樹突尖端部位，然後由手指狀的樹突尖部轉移到新生成的毛髮細胞中。這些質粒是黑色素顆粒的最終產物，原來是無色的，隨著外移，所含色素逐漸變深。這些質粒呈卵圓型或棒狀，長 0.4 ～ 1.0 微米，寬 0.1 ～ 0.5 微米。質粒越大，毛髮越黑。黑色人種的色素質粒，比白色人種大而少。

頭髮逐漸變得灰白是由髮幹色素的損失和毛球酪氨酸酶活性的逐漸下降兩方面因素造成的。白髮可認爲是毛髮正常老化的結果，白種人平均在 34 歲兩鬢出現白髮，50 歲左右時最少有 50% 的白髮。其他很多因素可導致頭髮非正常變白。實例證明，過大的心理壓力可使頭髮迅速變白。休止期脫髮症會引起黑髮脫落，留下白灰頭髮；簇性禿頭，頭髮長出來就是白色的。實驗證明，動物缺少銅或泛酸會引起灰白毛髮。

曾有報導，大劑量服用 P －羥基苯甲酸可使人的灰髮色素復原。目前並不清楚用何種醫藥處理可使灰白頭髮眞正變黑。

五、頭皮屑

頭皮屑的產生和頭髮的物理及化學性質並無直接關係，是由於頭皮功能失調引起的。人的頭上產生頭皮屑時，角質層比正常的薄、表皮更

新速度增加、角質細胞向表皮轉移加快、角化不完全、角質層黏著力降低，從而產生碎片狀頭皮屑。

頭皮屑（乾性皮脂溢、乾糠疹或頭皮脂溢）曾被看作是慢性非炎症的頭皮鱗片脫落，與牛皮癬、特應性皮炎不同。然而，對頭皮屑表皮進行分析研究發現，頭皮屑與炎症有關係。

還有人認為，激素、代謝缺陷、飲食、神經系統緊張、藥物和化妝品引起的炎症等，都是對頭皮屑的生成可能起作用的因素。雖然說法紛紜，但頭皮屑的成因至今並未完全明瞭，尚存在一些爭論。

頭皮屑的產生與年齡有關，青春期前很少有頭皮屑，一般從青春期開始，20多歲時達到最高峰，中年和老年時下降。頭皮屑還與季節有關，冬天較多，夏天較少。頭皮屑的產生跟性別沒有什麼關係。去頭皮屑洗髮精對抑制頭皮屑較有效。

第二節 頭髮與五臟的關係

一、頭髮與心臟的關係

中醫五臟學說認為：「心主血脈，脈者血之府，諸血者，皆於心。」血脈是依賴心氣的鼓動（即傳導）來完成血液循環的生理功能的。人的心氣充足，心力、心率和心律就正常。

由於心氣的動力作用，血液不斷地進入血脈，循環不休，營養全身……與現代生理學「心臟搏動是血液運行的動力」的認識一致。另外，「心主臟神」，在臨床中不少脫髮患者出現心煩、失眠、多夢、健忘等精神方面的症狀，其原因一般是心氣不足或心血不足，導致青壯年朋友

出現未老先衰的現象：髮早白、早脫或者發生其他疾病。

二、頭髮與肝的關係

中醫五臟學說認為：肝主疏泄、藏血，具有調暢全身氣機和血液運行的作用。肝的疏泄功能正常，則氣機調暢，氣血調和，經脈通利，從而心情舒暢，情志活動正常⋯⋯如果肝的疏泄功能不足，肝氣鬱結不暢，則臟腑氣血不調，心情抑鬱、疑慮、鬱悶或精神壓抑，導致肝的藏血功能失常，則出現肝血不足。又因肝主藏血、腎主藏精，「精血本同源」，所以肝血不足頭髮將無法健康生長。

三、頭髮與脾的關係

中醫五臟學說認為：人體氣血、津液的生化，依賴於脾所消化吸收的食物營養精微物質，因此，脾為「氣血生化之根源」，又稱脾為「後天之本」。古代醫學家有一句格言「脾旺百病除」，就是說，即使有病的人，如果脾氣旺盛，食慾則正常，疾病自然容易康復；反之，原來無病的，由於脾氣虛弱，就很容易患上疾病。所以，脾氣健旺則氣血旺盛，若脾氣虛弱，食慾便會減少，則面色淡而無華，又脾氣虛，則血少，血少則頭髮不能健康生長。

四、頭髮與肺的關係

中醫學認為肺有這些生理特點：主氣，主呼吸，主皮毛⋯⋯；肺氣充盛正常者，則腠理實，皮毛潤澤，反之則皮毛出現憔悴、枯槁等現象。《難經．二十四難》提出，「肺氣弗營，則皮毛焦，皮毛焦則津減去⋯⋯津去者⋯⋯則皮枯毛抑」，同樣指出了肺對於頭髮健康的重要性。

五、頭髮與腎的關係

《黃帝內經》認為——「髮為血之餘」，肝主藏血，腎主藏精，精

生於血，其華在髮，又稱「肝腎同源」。也就是說，肝血不足會導致腎精不足，腎精不足也會使肝血不足等。所以，在正常的情況下，人在青壯年時期，氣血旺盛，精氣充盈，故頭髮健康、有光澤；隨著年齡增長，腎氣虛衰，精血不足，故頭髮變白且容易脫落，這也純屬一種正常的生理規律。但是在現代社會，人們由於工作繁忙、生活節奏緊張、心理壓力過重，縱情淫欲，飲食挑剔等，都會使人肝腎虧虛，腎中精血不足，導致未老先衰，過早地出現頭髮枯黃、變白或大量早脫。

此外，中醫學還認為，人體五臟六腑是一個有機的整體，這個整體是不可分割的：其中一個臟腑發生病疾，其他臟腑的正常生理功能以及其協調都會受到不同程度的影響。

第三節 觀頭髮，判斷身體是否健康

一、頭髮是健康的晴雨表

俗話說：「強長髮，弱長甲」。頭髮是人健康與否的標誌和外在表現，是身體狀況的晴雨表之一。人的身體健康、身體狀況好，頭髮就會烏黑繁茂、潤澤明亮，就像植物和土壤，土地肥沃，枝葉才能茂盛。反過來講，一個人頭髮的好壞，比較直觀地反映了這個人的健康狀況。

頭髮好說明身體健康狀況好。如果頭髮出現枯黃、早白、大量脫落等現象，說明身體內部有問題，必須引起高度重視，及時採取措施，以避免體內疾患的發生或蔓延。

頭髮疾患是許多疾病的重要症狀。人體心、肝、脾、肺、胃、腎疾病，內分泌疾病，神經系統疾病，心理疾病，血液和循環系統疾病，頭部皮膚疾病等等，都會不同程度地反映在頭髮上。

二、從頭髮判斷病因

頭髮的各種症狀及其可能的病因詳述如下——

1. 頭髮驟然變白 短期內頭髮大量變白、煩躁易怒、面紅口苦爲肝鬱化熱。

2. 全身毛髮變白 全身性毛髮變白,見於白化病;局部性乍狀白髮多見於白癜風。

3. 少白頭 少年白髮,且腰酸腿軟、頭暈耳鳴爲腎氣虧乏;少年白髮並伴心虛症,則爲勞心耗神傷血之症。

4. 頭髮乾枯 頭髮乾枯、氣竭液涸、汗出發潤、喘息不休,爲肺絕。

5. 頭結如穗 小兒髮結如穗、形瘦、腹脹肚大多爲疳積、營養不良。

6. 頭髮發黃 頭髮發黃爲營養不足或氣血俱熱;初生兒頭髮發黃但無其他病症者則爲遺傳。

7. 頭髮黃、稀、枯 頭髮發黃且稀疏乾枯,爲精血不足;頭髮枯黃、面容憔悴多爲久病、體虛或飲食不濟。

8. 頭頭驟然變壞 頭髮短期內異常脫落、變白、枯黃或開叉,多爲腎虧所致,也可能是免疫系統出現障礙。

9. 彌漫性脫髮 彌漫性脫髮多爲急性傳染病或慢性病,以及各種化學藥品所致。

10. 頭髮稀少 額上頭髮漸少多爲腦力勞動者;肥胖人不宜頭髮稀少,易患動脈硬化、高血壓和冠心病;瘦人不宜髮長,易耗氣血,影響智力。

三、檢查你的頭髮

上面列述的頭髮症狀可能有些籠統和宏觀,不妨仔細從日常生活中去發覺頭髮本身是否健康?

根據下面的症狀,檢驗一下你的頭髮是否健康?

(1) 頭髮洗淨後,不抹護髮油很難梳開,變得十分乾澀;

(2) 梳頭髮時，掉髮異常增多，枕頭上也常有落髮；

(3) 髮根附近的顏色正常，愈接近髮梢，顏色愈黃；

(4) 頭髮一拉就斷，而且平日的光澤逐漸消失；

(5) 吹理頭髮時，髮型很不容易固定；

(6) 撫摸頭髮時，觸感粗糙不平，缺乏柔順的感覺；

(7) 分叉增多，同一根頭髮分叉甚至不只一處。

如果出現了上面的一種或多種症狀，說明你的頭髮不是很健康，記住一定要儘快尋找一種從根本上解決問題的方法，以免失去最好的恢復時機，遺憾一生。

第四節　加強營養，讓頭髮更健康美麗

要想自己的頭髮健康、美麗，僅僅選擇好的護髮素是遠遠不夠的，頭髮同樣需要各種營養。因此，保持平衡飲食，合理攝取富含蛋白質、維生素和礦物質的食品十分重要。保證全面、合理的營養是擁有健康頭髮的根本所在。

怎樣讓自己的頭髮更健康美麗？

(1) 頭髮的主要成分是含硫氨基酸的蛋白質，因此應注意每日攝入適量富含蛋白質的食品，如魚類、瘦豬肉、牛奶、乳製品，及豆製品。

(2) 維生素 A 對於維持上皮組織的正常功能和結構的完善、促進頭髮的生長，具有十分重要的作用。富含維生素 A 的食物有胡蘿蔔、菠菜、萵筍葉、杏仁、核桃、芒果等瓜果蔬菜，其次動物肝臟、魚蝦類，以及蛋類食品也富含維生素 A。維生素 B 可以促進頭皮的新陳代謝，多存在於新鮮蔬果、全穀類食物中，如小麥、紅米、花生、大豆、菠菜、番茄、

香菇、扁豆等，此外沙丁魚、乳酪中也含有豐富的維生素 B 類。維生素 E 可以促進血液循環，它主要存在於核桃仁、橄欖油、玉米、麥芽、豌豆、芝麻、葵花子等食物中。

(3) 礦物質攝入不足同樣會影響頭髮生長，這是因為鐵、鋅、銅、鈣等衡量微量元素，是人體組織細胞和皮膚毛髮中黑色素代謝的基本物質，這些物質的缺乏會引起頭髮過早變白。黑色食品中此類微量元素含量比較豐富，常見的包括：黑豆、黑米、黑木耳、黑棗、黑芝麻、烏骨雞等。

根據調查，脫髮常見於喜吃肥肉、奶油、油炸食物、蜜糖者，以及經常飲用碳酸飲料者中。這些飲食所含頭髮生長必需的營養成分較少，不能供給毛囊充足的營養。此外，酗酒過度常會導致胃、腸及肝部疾病，影響蛋白質、維生素及礦物質的吸收，從而影響頭髮生長。

保持頭髮健康，還要注意忌食辛辣刺激食物，如蔥、蒜、韭菜、薑、花椒、辣椒、桂皮等，忌食高糖和高脂肪類食物，也要忌食油膩、燥熱食物，如肥肉、油炸食品等。糕點、速食食品、碳酸飲料、冰淇淋等大都是年輕女性所喜愛的食品，但這些食品也不利於頭髮的健康。如果飲食過量，將影響頭髮的正常生長，容易導致頭髮捲曲或白髮。吸煙過多對頭髮健康也非常有害。

生活環境寒冷、潮濕，心緒不寧，或神經性的緊張、不安，均會影響毛髮的正常生長。

例如長期在潮濕過涼的環境下工作的人，容易胃腸受涼、新陳代謝不調、血液循環受阻，從而容易出現頭皮屑增多，頭髮變細、易斷、大量脫落等現象，特別是頭頂的頭髮會日見稀薄，甚至謝頂。此類人應注意多穿棉衣服或厚一些的棉毛織物等，在飲食方面也要注意不要喝過涼的飲料或吃過涼的食物，以抵禦寒冷條件對人體的不良影響，保持身體健康、頭髮健康。

第五章
臉—能反應健康狀況

第一節│仔細端詳臉的各個角落

　　一個人的臉色與他的身體健康狀況，有著密切的關係。所以，中醫以觀看臉色作為診斷人體疾病的依據之一。

　　不妨再拿起鏡子來，仔細端詳臉的各個角落，有什麼異常嗎？可能是某些營養物質缺少或過多所致哦！

　　1. 前額　前額出現痘斑，可能是肝臟裏含有過多的毒素所致，應該及時減少食用含糖分過高的食物，更要避免飲用過多的酒精。

　　額頭皺紋增加，說明肝臟負擔過重。因此，必須戒酒，每天至少飲2000～2500cc 升水，少吃動物性脂肪。如果再適當節食，例如放棄 1 頓午餐，則效果更好。

　　2. 嘴角　如果嘴角出現細微的皺紋，說明你需要多多補充鐵質。

　　3. 嘴唇　上嘴唇腫脹常常由於胃痙攣引起，可以多吃有暖胃功能的馬鈴薯；下嘴唇腫脹說明有便秘症狀，要多喝水，少喝茶、咖啡類飲料，少喝酒，多運動。如果在乾冷的冬天，嘴唇出現乾燥、脫皮、剝裂的現象，表明你缺乏維他命 B 群，需要加以補充。

4. 下顎 此區域的皮膚變化與卵巢有直接關係。女性每個月在月經來潮前後，下顎可能會長出一顆顆痘子，可以通過身體按摩或是淋巴引流來避免起痘。

5. 太陽穴 如果在太陽穴附近出現小粉刺，說明你膽囊阻塞，因為日常飲食中包含了過多的加工食品。需要趕緊進行體內大掃除。

6. 眼睛下方 眼睛下方的狀態與腎臟有直接關係。當出現黑眼圈、眼袋及浮腫現象時，說明腎負擔太重，表示你食用了太多的鹽、糖、咖啡及茶水。應該節制這類飲食，同時多喝開水，多吃小紅蘿蔔、白蘿蔔或飲蒲公英茶。

7. 眼瞼 下眼瞼代表循環系統的狀況，正常情況下眼瞼應該呈肉粉色。下眼瞼呈白色是貧血的典型表徵。應該多吃富含鐵質的食物。

8. 眼睛周圍 眼睛四周乾澀或是出現像乾燥地表般的裂紋，表示你有必要多多攝入維他命 B_2 及 B_6。

9. 眉間 兩眉之間的狀態代表肝和膽囊的狀況。眉間如有豎紋，可能是因為脂肪攝取量過大，要注意少吃肉類、高脂肪及燒烤食品。

10. 鼻子 如果鼻子兩側出現黑頭粉刺、輕微乾燥脫皮等現象，表示血液循環不良。適度進行臉部按摩，或是適量補充鋅、維他命 B_2 及 B_6，對於改善此部分皮膚的血液循環有很大的幫助。食用過多的巧克力、甜食等零食，會使鼻尖出現紅色血管，可將此類零食換成果仁、水果或優酪乳。但如果整個鼻子通紅，那就是心臟負擔過重了，應立即進行休息，少吃脂肪，並戒煙。

11. 臉頰 若兩側出現粉刺，可能是因為暴飲暴食，注意節制飲食，要多食用利於身體排毒食物，例如蘋果就有很大增強腸胃自淨的功效。臉頰發灰說明身體缺氧，肺部功能不佳，應多去戶外散步、慢跑並補充綠色蔬菜，增加蛋白質、礦物質和粗纖維的攝入。臉頰容易出現浮腫，並出現清晰的微血管紋路，這是皮膚缺氧的訊號。臉頰略成綠色說明有患肺癌的危險，呈褐紅色是高血壓的徵象，應注意減少吸煙量或戒煙，

經常量血壓。如果你懷有身孕，發現臉頰和前額出現了深棕色斑點，這是產斑，不必擔心，它通常會自動消失，但在斑點尚存期間儘量少曬太陽，以免斑點增多。

12. 耳朵　耳朵代表了腎的狀況。耳廓呈紅色或紫色說明腎路循環不暢，應注意少飲酒，少吃糖，多吃粗糧，多做運動，以改善循環功能。

第二節｜看臉色，查健康

一、觀察臉色

對於黃皮膚的人來說，身體健康則臉色通常是微黃、紅潤而有光澤；身體不健康的人，臉色常常顯出多種異常來，例如蒼白、潮紅、發黃、發黑、青紫等。

1. 蒼白　主要是由於臉部皮下毛細血管充血不足而引起的。中醫認為，蒼白臉色大多屬於虛症或寒症，是體質差的表現。大出血或休克引起毛細血管強烈收縮、甲狀腺機能減退、慢性腎炎、鉛中毒等，也會引起臉色蒼白。此外，見光不足和貧血也可能導致臉色蒼白。見光不足也就是曬太陽的時間有點少。如果每天早起上班，整天都待在辦公室，太陽下山才回家，膚色當然不可能紅潤。對此，多曬曬太陽會有所收穫。引起貧血的原因很多，出血、營養不良、癌症等都有可能；如果伴有心跳過快或呼吸急促的現象，則貧血可能比較嚴重。

2. 潮紅　有生理性臉色潮紅和病理性臉色潮紅兩種。前者出現在日曬、飲酒、劇烈運動或情緒激動、憤怒和害羞等情形下；後者主要發生在感染引起高熱性疾病（如傷寒、瘧疾、肺結核、肺炎等），或服用阿托品等擴張血管藥物，或者大量服用激素之後。

如果你發現自己的臉色變得比較紅，而且最近服用了高單位維生

素，不妨看一下藥瓶上標注的藥物成分，可能是煙草酸（煙鹼酸）所引起的症狀，停服維生素或改服其他藥物後臉紅，可能就會減輕或消失。

如果臉部脹紅並伴有眼睛微突感、經常感到緊張且神經過敏、雙手微顫、體重減輕等症狀，則是甲狀腺機能亢進造成的。在適當治療後，這些症狀將有所改善。

一氧化碳中毒者、紅斑性狼瘡的患者，也會出現臉色潮紅的症狀。另外，腫瘤的典型症狀是臉紅、腹瀉、哮喘，如果你毫無緣由地突然出現這三種狀況，則建議你提高警惕，馬上就醫。

3. 發黃 主要是因為肝細胞損害或膽道阻塞，使血液中膽紅素濃度超過正常範圍、滲入組織與黏膜而造成的，醫學上稱之為「黃疸」。此種臉色主要見於患有急性黃疸型肝炎、急性膽囊炎、膽結石、肝硬化、肝癌、胰腺癌等症的患者。此外，鉤蟲患者由於長期慢性失血，也會出現臉色發黃的症狀。

4. 發黑 中醫認為，臉色發黑是腎虧表現，故需用補腎藥物治療。另外，腎上腺皮質功能減退、肝硬化、慢性心肺功能不全、慢性腎功能不全、肝癌等患者，也會臉色變黑。長期服用某些藥物，如抗癌藥物，也會出現這種現象。但臉上出現老年性色斑、婦女的妊娠斑等則屬正常現象，並非病狀。

5. 青紫 多數情況下由缺氧引起。劇烈的疼痛常使臉色蒼白而帶有青紫；心力衰竭、先天性心臟病等，也都會使病人臉色變為青紫色。

二、觀察面容

觀察面容也是看臉色、查健康的一種形式。就像俗話說的，「健不健，看容面」。人的面容，既是豐富的表情「舞臺」，也是反映身體狀況的「窗口」。病態面容往往包括以下幾種，倘若你出現如下任何的症狀，一定要及時就醫。

1. 慢性病面容 表現為面容憔悴，面色灰暗或蒼白，目光暗淡，

神疲力乏等。中醫認為屬正氣衰弱之虛症;西醫認為多見於慢性消耗性疾病,如惡性腫瘤、慢性肝炎、肝硬化、結核病等。

2. 急性病面容 表現為臉色潮紅,呼吸急促,鼻翼扇動,表情痛苦,煩躁不安等。常見於大葉性肺炎、瘧疾等。

3. 貧血面容 若表現為面色蒼白,唇舌色淡,心慌氣短,神疲乏力等。中醫認為屬氣血不足之虛症;西醫認為多見於貧血。

4. 甲狀腺功能衰退面容 表現為面色蒼白或枯黃,目光呆滯,臉部浮腫,眼瞼變厚,唇厚舌大,皮膚乾燥、無彈性,皺紋加深,頭髮乾枯、稀疏,眉毛明顯脫落,亦稱黏液性水腫面容。中醫認為屬脾氣或腎陽虛症;西醫認為多見於甲狀腺功能減退症。垂體功能減退症和去睪症也可見此類面容。

5. 甲狀腺功能亢進面容 表現為眼裂開大,眼球凸出,雙目圓瞪,目光驚恐,面黃肌瘦,興奮不安,煩躁易怒等。中醫認為是肝氣鬱結,日久化火,肝陰不足,肝陽上亢;西醫則看作是甲狀腺功能亢進症的典型面容。

6. 傷寒面容 表現為舌紅少苔,表情淡漠,反應遲鈍,氣短懶言,甚至有意識障礙。中醫認為是氣陰兩虛,屬溫病範疇;西醫認為多見於傷寒、腦脊髓膜炎、腦炎等疾病。

7. 結核病面容 表現為面色蒼白,頰紅如胭脂,身體消瘦。此面容多見於肺結核活動期。

8. 二尖瓣面容 表現為臉色黃且浮腫,面頰暗紅,口唇青紫,舌色晦暗,心慌氣短等,亦稱風濕性心臟病面容。中醫認為屬心血瘀阻,心氣虛和陽虛所致;西醫則認為是二尖瓣狹窄的重要特徵之一,多見於風濕性心臟病,也可見於肺心病或某些先天性心臟病患者。

9. 滿月臉 表現為臉面紅胖,圓似滿月,甚至從側面看不見鼻子,從正面看不見雙耳。由於兩頰脂肪堆積下墜,鼻翼被擠下拉,口裂變小,口角與頰部間出現深溝,面色紅嫩,毫毛增多,常生痤瘡,唇上可見小

鬍鬚。西醫認為是柯興氏綜合症，或因長期使用促腎上腺皮質激素所引起的皮質類固醇過多者的特徵性面容。

10.**肥大症面容**　主要表現為上唇上翻，鼻唇溝淺，下頜不發達，口齒不清，喜歡用嘴巴呼吸，鼻子外型發育不良，鼻根寬平，鼻翼萎小，口唇厚短，聽覺不良，雙目無神，表情呆滯等等。此面容多見於小兒增殖體肥大症。

11.**腎病性浮腫面容**　主要表現為面色蒼白浮腫，早上眼瞼浮腫顯著，皮膚緊而乾燥，且額部多有指壓凹症。此面容除見於各種腎病患者外，也見於營養不良、面部血管神經性水腫、心力衰竭、嚴重哮喘、百日咳等患者。

12.**獅面**　表現為面部佈滿高低不平的結與斑塊，汗毛、眉毛、睫毛、鬍鬚部分或全部脫落，形似「獅面」。此面容見於瘤型痲瘋病人，故又稱瘤型痲瘋面容。骨性獅面則見於顴骨區骨膜炎、骨纖維性發育異常、畸形性骨炎或外傷。

13.**肌病面容**　表現為眼不能開也不能閉，處於半張的狀態；嘴唇肥厚突出，下唇下掛，不能閉口；或不能皺額。此面容常見於重症肌無力，或肌營養不良症。

14.**先天愚型面容**　表現為外眥過高，眼裂向外上方傾斜，眼球突出，或斜視或震顫；鼻根部低平，鼻孔朝上。見於先天低能兒。

15.**病危面容**　表現為面容枯槁，面色蒼白或鉛灰，表情淡漠，目態失神，眼眶凹陷，四肢厥冷等。中醫認為屬亡陰或亡陽範疇；西醫認為多見於大出血、嚴重休克、脫水等危急重症患者。

第三節 | 飲食合理，臉色才會好

　　人們都喜歡欣賞白皙細嫩的面龐，但生活中有些人卻長得面孔黑紅，或晦暗蒼白。假如適當改變一下飲食結構，也許能使你的面目得到很大的改善。

一、臉色的飲食改善法

　　上面已經涉及到一些臉色與飲食之間的關係和注意事項，不過有些零散，下面來系統地說一下如何用飲食來得到好的臉色吧！

　　1.**蒼白臉**　蜜汁花生棗是一道不錯的食療菜。原理：紅棗補氣，花生衣補血，花生肉滋潤，蜂蜜補氣，綜合生效使面色紅潤。做法：把紅棗和花生米用溫水泡後放入鍋中加水適量，小火煮到熟軟，再加入蜂蜜即可食用。

　　2.**紅臉膛**　在食用含動物性脂肪和蛋白質食物時，一定要輔以含大量葉綠素的蔬菜，如菠菜、芹菜、萵苣等，生吃效果更好。也可將蔬菜切碎，用布包擠汁飲用。

　　3.**赤紅臉**　經常洗澡和按摩，使血液流通暢快，對紅的部位要多做按摩；為使體內更好地充分吸收蛋白質，要大量食用富含維生素 B_1、維生素 C 的食物，多曬太陽以利於吸收維生素 D。

　　4.**油脂黑臉**　多吃含葉綠素的蔬菜，控制動植物油的食用量。吃飯前喝一杯用溫開水沏的菜末汁，效果更好。

　　5.**面部黑色**　控制食鹽攝入量，多飲水，使鹽分隨尿液排出；勤洗澡，在浴室中浸泡至出汗，也可排泄一些鹽分；栗子白菜煲。原理：面容黑暗的原因是腎氣不足，陰液虧損，而栗子健脾補腎，白菜補陰潤燥，綜合生效使面色白皙明亮。做法：把生栗子去殼，切成兩半，用鴨

湯適量煨至熟透，再放入 200 克白菜條及鹽少許調味即成。

6. 面容粗糙 筍燒海參是一道不錯的食療菜。原理：面容粗糙的原因是陰血不足，內有燥火，而海參滋陰養血，竹筍清內熱，綜合生效使皮膚細膩光潤。做法：把海參切長條，與鮮筍或水發筍切片同入鍋，加瘦肉一起煨熟，加入鹽、糖、酒後食用即可。

7. 面頰雀斑 食鹽過多，有可能導致面頰長出雀斑；而飲食中如只攝取動物性脂肪和蛋白質，則會影響肝臟正常功能而使雀斑更顯眼。所以長雀斑者一定要大量食用水果和蔬菜。此外，藥物是肌膚的大敵，尤其是安眠藥會使體內酸性過大，激素失衡，臉上生出雀斑。

二、果汁美容法

如今果汁因其顏色和味道的誘惑，逐漸成為人們尤其是女士們最愛的日常飲品，常喝果汁可以幫助女士美容。可是你知道合理搭配常飲果汁也會給你好臉色嗎？

1. 黃瓜汁 取黃瓜 150 克、胡蘿蔔 150 克、柚子或橘類 150 克、蘋果 150 克，蜂蜜適量，在食物條理機中攪拌後加水即成。

2. 橘子汁 取鮮橘 100 克、蘋果 200 克、胡蘿蔔 150 克、糖或蜂蜜適量，攪拌後加冷開水，對皮膚、頭髮、眼睛的美容有顯著效果。

3. 蘋果汁 取蘋果 50 克、砂糖少許，將蘋果、砂糖及約 90 毫升冷開水，放入食物條理機中攪拌即可，飲用時加入幾滴白蘭地，風味特佳，能使人精神振作，面色紅潤。

4. 胡蘿蔔汁 取胡蘿蔔一個、蘋果一個，將胡蘿蔔、蘋果切成丁塊狀，一起放入食物條理機中先以低速旋轉 60 秒，隨後加蜂蜜或糖、水或汽水。能促進肝、腎的活力，美容效果顯著。

5. 番茄汁 取番茄 200 克、蘋果 200 克、糖或蜂蜜適量；取番茄、青椒各 30 克、芹菜 100 克，糖或蜂蜜適量。值得注意的是，番茄不要把皮剝去，其維生素 C 和許多礦物質含量高於橘類，對人體健康和皮膚

保養作用很大。

三、木耳紅棗湯

有些女性的臉色常常呈現黃色，尤其是來月經的那幾天。這往往是貧血所致，應該多吃一些紅棗、木耳等補血食物。不妨做一碗木耳紅棗湯喝喝看，會使你臉色紅潤起來的。

木耳是所有蕈類食品中含鐵量最高的，黑、白木耳都是多糖類，有一定的抗腫瘤作用，且黑木耳可清肺益氣，幫助身體排出毒素。紅棗主治脾胃虛弱、血虛萎黃、血小板缺少症等等。女性多吃一些紅棗，可以使氣色紅潤，即使不用化妝品也能晶瑩剔透。如果將紅棗、木耳合成一個補血的木耳紅棗湯，月經前一個禮拜到月經結束這段時間每天或隔天食用就可以改變黃臉色，使之紅潤可愛。

木耳紅棗湯配料是黑木耳 10 克，紅棗 50 克，白糖適量，用適量的水，把黑木耳和紅棗煮熟後，加入白糖即可。

需要注意的是，紅棗的每次食用量不要超過 10 顆；喝這樣的湯不要同時吃海鮮，否則容易腹痛；肚子不舒服、脹氣的時候，也不要吃。

第6章
眉、眼——能反映出健康狀況

第一節│看眉毛，查健康

一、眉毛與健康

　　眉毛與健康有著密切的關係。中醫認為，眉毛屬於足太陽膀胱經，它依據足太陽經的血氣而盛衰。因此，眉毛濃密，說明腎氣充沛，身強力壯。而眉毛稀短、細淡、枯脫，說明腎氣虛虧，氣血不足，體弱多病。因此，觀察眉毛對診斷疾病有一定的幫助。

　　甲狀腺功能減退症、垂體前葉功能減退症患者，眉毛往往脫落，並以眉的外側最為明顯；而神經麻痺症患者，麻痺一側的眉毛較低，單側上瞼下垂時，病變一側的眉毛顯得較高；痲瘋病患者早期可出現眉毛脫落；斑禿患者，也有眉毛脫落症狀；眉毛沖豎而起，則是危急的徵兆；眉毛不時緊蹙，是疼痛疾病的表現。就一定年齡而言，眉毛表徵壽命。老年人由於氣血不足，腎氣虧虛，故眉毛往往脫落；而眉毛茂盛則有長壽之態。

二、眉毛脫落？

眉毛脫落是值得單獨述及的嚴重異常現象，常是某些疾病的信號。

1. 西蒙氏病 由腦垂體前葉功能減退所致，可出現短期內眉毛、頭髮、腋毛、陰毛和全身的汗毛變稀或全部脫淨，全身消瘦、精神委靡、表情淡漠、睏倦欲睡、食欲差、外生殖器萎縮等。

2. 痲瘋病 痲瘋病是一種慢性傳染性皮膚病，以皮膚周圍神經的損害為主要症狀，有的病人還伴有淋巴結、眼、鼻、肝、脾等器官的損害。痲瘋病的早期特徵常為眉毛的外三分之一皮膚肥厚，眉毛脫落。

3. 二期梅毒 眉毛、鬍鬚，甚至頭髮成片、不規則性地脫落，毛髮有不同程度的折斷，呈蟲蝕樣或羊食草狀，這就是梅毒對毛髮損害的特性。

4. 甲狀腺機能減退症 甲狀腺機能減退後引起全身代謝能力降低、毛髮營養不良，因此可表現為眉毛稀疏，尤其是眉毛外三分之一脫落明顯，頭髮也呈彌漫性稀疏，部分呈羊食草樣的斑狀脫髮。

三、眉毛不可隨便修

眉毛在對人體健康上也具有重要的作用，它是雙眼的天然屏障，當您在天熱、勞動或體育鍛鍊時，汗水沿著額部往下淌，眉毛可以擋住汗水流入眼內，防止刺激眼睛，產生眼疾；如果無故發生眉毛脫落或變得稀疏，可能是腎上腺皮質功能低下，或系統性紅斑狼瘡等疾病的預兆。長在眼睛上方的眉毛，還能豐富人的面部表情，如雙眉的舒展、收攏、揚起、下垂可反映出人的喜、怒、哀、樂等複雜的內心活動。

可是為了追求時尚美、臉型美，一些女士常將好端端的眉毛拔去部分或全部，自己用眉筆劃上「人工眉」，或者去美容診所「文眉」，即在局部麻醉下，以針刺破皮膚，配上染料，留下永久性的「人工眉」，這些美眉辦法被統稱為「修眉」。從醫學角度來看，「修眉」的做法違反自然規律，利少弊多，不宜提倡。

據此，奉勸各位女士對「修眉」持慎重態度。如果眉毛的數量、密度、排列等不夠理想，可借助眉筆做適當修飾。

第二節｜看眼睛，查健康

眼睛是心靈的窗口，也是我們審視身外世界的窗口。殊不知，眼睛也是健康的窗口，動脈硬化、糖尿病、高血壓、顱內腫瘤、貧血、腎病、風濕病等都會在眼睛上有所表現。一些看似視力的問題，往往卻是體內臟器疾病的徵兆。

一、眼睛的構造

眼睛是人體的視覺器官，能使人看清外界物體的形狀、大小和辨別五顏六色、深淺遠近。眼睛的構造比較複雜，大體來說可分為兩個部分：眼球和它的附屬器官。

眼球近似球形，位於眼眶內。正常成年人其前後眼球直徑平均為24mm，垂直球徑平均23mm，眼球最前端突出於眶外 12 ～ 14mm，有眼瞼保護。眼球包括眼球壁、眼內腔和內容物、神經、血管等組織。

1. 眼球壁 眼球壁主要分為外、中、內三層。

外層由角膜、鞏膜組成。

中層又稱葡萄膜或色素膜，具有豐富的色素和血管，包括虹膜、睫狀體和脈絡膜三部分。

內層為視網膜，是一層透明的膜，具有很精細的網路結構及豐富的代謝和生理功能，是視覺形成的神經資訊傳遞的第一站。

2. 眼內腔和內容物 眼內腔包括前房、後房和玻璃體腔。

內容物包括房水、晶體和玻璃體。三者均透明，與角膜一起共稱為

屈光介質。

3. 視神經、視路 視神經是中樞神經系統的一部分。視網膜所得到的視覺資訊，經視神經傳送到大腦。

視路是指從視網膜接受視資訊，到大腦視皮層形成視覺的整個神經衝動傳遞的徑路。

4. 眼附屬器 眼附屬器包括專管眼球轉動的肌肉，容納眼球的眼眶，專管開閉上下眼瞼（眼皮）的組織，附著於眼瞼裏面與眼球前面的結膜，以及專門分泌眼淚與排泄眼淚的淚器。

二、來自眼睛的糖尿病信號

已確診的糖尿病患者進行常規檢查時，一般均要求做眼科檢查，許多人對此十分不理解。糖尿病與眼科到底有什麼關係呢？為什麼得的是內分泌疾病卻要看眼科呢？

糖尿病是一種複雜的代謝性疾病，具有嚴重的眼部併發症。在許多發達國家，糖尿病眼部併發症是導致成人眼睛失明的主要原因。有些糖尿病患者症狀隱匿，往往以眼部病變為首發症狀而到醫院眼科就診。在我國，隨著生活水準的提高及人均壽命的延長，糖尿病發病率亦越來越高。進而，糖尿病引起的眼部併發症也逐漸成為不可忽視的重大問題。

許多患者最早的眼部自覺症狀多為屈光狀態的改變：由於血糖增高導致房水滲透壓降低，房水滲入晶狀體使其變凸，屈光度增加，病人可突然發生近視，或原有老花症狀減輕。血糖降低後，晶狀體恢復原狀，患者恢復到原來的屈光狀態，讀書時又須戴老花眼鏡了。這種短期內屈光度的迅速變化，是糖尿病引起屈光度改變的特徵。

糖尿病導致視網膜微血管系統受損，隨後引起視網膜一系列的病理改變，即最為大家所熟知的糖尿病性視網膜病變。糖尿病性視網膜病變是糖尿病患者最常見及嚴重的一種眼部併發症，約 63.4% 的糖尿病患者併發此症，也是導致視力下降和致盲的主要原因，其失明率是非糖尿

病性眼疾患者的 25 倍。

要警惕下列來自眼睛的糖尿病信號——

1.白內障 糖尿病患者的血液和眼內房水中的葡萄糖水平均較高，影響眼內糖的正常代謝，從而生成一種稱為山梨醇的物質，積聚在晶體內，造成晶體纖維腫脹、混濁，此即為白內障。

2.瞳孔變小 糖尿病會損害植物神經，可影響瞳孔的舒縮功能。糖尿病病人的瞳孔較正常人小，放大瞳孔的能力也較正常人差，而在眼底檢查時所用散瞳劑效果不佳。

3.視力下降 糖尿病會使患者的視神經受損，或眼底血管病變，導致視網膜組織缺氧，形成微血管瘤或視網膜靜脈擴張、動脈硬化、白斑、出血等，甚至發生視網膜脫落，造成視力下降。

4.近視 糖尿病患者排出的尿液中含有大量的糖分和鹽，加上口渴多飲，導致血液滲透壓降低，房水的滲透壓也隨之下降，使眼睛晶狀體膨脹、變厚變凸，屈光度增加，從而形成近視。

三、透過眼睛觀疾病

如前所述，人體的許多疾病信號均可從眼睛透露出來。注意觀察人的眼睛，可幫助洞察人的健康狀況，對診斷疾病具有重要的參考價值。

1.結膜 結膜蒼白，常由貧血導致；結膜發黃，常見於急性或慢性肝病引起的黃疸；結膜充血發紅，常見於結膜炎、角膜炎；結膜上佈滿顆粒與濾泡，常見於沙眼；結膜上若有多少不等散在的出血點，常見於亞急性感染性心內膜炎；若有大片的結膜下出血，常見於高血壓、動脈硬化。

2.眼球 單側眼球突出，多由局部炎症或眶內有占位性病變所致，有時是因為顱內病變；雙側眼球突出，常見於甲狀腺機能亢進症。雙側眼球下陷，常見於嚴重脫水，或者老年人因眶內脂肪萎縮所致雙眼眼球後退；單側眼球下陷可見於 Honer 綜合症和眶尖骨折等。眼球有血絲，

對太陽光線敏感，血壓高，可能是結膜炎引起（過敏或感染）。眼球泛紅，可能由於肉類食用過多，而使肝臟負擔太重。眼睛腫脹、充血，可能由腎結石引起，也可能是因爲水果和糖食用過多。

3. **瞳孔** 正常瞳孔爲圓形，雙側等大。瞳孔擴大常見於頸交感神經受到刺激、視神經萎縮、青光眼絕對期以及外傷等；瞳孔縮小常見於虹膜炎症、中毒、藥物反應等。雙側瞳孔大小不等常提示有顱內病變，如腦外傷、腦腫瘤、腦疝等。雙側瞳孔不等大，且變化不定，可能是由於中樞神經和虹膜的神經支配障礙。如瞳孔不等大且伴有對光反射減弱或消失以及神志不清，往往是中腦功能損害的表現。

4. **鞏膜** 正常鞏膜呈瓷白色，鞏膜染黃多見於黃疸。但注意即使眼睛發黃確實屬於黃疸的話，也不能確認爲就是肝炎。因爲除了肝炎之外，大葉性肺炎、敗血症、肝癌、膽囊及膽管發炎、膽石症引起膽管堵塞或溶血性貧血等許多疾患，都可以導致出現黃疸症狀。

5. **角膜** 角膜邊緣及周圍出現灰白色混濁環，多見於老年人的老年環，是類脂質沉著的結果。患者無自覺症狀，不妨礙視力。角膜邊緣若出現黃色或棕褐色的色素環，環的外緣清晰，內緣較模糊，多見於肝豆狀核變性，是銅代謝障礙的結果。

另外，如高血壓動脈硬化、慢性腎炎、糖尿病、白血病、顱內壓升高等許多全身性疾病，都可導致視神經乳頭水腫、視神經乳頭周圍火焰狀出血、棉絮狀滲出物，以及視網膜血管改變等眼底病變。

四、眼皮異常健康警訊

1. **黑眼圈** 黑眼圈即眼皮及其周圍皮膚呈灰暗色，常因睡眠不足、過度疲勞或房事過度引起。醫學認爲黑眼圈是腎虛所致：腎精虛少則兩眼缺少精氣的滋潤，腎之黑色就浮越於上，因此雙目無神、眼圈發黑。如能節制性生活，情況就會改善。

偶然出現的眼圈發黑只需注意生活調理即可恢復正常；如長期眼圈

發黑則是一種病態，多與內分泌及代謝障礙、腎上腺皮質機能紊亂、心血管病變和微循環障礙、慢性消耗性疾病等有關。

2. 眼皮浮腫　全身皮膚中最薄的地方就在眼皮，其皮下組織也最疏鬆，因此很容易發生體液積聚。

眼皮浮腫可分為生理性和病理性兩種：生理性眼皮浮腫多發生於健康人，原因是晚上睡眠時枕頭過低而影響面部血液返流，夜間睡眠不足或睡眠時間過長。病理性眼皮浮腫又分為炎症性和非炎症性兩種。前者常伴有紅、熱、痛等症狀，常見於麥粒腫、丹毒、蟲螫傷、急性淚囊炎、眶骨膜炎等；後者由局部和全身原因引起，如過敏性疾病，急、慢性腎炎，婦女月經期，心臟病，甲狀腺功能低下，貧血，以及特發性神經血管性眼皮水腫。

3. 眼皮下垂　眼皮下垂包括先天性和後天性兩類。一生下來就有的上瞼下垂為先天性上瞼下垂，以單眼發病居多，長大後可進行手術矯正；後天性眼瞼下垂往往由疾病所致，如精神抑鬱症、重症肌無力、一些腦血管病變，以及維生素 B_1 缺乏症等。

上眼皮下垂：雙側上瞼下垂多見於先天性上瞼下垂、重症肌無力；單側上瞼下垂常見於腦膿腫、腦炎、視網膜下腔出血、白喉。

4. 眼皮結膜蒼白　多為貧血所致。醫生們常通過眼皮結膜顏色，來初步判斷患者是否貧血。

5. 眼皮上出現贅生物　贅生物有良性與惡性之分。

（1）良性腫瘤。常見於黑痣、黃色瘤、眼皮血管瘤、表皮樣，和皮樣囊腫、眼皮乳頭狀瘤等，其中眼皮乳頭狀瘤部分會發生惡變。

（2）惡性腫瘤。如眼皮惡性黑色素瘤、眼皮基底細胞癌、鱗狀細胞癌、瞼板腺癌等。值得一提的是，瞼板腺癌多見於老年人，老人如發現硬質的霰粒腫，應提高警惕。

6. 眼皮無法閉攏　眼皮無法緊閉，是面神經麻痺的特徵之一，又稱「兔眼」。如果是兒童在入睡後上下眼皮不能完全閉合，或閉不緊，

則是脾胃虛弱的表現，應注意飲食調養，少食生冷、不易消化的食物。雙側眼皮閉合障礙還常見於甲狀腺功能亢進症。

7. 眼皮睫毛生長異常 由於眼皮病變使瞼緣與眼球的吻合發生困難，睫毛的生長出現異位，常見於沙眼、內眥贅皮、眼皮內翻、外翻等，伴有流淚、眼部不適現象。積極治療原發病，配合手術矯正，多可治癒。

8. 眼皮皮膚病 眼皮皮膚病有病毒性感染、細菌性感染與過敏性三種。常見的病毒性感染有眼皮帶狀皰疹、熱性皰疹、眼皮牛痘；細菌性感染有膿皰病、丹毒、眼皮蜂窩組織炎；過敏性眼皮皮膚病常見於藥物過敏，眼藥水過敏，化妝品、染料、油漆接觸，昆蟲叮咬，以及食物過敏等。

9. 眼瞼內翻 多見於沙眼，由於形成疤痕而使瞼緣向內翻轉。如果眼瞼彎曲成半月形，多見於皮膚過敏或呼吸道疾病。眼瞼內麥粒腫多是由於蛋白質攝入過多。

五、看看眼睛本身是否健康

當眼睛出現下列症狀時，可能得了某種眼部疾病，要及時去看醫生，及時治療。

(1) 自覺眼睛有刺癢及灼熱感，瞼緣皮膚發紅，多為瞼緣炎，又稱「爛眼邊」或「紅眼邊」。

(2) 眼瞼或瞼結膜紅腫，俗稱「偷針眼」，是眼瞼的一種急性化膿性炎症。

(3) 眼周圍有疼痛或眼動時微痛，視野縮小，甚至部分視野缺損；紅綠色野受損，發生偏盲或暗點；常一眼發病，另一眼視力急遽減退，甚至短期內完全失明；常有頭痛和眶內疼痛，眶內疼痛在眼球轉動或壓眼球後加重，可能是患了視神經炎。

(4) 球結膜乾燥，失去濕潤的光澤，夜間或在暗處看不清東西，多為夜盲症。夜盲症常發生於營養不良的兒童，常伴有全身營養不良表

現，如消瘦、哭聲低微而嘶啞、精神委靡等。

(5) 早晨醒來時，上下眼瞼常被多量黏性或膿性分泌物所黏住，自覺眼內有異物感或灼熱感，並有輕微流淚或疼痛，多為急性傳染性結膜炎，俗稱「紅眼病」或「暴發性火眼」。

(6) 眼睛怕見光、流淚、疼痛，有顯著的刺激症狀，視力減退，角膜表面有灰白色或黃白色潰瘍，多為角膜炎。

(7) 如果常自覺視物變形，有時物像略大些，有時又顯得小些，有時潔白的物體被看成是黃色，直線被看成曲線，可能患有中央性視網膜脈絡膜炎。如果眼內出現黃色反光，視力障礙或視力完全消失，伴有全身感染性疾病時，則可能是化膿性脈絡膜炎。視野中有一個暗區，自覺視物變形，眼前常有閃光或火星，產生閃光幻覺，或常感眼前有黑影來回飄動，則可能患有脈絡膜炎。

(8) 自覺眼前有黑點或黑色塊狀浮動，似有飛蚊，並發生視力減退等症狀，可能是玻璃體出現液化、混濁或變性。

(9) 眼突然一夜失明，甚至無光感，但無外型改變，可能是視網膜中央動脈硬化，或靜脈血栓導致。如果自覺眼前出現黑點浮動，視力下降，或突然視力減退，或僅餘光感，應考慮視網膜靜脈周圍炎。

第7章
鼻子──能反映出健康狀況

第一節｜你了解你的鼻子嗎？

雖然你的鼻子一直伴隨你成長到今天，雖然你每天不知道多少次地觸摸你的鼻子，可你了解它多少呢？

一、鼻子的構造與功能

人們的鼻子生來就有一個非常好的設計。鼻子長在嘴巴上方，位置頗為理想，使嗅覺細胞便於聞到食物的氣味，可以補充舌頭上味蕾所獲資訊的不足。鼻子的外型凸出，這種形狀有利於呼吸作用的進行。

每個正常人的鼻子都有兩個鼻孔，使空氣能十分順暢地進出呼吸道。左邊不通還有右邊，不至於發生一堵致命的事故。鼻孔後面是兩個鼻腔，中間有一道薄薄的軟骨和骨質的鼻中膈。另外，還有較厚較硬的軟骨和骨頭構成鼻梁，保護著整個鼻腔。

鼻子與許多其他器官通過一些孔道連通，例如通過咽鼓管連通耳朵，通過淚管連通眼睛。此外，顱骨的前面和兩側有幾個充滿空氣的骨質空腔，也與鼻子相通，即稱為鼻竇。

　　鼻內壁黏液層之下的黏膜佈滿了血管，可以把身體的熱量傳遞給進入的冷空氣。三個渦卷形的「鼻甲骨」從鼻子兩邊水平伸展，功能就像空氣調節器上的散熱片，增大了外來空氣與鼻腔的接觸面積，提高了熱傳導效率，降低了冷空氣對氣管和肺部的刺激。

　　鼻孔入口內佈滿了短而硬的鼻毛，是呼吸過程中保護內部器官的第一道防線，能擋住空氣中的塵埃、花粉、碎絨毛和其他較大顆粒物質。穿過第一道防線的雜質，還會遇到第二道更嚴密的防線。如果空氣中的異物刺激了鼻黏膜，人們往往會打一個噴嚏，立刻把異物轟出鼻子。此外，鼻腔分泌的溶菌酶等能有效地殺滅空氣中的有害病菌，呼吸道內壁上的黏膜也可以分泌黏液，把細菌及其他異物黏住，然後咳出體外。

　　俗語所說的鼻涕，鼻子每隔約 20 分鐘，就能分泌一升左右。為了排出含有雜質的廢黏液，鼻子裏有幾十億根纖毛，穿過黏液層，每分鐘掃動將近 1000 次，把黏液掃到食道和胃裏，由消化液消滅黏液中所含的細菌。健康的成人，鼻子裏的黏液每分鐘大約移動半釐米，但是吸煙或喝酒過度、脫水或者健康欠佳的人，黏液的清除速度要慢得多。清除速度越慢，鼻子防禦細菌和其他異物的效率，自然也就越低了。

二、了不起的鼻子

　　鼻子對於呼吸非常重要，這是一個常識。事實上，以鼻子為起點的上呼吸道，對於動物和人的機體生命活動的作用，遠遠比目前所知的要大得多。

　　一位醫生用手術刀切割鼻中膈，病人的心臟便停止了跳動。

　　一位有經驗的運動員在比賽時突然莫名其妙地死了，後來查明，原來他患有鼻炎。

　　有人在從事強體力勞動時往往用嘴呼吸，但有意無意地改用鼻子呼吸，結果很快就覺得不那麼吃力了。

　　類似的事實不勝枚舉。

　　早在 1926 年蘇聯耳鼻喉科醫生，就在世界醫學實踐中首先發現，正常的鼻呼吸有益於顱腔靜脈血的回流。另一些蘇聯研究人員也已通過實驗證明，延髓中血液和淋巴的循環情況同鼻呼吸有關。保證這一過程準確實現的機構是很獨特的：不論何時，呼吸的空氣總是經過一個鼻孔少，經過另一個鼻孔多。過一段時間，兩個鼻孔的換氣量多少就變換一次。這個特殊的氣泵保持著顱內壓的穩定。

　　科學家經過進一步的觀察和實驗證明，鼻子幾乎能夠控制有機體的所有要害系統。氣流觸動鼻黏膜上的感受體，有時會引起意想不到的效應。例如，人塞住自己的鼻子，改用口呼吸。沒多久時間，血液中的氧氣含量就會減少，二氧化碳含量就會增加。這種變化對機體又構成了一個強烈刺激，使動脈壓力突然增大，眼內血壓下降，導致眼血管系統淤血。再如，鼻子如果不通氣，將立刻改變胃液的酸度，減少膽汁分泌，使肝和腎的功能惡化。鼻子通氣不暢的人，甚至牙齒也會壞得快些。血液中的紅血素也會減少，不過只要一恢復鼻呼吸，血液就恢復正常了。

　　鼻子和心臟也有十分密切的關係。如果鼻子受到致命的打擊，心臟就會完全停止跳動。任何人都可能親自體驗到，當醫生把醫療器具塞進鼻子的時候，脈搏就立刻有變快的現象。

　　在延髓的呼吸控制中心和鼻子感受體之間，始終保持著聯繫。異物進入鼻孔，呼吸就會立刻暫停，這是大自然為防止有害物侵入肺部而設計的一種機制。

三、鼻涕是怎麼流出來的

　　人的鼻腔裏有一層粉紅的黏膜，叫鼻黏膜。在鼻黏膜下面有很多肉眼看不見的鼻腺，能夠產生像米湯樣的黏液，透過鼻黏膜流出來的，這就是鼻涕。在正常情況下，人都有鼻涕，但是這些鼻涕大部分都變成水汽從鼻孔呼出去了。鼻涕可以使鼻子經常保持濕潤，能把空氣裏的灰塵和細菌攔住，不讓它們隨著空氣被吸進鼻腔，乃至肺部。

如果因為悲傷或感動而淚流滿面時，鼻涕也會不由自主地流出來。這是因為眼睛和鼻腔之間有一個細管相通，當眼淚量大時，很大一部分淚水從眼睛流到鼻子，就成了稀鼻涕。

四、鼻竇的作用

如前所述，鼻竇就是顱骨的前面和兩側的幾個充滿空氣的骨質空腔。人的頭部有 8 個鼻竇，有產生共鳴和減輕重量的作用。

鼻竇分為 4 組。額竇在眉毛之後，篩竇在鼻梁兩旁，蝶竇在鼻腔後面、頭顱深處，上頜竇最大，在上頜骨裏面。每個鼻竇的內壁都有黏膜，與鼻子和喉部的黏膜相連。鼻子產生的黏液不夠時，就由鼻竇來補足。

在正常情況下，鼻竇的黏液通過小管流入鼻腔，但如果鼻竇的黏膜腫脹，阻礙了黏液排出，鼻竇內的壓力就會增加，壓迫神經，引起嚴重頭痛。有時發生鼻竇炎，即一個或幾個鼻竇發生繼發性細菌感染，情況就更為麻煩，將嚴重影響鼻子的嗅覺功能。

有些人聲音很好聽，不但因為有比較完美的聲帶，而且與鼻竇的完美有很大的關係。

五、鼻子和嗅覺

我們聞味的時候，往往要多吸幾次氣。這是因為一次吸入的氣流中，可以感觸到的氣味分子並不多，而要鑒別一種氣味，就需要深吸一口氣，讓這口氣旋湧到鼻腔頂部的嗅覺區。

只有液態物質的氣味鼻子才能聞得到。嗅的時候，許多氣味物質已成蒸汽狀態，而鼻子分泌的黏液能溶解一部分固定或氣態的分子。有氣味的物質接觸到嗅覺纖毛時，會觸發一連串越來越強的脈衝，最後通過嗅覺神經把刺激傳到大腦，最後由大腦來加以分析判斷，在大腦皮層形成嗅覺。令人驚異的是，即使只有一個分子也能觸發這種反應。

嗅覺的靈敏度因人而異，差別很大。據研究，一般人的鼻子能夠辨

別大約 4000 種不同的氣味，嗅覺特別靈敏的人則能聞出 1 萬種。可能嗅覺最靈敏的人要算香水公司的氣味分析人員，他們的鼻子能分辨出極細微的氣味差別。

以前，實驗心理學家認為多數人單憑氣味只能辨認出大約 16 種物質。但實際上，一般人如果能找到適當的字眼，就能說出更多種的氣味。在美國耶魯大學進行的一些研究中，參與試驗的人常常覺得某種氣味似乎很熟悉，只是說不出名字來。他們聞了 80 種普通的東西，例如沙丁魚、肝腸、鞋油、蠟筆等等，最初只能說出其中 36 種，但是把每種氣味標上名字進行練習之後，成績就好得多了，平均能聞出 75 的種氣味。

我們的嗅覺器官特別容易疲勞，疲勞之後嗅覺變得遲鈍，這是跟其他感覺器官不同的地方。

六、鼻子出血

鼻子出血有很多種原因，氣候乾燥、硬物撞擊、手指摳破、鼻腔病變、內部病因等等，都可能導致鼻子出血。

不論你是摳破的、碰破的還是其他不明原因，如果你的鼻子流血了，都要先用手捏住鼻子，或者用棉花、軟紙堵塞鼻孔，也可以用冷水洗鼻子，或用冷水洗毛巾敷在鼻子上，這樣就可以止住鼻血。鼻子出血以後不要把頭向後仰，因為那樣容易使血流到嘴裏。

面部神經密集，血管也特別多，面部五官出血都要加以注意。

兒童常流鼻血，那就要儘快到醫院去檢查，看看是不是身體其他器官有什麼病，如果有病就要及時治療，免得耽誤了病情。

第二節｜看鼻子，查健康

人體是一個精密的有機系統，鼻子是這個系統中的重要部分，其種種特徵可以體現出身體其他部位的功能狀況如何。

一、疾病在鼻子上的體現

如果發現有下面列述的任何一種情況，未確診疾病的一定要及時接受檢查、治療。

（1）如果鼻尖發腫，表示心臟也發腫或正在擴大。

（2）如果鼻子發生腫塊現象，可能是胰臟或腰部出了毛病。

（3）如果鼻尖很硬，可能是動脈硬化、膽固醇偏高，而且心臟脂肪積累太多的緣故。

（4）如果鼻子有彎曲的形狀，表明可能從父母那裏遺傳了疾病。

（5）紅鼻子表明心臟和血液循環發生毛病；鼻子帶有棕色、藍色或黑色，表明脾臟或胰臟發生問題。

（6）如果鼻子上出現黑頭包，反映出食用乳類和油性食物太多。

（7）白色豆渣鼻涕，多見於乾酪性鼻炎。

（8）流清水鼻涕，多見於傷風感冒初期；伴有鼻塞、打噴嚏、輕微咳嗽等，亦見於過敏性鼻炎的發作期。

（9）黃色水樣鼻涕，多因囊腫破裂後流出，多見於上頜竇囊腫。

（10）黏液性鼻涕，多見於慢性單純性鼻炎患者。

（11）黃濃鼻涕，多為鼻竇炎，若一側流黃濃涕，多為鼻腔異物所致。

（12）綠色痂片狀鼻涕，多屬於萎縮性鼻炎。

（13）紅色鼻涕，多因鼻外傷、鼻腔異物、維生素C或K缺乏等所致。

（14）黑色鼻涕，多為吸入黑色粉塵，如礦灰等所致。

（15）鼻子堵塞、出血，原因比較複雜，後文還會專題介紹。

二、鼻子不通氣，流鼻血

鼻子不通氣、流鼻血是常見的現象，特別是在寒冷、乾燥的冬季，血管脆性增加，「出血」事件相對來說更為常見。

引起鼻子流血、堵塞的常見鼻子病因包括以下幾種：

（1）鼻黏膜腫脹、鼻子某些結構肥大（單側或雙側的鼻塞，有時則交替發作）；

（2）先天性或後天性異常鼻中膈偏曲（雙側鼻塞）；

（3）外傷造成鼻腔結構改變；

（4）萎縮性鼻炎；

（5）鼻梅毒或鼻結核；

（6）過敏性鼻炎；

（7）鼻息肉、異物入鼻等等。

然而你也許不知道，看似不足掛齒的小症狀，背後也可能隱藏著足以威脅生命的重症！

鼻塞可由鼻腔腫瘤、息肉、鼻腔結構畸形等引發，流鼻血的原因則有可能是急性白血病。然而，許多人誤將鼻腔腫瘤、鼻腔結構畸形、急性白血病等症狀當成普通鼻炎，對此「小病」掉以輕心，有的人甚至求助於庸醫而險釀大禍。醫學專家指出，肥厚性鼻炎、鼻中膈偏曲、鼻息肉、鼻腔良性腫瘤和惡性腫瘤等多種原因，都能引發一側或雙側的鼻子發生阻塞。一鼻塞就認為自己得了鼻炎或鼻息肉，顯然是錯誤的觀點。

一般而言，90％以上的鼻出血是由於局部因素引起的，例如天氣乾燥以及上述種種鼻子疾病等。秋冬季節，鼻腔受到乾燥空氣刺激，導致鼻腔內黏膜乾燥，血管更易發生破裂。除此以外，某些全身性疾病也能引起流鼻血，但往往不為人知。例如有些女性月經來之前或者經期會流鼻血，中醫稱之為「倒經」，這是因內分泌失調造成的，在絕經期（更

年期）的婦女中也容易出現這種情況。如果全身凝血機制出了問題，如患有再生障礙性貧血、急性白血病，或者肝腎功能受到損害（如尿毒症病人）的人都易流鼻血，嚴重營養不良、維生素C缺乏，以及成年高血壓患者，也是易患人群。此外，有些人磷、汞、苯、砷中毒會出現「七竅流血」症狀，自然也包括鼻出血。

　　鼻子流血、堵塞，除了及時到醫院就診外，更要做好「長期抗戰」的準備。據了解，醫學界對鼻子疾病的真正發病機制尚未完全破解，例如目前對鼻腔內翻性乳頭狀瘤等許多疾病，只能採取手術切除的方法，而完全切除病灶的情況非常少見，疾病會反覆發作。

第 8 章
舌頭──能反映出健康狀況

第一節 │ 了解你的舌頭

舌頭是一個以肌肉為主體的器官，由內舌肌和外舌肌構成。內舌肌由在鬆弛組織中成束的、呈縱橫方向的橫紋肌形成；外舌肌和周圍骨頭相連接。舌頭是味覺器官，表面覆蓋著黏膜，黏膜上散佈著接受味道的味蕾細胞。味蕾集中在舌前三分之二的茸狀乳頭，以及舌頭後側部的葉狀乳頭和舌後部的輪廓乳頭上，其中以輪廓乳頭較大。乳頭突起依其形狀不同，可分為羽狀、菌狀、輪廓狀，以及葉狀等數種。

舌頭對講話和進食都十分重要，是人體中功能最多的器官之一。舌頭有味覺和觸覺，使人領略進食的樂趣；食物太燙，有可能造成傷害時，它會發出疼痛信號；食物變質了，它會嘗出怪味，引起噁心、嘔吐，以保護身體。舌頭又能把食物送進口腔，推到上下牙之間咀嚼，嚼碎後把食物搓成一小團，以便吞咽；最後，舌頭向上後方移動，貼緊硬顎，把食物團推到口腔後部，壓進食道。

如果嘴巴很乾，恐怕舌頭什麼滋味也嘗不出來了。因為品嘗滋味的先決條件是濕潤──食物中有味的化學成分必須溶解在唾液中，味覺

器官才能嘗出滋味。食物的味道是由味蕾感受的。味蕾大部分生在舌頭上，不過也有一些生在口腔和咽喉裏。

「酸、甜、苦、辣、鹹」是五種基本的味道，這五種原味由食物（或放在嘴裏的其他東西）中的成分產生。每一種味蕾只對一種原味特別敏感，不同的味蕾分布在舌頭的不同部分。

感受酸味的味蕾位於舌側，感受鹹、甜、辣三種味道的主要在舌尖，感受苦味的是舌頭的後部，而舌頭的中部，幾乎什麼味道也嘗不出來。在五種原味中，最容易分辨的是苦味，苦味一嘗就知道，永遠錯不了，這對於人類具有保護的作用。許多致命的毒物都是苦的，味道極不好受，所以我們一嘗到就會馬上吐出來，以免造成傷害。有一種十分有趣的現象，至少有一部分人會感受到：一種東西，剛吃到嘴裏還是甜的，到了後面卻變成苦的了，糖精就是一例。

味覺的敏銳度似乎會隨著年齡增長而退化。嬰兒的味蕾比成年人多，嘴裏差不多到處都有，連顎上也有。嬰兒不喜歡苦味，最喜歡沒有刺激性的食物，對食物多有偏見。不過，由於成人吃得多了，對食物的經驗比較豐富，喜愛的味道比嬰兒多得多。一般而論，隨著年齡的增長，童年時對飲食的偏見會慢慢消失。

第二節 ｜ 看舌頭，查健康

一、舌診

「舌診」即望舌，是中醫師診察疾病的一種方法。通過望舌，可以觀察舌質的色澤變化、舌苔的乾濕厚薄，再結合問診、聞診、切診等診斷方法，即可確定疾病所在。

中醫認為：「舌為心之苗」，「苔為胃氣之根」，即舌體與肺、心、

肝、脾、腎等內臟經絡相連。察舌質，重在辨內臟之虛實；望舌苔，重在辨病情深淺與胃氣的存亡。這就是望舌可知內臟病理變化的依據。

舌體（又稱舌質）分為三部分，分別反映不同的臟器狀況：舌尖部反映心、肺的變化；舌中部與舌兩邊反映肝、脾的情況；舌根部提示腎的病變。

如舌尖稍紅為外感風熱症；舌邊有瘀斑，提示有瘀血症。舌苔由胃氣上蒸而所生，白苔主寒，黃苔主熱，膩苔主濕，灰苔主裏證，黑苔主病危。如果舌苔由白轉黃，由黃轉灰，以至出現黑苔，這是疾病惡化、胃氣將敗的徵兆；若舌苔由灰轉黃，由黃而退並復生薄白苔，則表示疾病正在逐漸好轉。

舌頭的種種形態及其可能的生理及病理原因分類匯總如下——

· **健康的舌頭**　其顏色應呈粉紅或淡紅色，形狀應是長橢圓形，胖瘦適中，舌苔薄白，光澤而潤；最後，舌頭還要伸縮自如和有力。

· **舌色過淡**　多屬血虛、陽虛或寒症。此種淡白舌表明有可能患營養障礙、貧血及一些內分泌疾病。

· **舌色太紅**　是陰虛及實熱。此時身體較熱，易有口臭，且脾氣暴躁，這種情況表明甲狀腺機能有問題，或者可能患了糖尿病。

· **青紫舌**　青紫舌的產生是由於舌面血管內的血液色澤異常。諸如靜脈淤血、血液黏稠度增加、流速減慢、回流不暢、缺氧而致還原血紅蛋白增加等原因，均是促成青紫舌的直接原因，而且病症程度與青紫嚴重程度成正比。青紫舌偏酸性為多，舌面 pH 值的改變，與疾病的輕重、口腔內自潔作用的強弱有關。癌症患者，特別是肝癌患者，容易出現青紫舌，且癌症的早、晚期與青紫舌的嚴重程度密切相關。但青紫舌並非癌症患者所獨有，諸如肝病、膽道疾患、各類心臟病、高血壓病、高血脂症、青年婦女的經痛，以及外科手術等病人，都可能出現青紫舌。素來無病，突然出現青紫舌，還是應該引起重視。

· **光滑舌**　表現為舌乳頭萎縮，舌面光滑無苔如鏡面，舌質淡而

無光。多見於惡性貧血、胃酸缺乏症、胃癌、營養吸收不良，或者是糙皮病等患者。

- **舌頭胖嫩**　舌邊有齒痕，多屬虛、寒症，可能是由於患有甲狀腺機能低下，或肢端肥大。

- **舌面生芒刺**　說明熱鬱內結，可能源自肺炎及猩紅熱。其他發高熱的疾病，也有此舌體症狀。

- **舌頭有瘀血點**　有些婦女，特別是更年期的婦女，舌頭兩側多見有瘀血點，並伴有情緒急躁。這是機體內分泌代謝紊亂、色素沉著所致。此時可服用舒肝理氣藥物，如加味逍遙丸、舒肝丸等。

- **伸舌震顫**　多見於甲狀腺功能亢進者、神經質者、神經衰弱者和久病體虛者。

- **活動不靈**　舌頭活動不靈或歪斜、僵硬，常為腦血管疾病的先兆。

裂紋舌多見於消耗性疾病，及維生素 B_2 缺乏症。

- **地圖舌**　舌面出現黃色上皮細胞堆積的隆起部分，邊緣不規則，剝脫部分新生乳頭而出現舌苔，如地圖狀，無痛感。這種異形性舌炎可能是維生素 B_2 缺乏所致。

- **舌頭乾燥**　多由交感神經緊張性增高、涎腺分泌抑制、唾液減少引起。中老年人的乾燥綜合症，也常有「口乾舌燥」的表現。

- **黑毛舌**　舌頭絲狀乳頭增生和角化過度，加上產生色素的細菌或真菌作用，致使局部色素增加，舌質表面呈黑色或棕灰色，一般無其他併發症狀，無需治療。本病多見於中年人，原因各異，有的與服藥有關，如某些抗生素或治療潰瘍病的藥物等，有的與吸煙有關。

- **強直舌**　主要是由於舌繫帶短小使舌的活動範圍受限而影響說話，為發育缺陷所致，又稱結舌症。如果舌的正常功能受到嚴重影響，可以考慮外科手術糾正。

- **巨舌**　即舌的體積增大。本病可由多種原因引起：由血管瘤、

淋巴管瘤、神經纖維瘤等引起的可通過外科手術治療；見於甲狀腺功能低下或澱粉樣變者應積極治療原發病；因先天發育異常者則不須治療。

· **舌頭發麻** 舌頭發麻、發僵、說話不俐索，很多情況下是腦血管疾病的徵兆。中老年人，尤其是體型肥胖者，如出現舌根部發麻，食指、中指發麻的情況，多為中風的先兆，常由於暫時性腦缺血引起。例如有些老年人中風後，會突然舌體歪斜或舌頭短硬，說話含糊不清，同時往往伴有短暫性腦缺血導致的舌體痙攣，幾小時或幾天內病情就會迅速加重。如果舌麻同時伴有舌苔厚膩，則可能是消化系統疾病所致。出現上述情況，千萬不要掉以輕心，應立即到醫院診治。

· **舌痛症** 和舌灼症、舌熱症同屬一類，屬舌的主觀感覺異常，或局部疼痛，或燒灼感，或局部發熱，性質和程度不同，以舌尖部最敏感，口腔檢查往往無任何異常，常見於中年或老年婦女。疲勞、飲酒或刺激性食物均可增加不適感。本病多與精神因素有關，也可能伴有全身性疾病，如惡性貧血、煙酸缺乏等。一方面應進行必要的檢查，及時發現並治療全身性疾病；同時要解除患者的顧慮，保持心情舒暢。

二、舌苔

上面簡述了十幾種望舌診病的判斷徵兆，還未詳細論及舌苔的疾病徵兆。殊不知，看舌苔是博大精深的中醫舌診功的重頭戲，很有必要單獨闡述。

舌苔是指舌面上一層薄垢，好像陰暗潮濕的地上生的苔蘚一樣。正常人的苔色是薄白色的。這是因為舌黏膜中絲狀乳頭的末梢分化成「角化樹」，在「角化樹」分枝的空隙中，常填有脫落的角化上皮、唾液、細菌、黴菌、食物碎屑及滲出的白細胞等，這些不透明的物質遮蓋了舌毛細血管的紅色，而且角化上皮在濕潤時可吸收水分而呈白色，這樣就形成了正常的薄白濕潤的舌苔。

中醫典籍《傷寒舌鑒》中說：「邪氣入裏，其寒熱虛實之機必現於

舌……唯驗舌上苔色之滑、燥、厚、薄，昭若水鑒，無可遁形。」可見古人認為從舌苔上察知寒熱，就像照鏡子那樣清楚。

1. 舌苔過白　多屬寒症，薄而滑的多為外感風寒，厚白而滑者多為寒濕或寒痰。但臨床上也有熱症而見白色舌苔。根據現代舌診的研究，白苔主要可出現於以下幾種情況——

第一，白苔除可見於正常無病的人以外，多見於輕病、表症初起、以及疾病的恢復期。因為機體內在的病理改變不明顯，所以舌苔的變化也接近正常的薄白舌苔。

儘管各種疾病在嚴重階段可出現黃苔、黑苔等，但隨著疾病好轉，脾胃生發之氣恢復，舌苔仍可轉為薄白色。

一些無器質性病變的疾患，如神經衰弱、腸胃神經官能症等，舌苔發白而薄膩。

未波及全身的局部病變，如青春期甲狀腺腫大、外傷、足癬、梅核氣、早期的乳房癌、子宮頸癌等，由於早期缺乏症狀或病灶局限，尚未影響全身的氣血流通而反映到舌上，所以舌苔仍薄白，屬於正常範圍。但如果疾病發展，舌苔將會出現變化。

表症初起，如上呼吸道感染、急性支氣管炎、肺炎的早期等，多見白苔。

第二，白苔也可見各種慢性炎症感染，如慢性腎盂腎炎、慢性盆腔炎、結核性腦膜炎、骨關節結核等。這些患者僅略有低熱或無發熱表現，由於體內有慢性病灶存在，常使舌苔較正常稍厚，或為薄白膩苔。當體內病變又趨活動或急性發作，例如腎盂腎炎又發高熱時，舌苔即可迅速由白轉黃，或轉紅絳。

第三，白苔還可出現於體內有水濕停留或痰飲的病人。從現代醫學角度看，可能是口腔的唾液分泌較多，以及氣管內痰液分泌增多，浸軟了舌頭的角化細胞或角化不全細胞，使細胞腫脹而不易脫落；加上舌組織水腫和淋巴回流障礙，舌面上老的角化細胞不脫而新的角化細胞又增

加堆積，所以舌質腫胖，舌苔白厚而膩。如臨床上常見某些腹水、胸水、慢性腎炎及哮喘、支氣管擴張、慢性支氣管炎等患者，體內有濕濁或痰飲停積，使舌苔出現厚白或白膩苔。

2. 舌苔發黃 中醫看來，一般多見於熱性疾病發病過程中，表明邪正相爭十分激烈，病已入裏，邪已化熱。

從現代醫學的角度分析，黃色舌苔的出現，大致有以下幾種原因：

第一，發熱。發熱與黃苔有較密切的關係。因為人體在溫度升高時體液消耗較多，唾液分泌減少，口腔乾燥，使炎症滲出物和微生物更易在舌上停留、增殖，導致舌苔轉成黃色。有人統計，在 100 例黃苔患者中，有發熱症狀的 63 人。發熱症狀者中，高熱 38.5℃以上的有 23 人，在 38.5℃以下低熱的 40 人。發熱者最短僅 2 天即出現黃苔。

第二，炎症感染。臨床上各種急性傳染病，如流腦、乙腦、鉤端螺旋體病、傷寒、白喉及菌痢等的嚴重階段，以及重症肺炎、重症肝炎、腸道感染、急性腎盂腎炎、盆腔炎、葡萄球菌和鏈球菌所致的敗血症、急性胰腺炎、闌尾炎、腸梗阻、宮外孕破裂、潰瘍病急性穿孔的中期或晚期、腹膜炎、急性膽囊炎、膽石症、膽道蛔蟲病，及尿路結石合併感染等，均可出現黃苔。因為在炎症感染患者的舌黏膜上，容易產生和病灶感染相同的炎症細胞浸潤，使舌頭本身也有炎症感染存在，舌表面聚集有大量細菌及炎症滲出物。炎症細胞的堆積和口腔菌族中某些細菌急遽增殖，附著於延長的舌絲狀乳頭而使舌苔轉成黃色。

第三，消化道功能紊亂。消化系統疾病如慢性胃炎、潰瘍病、慢性肝炎、結腸炎、習慣性便秘、消化不良等胃腸道功能紊亂患者，可產生二氧化硫等硫化物並沿著消化道上溢，被舌絲狀乳頭吸附而沉積，使舌苔變黃。此外，消化功能紊亂時唾液 pH 值改變，酸性度增高，氫離子游離增多，這有利於細胞間隙中正離子與細胞膜表面的負電荷互相吸引，從而增加舌黏膜細胞之間的黏著力，有利於黃苔的形成。

3. 舌苔發黑 主要是舌絲狀乳頭增殖變黑所致。黑苔的色澤，可

有棕黑、灰黑、焦黑直到漆黑等深淺不同。黑苔在臨床上雖然比較少見，但中醫認為病人出現此苔，一定病期較長，而且病性比較複雜嚴重。

現代醫學認為，黑苔的出現，應根據疾病的病因，來分析產生的原理。常見的有以下幾種因素——

第一，感染高熱。很多病人在發熱過程中出現黑苔，有的人在高熱退後，黑苔也消退，但至第二次發熱時，黑苔又重複出現，證明發熱與黑苔的出現有一定的關係。此外，黑苔與發熱時間的長短也有關係，在上述病例中，最短的發熱4天後就出現黑苔，最長的發熱80天後方才出現黑苔。大部分病例在發熱2週後，出現黑苔，平均為20天左右，可見發熱時間越長，出現黑苔的可能性就越大。

在出現黑苔的患者中，有一半病例是各種炎症感染所引起，包括肺炎、腎盂腎炎、壞疽性闌尾炎、腹膜炎、膽囊炎、下肢靜脈炎、化膿性骨髓炎、盆腔炎及敗血症等。由於感染高熱、毒素刺激等因素均可使舌絲狀乳頭增生過長，再加上微生物的染色而成黑色，出現黑苔所特有的棕黑色角化細胞，使舌苔乾黃焦黑。

第二，中樞神經系統功能失調。由於精神緊張引起中樞神經系統功能失調，而出現黑毛苔的病例常可遇見，這是因為中樞神經系統功能失調時，可引起口腔內酸度增加，有利於產色黴菌的生長而出現黑苔。例如，曾經有一個患者因為食管有吞咽阻塞、不適而去醫院做食道鋇劑造影，發現食道壁上有一個小結節，懷疑為食管（食道）癌，因而精神不振、情緒抑鬱，思想負擔很重，飯也吃不下，覺也睡不著，不久舌上出現毛刷樣黑色舌苔。但以後又經再次食道鋇劑造影及攝片，並經各科醫生會診，否定了食管癌的診斷，此人精神恢復正常狀態，並未應用任何藥物治療，黑毛苔便逐漸消退。

第三，胃腸功能紊亂。胃腸功能紊亂可能是機體中毒的症狀之一。由於細菌毒素的刺激使胃腸功能失調，進而導致口腔唾液 pH 值降低，增加了舌細胞間的黏著力，使絲狀乳頭角質突起延長，容易被微生物染

成黑色，形成黑苔。根據臨床觀察，約有一半以上的黑苔患者伴有噁心、腹脹、便秘、胃口不好等胃腸道症狀，經藥物治療，如大便得暢而裏熱退後，黑苔也隨之消退；黑苔消退之後，食欲也隨之好轉。這些胃腸功能紊亂的症狀，大多見於高熱患者。

第四，黴菌感染。人的口腔裏（包括舌苔上），滋生有各式各樣的細菌、黴菌等微生物。一般情況下，它們互相制約、互相促進，保持著一定的平衡狀態，對人的健康也沒有什麼妨礙，也不會使舌苔表現出多彩顏色。如果因爲治療疾病的需要，應用了大量廣譜抗生素，那麼這些微生物的平衡狀態就會被打破。一些對抗生素比較敏感的細菌被殺滅，而相對不怕這些抗生素的黴菌卻乘機大量增殖。由於黴菌大都會產生各種顏色，因而就可在舌頭上出現從棕色到黑色的各種苔色。

第五，重危病人。某些慢性病內臟衰竭，如肝硬化晚期肝功能嚴重損害、慢性腎功能衰竭尿毒症、各種晚期癌症體質極度衰弱等症狀患者，比較容易出現黑苔。

三、舌炎

舌頭也是經常發炎的人體器官，你知道舌炎包括哪些類型，以及如何防治嗎？

由於地圖舌、毛舌、溝紋舌、正中菱形舌炎、舌乳頭炎、萎縮性舌炎都可能有血管充血、淋巴細胞及漿細胞浸潤等病理改變，所以均可包含在舌炎的範疇內。

· **地圖舌**　如前所述，舌乳頭呈片狀剝脫，形似地圖。患者一般無自覺症狀，治療無特殊方法，若有刺激性痛可做相應的治療。

· **毛舌**　是一種非特異性慢性炎症。由於舌背上絲狀乳頭的角化上皮延緩脫落，增生的絲狀乳頭形成絨毛狀而得名。多由於食物、藥物、抗生素的長期應用，吸煙等口腔環境改變而致。多發於舌背的後 2/3 或舌中部，可染色形成紅毛舌、黑毛舌，猶如麥浪倒伏，毛長 1mm 以上，

若過長還可刺激軟齶，有癢感或噁心。黑毛舌中央部分顏色深而周圍較淺。患者無明顯不適，舌活動正常，數週內可自行脫落。無特殊方法治療。盡可能查出病因，對症處理，注意保持口腔清潔，戒煙，或局部塗制黴菌素液。

· **溝紋舌** 即前述裂紋舌，一般也不需治療。應注意保持口腔清潔。對疼痛者先清洗溝紋，再做相應的治療。

正中菱形舌炎：發生於舌盲孔前、舌背中線區（即人字溝前方）的菱形或似菱形的、圓形或橢圓形的無乳頭病損，其直徑約 1cm 左右，顏色微紅，與周圍組織有明顯的界限；有時局部呈結節狀，觸之較硬，但基底部較軟，不需要治療，可用洗必泰液漱口。

· **舌乳頭** 有絲狀乳頭、輪廓乳頭、菌狀乳頭、葉狀乳頭之分。絲狀乳頭炎即萎縮性舌炎。輪廓乳頭炎偶有發生，乳頭腫大、發紅，局部有腫大不適感。菌狀乳頭位於舌前方及舌尖部，炎症時菌狀乳頭充血、紅腫，腫大的乳頭有灼痛感，尤其是進食過熱和辛辣食物時刺激性疼痛明顯，其原因不明，與維生素 B 族缺乏、貧血及局部受到漱口劑、食物、理化等刺激有關。人類的葉狀乳頭已退化，呈皺褶狀位於舌緣兩側，接近咽部，在咽部炎症和尖銳牙尖等刺激影響下可發生炎症，此時葉狀乳頭皺褶加深、紅腫，舌動作時疼痛，可有刺激痛、灼痛，應注意與發生於此的惡性腫瘤鑒別。治療葉狀乳頭炎要去除局部刺激，可注射強的松龍混懸液。

· **萎縮性舌炎** 又名光滑舌，是絲狀乳頭的慢性炎症。在維生素 B 族缺乏、貧血、真菌感染，或其他全身疾病等情況下絲狀乳頭萎縮，舌背光滑呈紅色，而菌狀乳頭突出、紅腫、肥大。嚴重者菌狀乳頭也萎縮，舌面無舌苔，有灼熱、灼痛感，對外界刺激敏感，常因受到損傷而有小面積的糜爛或潰瘍。

舌葉狀乳頭炎發生之處可能發生惡性腫瘤，治療前應先排除惡性腫瘤。正中菱形舌炎、舌輪廓乳頭炎常被患者懷疑為腫瘤，應注意區分，

必要時可取活組織檢查以確診。

四、味覺異常與疾病

　　舌頭是人體味覺感受器，舌黏膜是一種特殊分化的黏膜，上面分布有若干味覺感覺器——味蕾，具有辨別酸、甜、苦、辛、鹹、淡等多種味道的功能。如果舌頭或身體其他部位發生疾病，可導致味蕾感受器對味覺的感知能力下降或消失，而引起一系列的味覺障礙。所以，味覺異常是肌體發生某種疾病的信號，可在一定程度上幫助診斷疾病。

　　· **口苦**　中醫認為，口苦多見於肝膽熱證、腸胃熱證等。在現代醫學則認為，口苦多為急性炎症的表現，而以肝膽疾病為多，可能是膽汁排泄失常所致。癌症病人因苦味閾降低、甜味閾升高，吃甜的東西也會感到舌頭發苦。

　　· **口甜**　中醫認為，脾胃實熱、濕熱鬱阻、肝脾痰火內蘊的病人口舌可有發甜的感覺，所謂「脾熱口甘」。研究證明，消化系統功能紊亂可導致各種酶的分泌異常，唾液中澱粉酶含量增加，就會刺激舌上味蕾而感覺口甜。糖尿病患者血糖增高，唾液內糖分亦會增高，所以，也常覺口舌發甜。

　　· **口淡**　口淡多見於久病、脾胃虛寒患者；病人外科大手術後食欲不振也會覺得口舌淡而無味。經臨床測定，嚴重的口淡患者，對甜、酸、苦、鹹諸味均不敏感，味覺閾出現普遍升高的現象。

　　口淡在炎症感染中也常出現，但大多在疾病初起或消退期，前者為邪尚輕淺的表現，後者則屬邪退正虛之象，其意義與口苦顯然不同。腸炎、痢疾等消化系統疾病患者也常感口淡，多屬腸胃濕濁或挾寒邪，雖屬實症，但要注意不宜用過苦寒涼性的藥物。

　　· **口澀**　當舌頭味覺細胞苦味閾降低、舌觸覺感受異常時，即出現口澀，中醫認為是脾腎衰敗、氣血瘀結之故。肝膽鬱熱傷陰或脾腎衰敗的患者，常有口舌乾澀或枯澀無味的感覺。通宵不眠之後或嚴重的神

經官能症患者，唾液分泌減少，也可感到口舌枯燥而澀。各種癌症後期多有味覺苦澀之感。

‧ **口酸** 中醫認為「肝熱則口酸」、「脾胃氣弱，木乘土位而口酸」，所以口酸以脾虛、肝火偏旺者居多。還與胃酸過多有關，常見於胃炎和消化性潰瘍。有人測定口酸患者的唾液，其中乳酸、磷酸酶、碳酸酐酶含量較正常人增高，pH 偏低。

‧ **口辣** 口辣是鹹味、熱覺和痛覺的綜合。中醫辨證以腎陰不足、肝火偏旺為多，其次為肺虛痰熱；在高血壓、神經官能症、絕經期綜合症患者中時有所見。經測定，在室溫 18℃～ 22℃時，正常人的舌溫大多在 33℃～ 35℃，口辣患者舌溫偏高，有時可達 36℃以上。此外，口辣患者的舌黏膜對鹹味，和痛覺都較敏感。

‧ **口鹹** 口鹹以脾虛濕盛，腎虛火旺為多。因中醫認為「鹹為腎味」，臨床上常見於腎陰不足，腎火上浮的神經官能症、慢性咽喉炎急性發作的患者。有時測定口鹹患者的唾液，可見鈉、鉀、鈣、鎂的氯化物含量增多，pH 偏於弱鹼性反應。

‧ **口膩** 多見於傷風感冒，支氣管擴張。如果經常食用過量肥肉、糖類等亦影響脾胃消化功能，發生口味變膩。

第9章
聞口氣──能知道是否健康

第一節│通過口氣辨疾病

有口氣是讓周圍的人和自己都非常尷尬的事情。縱使一表人才、才華橫溢，惟獨口氣很重，你的形象和受歡迎度也不得已而大打折扣。口氣並不一定就是口臭，有很多種氣味，往往是你體內不同疾病的徵兆。

1. 腥臭味　口氣出現腥臭味，多是因爲胃熱偏盛。另外，牙周發炎、口腔糜爛、嵌入齲齒齲洞中的食物殘渣腐敗發酵等原因，也可導致口氣腥臭。副鼻竇炎、萎縮性鼻炎、鼻腫瘤等疾病患者，由於鼻子局部發炎，分泌物增多，內有較多的膿液和壞死組織及大量細菌，呼吸或說話時，鼻腔及口腔中都會散發出令人不愉快的臭氣。支氣管擴張的患者，氣管瘀有大量膿痰，呼氣中也帶有腥臭味。暴飲暴食引起的消化不良或飲食不潔所致的胃炎患者，由於食物在胃內發酵，噯氣時有酸腐腥臭氣味。

2. 鼠臭味　肝功能嚴重損害導致發生肝昏迷的病人，呼氣或說話時常散發出一種特殊的鼠臭味，醫學上稱爲「肝臭」。

3. 尿臊味或氨味　患有嚴重尿毒症的病人，由於腎功能損害嚴重，不能正常排泄廢物，氮質及其他代謝物在體內較長時間的滯留，血液中

肌酐、尿毒氮含量明顯增高，導致病人的呼氣或口氣中散發一種特殊的尿臊味或氨味。

4. 爛蘋果味 酮體物質會散發出爛蘋果氣味。正常情況下人體形成的酮體可被組織隨時氧化，但是糖尿病病人，由於種種原因，如外傷、大手術、急性感染、胰腺炎症、麻醉、胰島素治療中斷，或劑量不足，以及病人對胰島素產生耐藥性等，可使體內胰島素相對或絕對缺乏，脂肪和蛋白質的分解加速，糖利用減少，產生大量酮體，氧化和排出體外不及時，這樣，血液中的酮體濃度就會明顯增高，就會發生酮症酸中毒，口氣中便會帶有一股強烈的爛蘋果味。

第二節 ｜ 口氣形成原因

導致口腔異味的原因很多，除上述四種口氣形成病因外，還包括下述種種原因——

一、口乾導致口腔異味

口乾是導致口臭最直接的原因。口乾時，口腔內的無氧環境很適於含硫厭氧菌的生長和大量繁殖，並會分解產生出硫化物，散發出腐敗的氣味，這就是口臭的根本原因。一般而言，人們晚上睡眠過程中，口腔的功能降低，唾液分泌減少，非常有利於厭氧菌的滋生，因此早上起來就會出現口腔異味。

另外，因為老年人的唾液腺功能降低、婦女在月經期間出現內分泌紊亂而導致唾液分泌減少，則是這兩類人出現口臭的原因。

二、舌頭導致口腔異味

舌頭後部的舌乳頭間經常會存在一些分泌物。如果這些分泌物較多，且處於厭氧環境，厭氧菌非常活躍，不斷分解產生出硫化物，就會導致口腔異味。目前，醫學界的口氣研究重點就是要搞清楚到底是什麼因素影響了舌苔的成分，以及如何清理舌苔和減少口臭。

三、疾病導致口腔異味

鼻腔疾病如鼻竇炎等臭氣通過口腔散發出來。常滴滴鼻淨也會出現口臭：長時間滴用滴鼻淨會影響鼻咽部黏膜，這些黏膜黏液也會分解產生硫化物，導致口臭。

· **口腔疾病**　一、齲齒：以變形鏈球菌、乳酸桿菌等為主要致病菌；齲洞中存有多種微生物，可散發出一種臭味。二、牙齦炎、牙周炎：主要的致病菌有牙齦菌、梭螺桿菌及其他厭氧菌、微需氧菌。這些病菌本身會散發一種特別氣味，口腔中的臭味大多數是由此引起的。對於文森氏齦口炎，主要是梭螺桿菌引起牙齦組織壞死而散發出臭味。還有白血病性齦炎、牙齦壞死等。三、口腔潰瘍：黏膜組織壞死，牙齦壞死，導致口腔異味。

· **消化道疾病**　消化道疾病，如胃炎、十二指腸潰瘍等，均有可能會導致口臭。

· **肺病**　肺病導致口腔病變，散發出臭味。

四、藥物導致口腔異味

長期服用某些藥物也會導致口臭，例如一些抗抑鬱類藥物、抗高血壓藥物、抗過敏藥物（抗組織胺類）、激素類藥物（黃體酮類藥物）等，都會增加口乾症狀，間接導致口腔異味。此外，有時候長時間使用抗菌素，也可能把對身體有益的細菌殺滅，導致口腔菌群失衡，厭氧菌增多，出現口腔異味。

五、飲食、生活習慣導致口腔異味

有些食物也會加重口臭症狀。例如洋蔥、蒜等辛辣食物，乳製品，糖類等在口腔內都會分解出硫化物，導致口腔異味。喝咖啡、飲酒、吸煙等生活習慣，也會導致或加重口腔異味。

值得一提的是節食也會導致口臭，是緣於節食消耗體內儲備的脂肪，代謝出丙酮氣息所致。

六、口腔衛生導致口腔異味

口腔衛生不好，常會導致牙菌斑在牙齒表面和牙齦與牙齒的交接處大量堆積。牙菌斑是齲齒和牙周病的主要原因，又由於牙菌斑堆積的地方可能是厭氧菌生存的好場所，所以也是導致口臭的原因之一。

七、心理因素導致口腔異味

精神緊張、壓力過大、工作量過大等原因，也有可能帶來口臭。因為緊張、壓力等心理因素會令機體副交感神經處於興奮狀態，反射性地出現唾液腺分泌減少，導致口乾。另外，一些消化系統疾病，如幽門螺桿菌感染等，也有可能直接產生硫化物或使厭氧菌，處於活躍狀態而間接產生硫化物，導致口腔異味。

八、遺傳導致口腔異味

某些口臭症狀也和遺傳因素有關。一個家族中往往普遍存在口臭症狀，其具體機理還處於研究階段。

第三節 | 對症下藥治口氣

口氣是否消除可以進行簡易自測：將左右兩掌合攏並收成封閉的碗狀，包住嘴部及鼻頭處，然後向聚攏的雙掌中呼一口氣，就可聞到自己口中的氣味。借助儀器還是比較可靠的方法，目前國外診斷口臭依賴於一種特殊的裝置，類似於「電鼻」，可以通過呼氣測出口中的硫化物含量來測出口臭的嚴重程度。

第四節　如何消除難聞的口氣？

一、消除口腔異味的基本方法

消除口腔異味，首先要搞清病因，去除病灶，消除炎症，要根據不同病因對症施治。

首先要搞好個人口腔衛生，天天刷牙，儘量清除牙菌斑。用完餐後3～5分鐘內刷刷牙齒，同時用牙籤剔除牙縫裏的肉屑、菜渣，清除牙縫的污垢。每個月換新牙刷，防止牙刷上細菌的累積。晚上睡覺前要認真地細刷，刷牙能減少口腔微生物達 60%左右，如果不刷牙只漱口僅能減少 15%，可見刷牙的重要性。可嘗試使用一些特殊牙刷，如牙間隙刷，可以幫助人們更好地清除牙縫或牙間隙處的菌斑。刷牙時可以考慮刷刷舌頭，去除舌苔，既能清新口氣，又能幫助我們維持敏銳的味覺。不過，刷舌頭最好用專門的舌刷，不能用普通的牙刷來刷，因為牙刷毛偏硬偏粗，容易傷害舌頭。

要多吃蔬菜，因為蔬菜含有大量可以補充的維生素及纖維質，均衡

營養、幫助消化，使通便順暢、疾病少生。生活、飲食要有規律，這也是提高人體免疫力、減少口臭產生的重要因素。

一些傳統的口腔保健品也可以用來保持清新口氣，像漱口水、牙膠、噴霧劑，還有近期出現的含有茶葉精華的茶爽牙膏，都可以增加口腔中的含氧量，抑制厭氧菌的滋生。

認真漱口可消除食物殘存氣味，將水含在口中，用舌擠水，鼓腮含漱，多漱幾次減輕氣味。如仍有食物味，由於綠茶葉中的葉綠素可去除臭味，所以可將幾片綠茶葉放在口中咀嚼後再漱口。

要想保持口氣清新，還要給口腔一個良好的外部環境：治療鼻腔炎症和消化系統疾病、科學用藥、戒除不良生活習慣。

二、口腔氣味的中醫療法

另外，不妨嘗試一下中醫口氣療法——

【病症】肺胃鬱熱，外邪凝滯，肺胃鬱熱上攻，而致口臭、鼻乾燥、咽紅腫疼痛、涕黃、苔少、舌紅、脈細數。

【醫治原則】清熱瀉火。

【藥方】蘆薈湯加減——蘆薈 10 克，桑枝 10 克，赤芍 10 克，甘草 5 克，麥冬 10 克，桔梗 6 克，薄荷 5 克，黑山梔 10 克，荊芥 10 克，辛夷 10 克。

【病症】胃火灼盛，導致口臭、牙齦紅腫、口乾、善饑、紅苔黃少津、脈滑數。

【醫治原則】消熱瀉火。

【藥方】清胃散加減——黃連 6 克，丹皮、霍香 10 克，生地 20 克，蘇梗 10 克，犀角 20 克（先煎）。

【病症】腎陽不足，導致口臭、口燥咽乾、形體消瘦、腰膝酸軟。

【醫治原則】養陰滋腎。

【藥方】左歸飲加減——熟地 10 克，杞子 10 克，山藥 20 克，丹皮 10 克，山芋 10 克，麥冬 10 克，龜板 10 克，杜仲 10 克。

【病症】腸腑實熱，症見便秘口臭、心煩意亂、舌紅苔黃或黃燥、小便短赤、脈滑數。

【醫治原則】滋陰清熱通便。

【藥方】小承氣湯加減 —— 枳實 10 克，白芍 10 克，檳榔 10 克，藿香 10 克，厚朴 10 克，生大黃 15 克，生地 20 克。

平素有口臭的疾患者，如症狀較輕，不妨用薄荷 1.5 克、藿香 3 克、白菊花 6 克、綠茶少許，用沸水泡代茶飲服，具有芳香悅脾、生津止渴、化濁的功效，能夠帶來清新的口氣。

特別在服藥期間，要注意忌大蔥、韭菜、蒜苗、茶葉蛋蛋黃、煮蛋蛋黃，油炸物如油條、油炸排骨等，橘子、巧克力、雪糕水等食物。

第10章
出汗情況──能反映出是否健康

第一節｜人為什麼會出汗

出汗是最稀鬆平常的事情了，可是對於人出汗的原因、機制，以及分類等等，你了解多少呢？

出汗是人體的本能，是維持正常體溫的一種方法。當天氣炎熱時，或者經過劇烈的體育運動後，體內積聚了大量多餘的熱量，人體於是通過出汗將這些熱量帶出體外，使體溫維持在正常範圍內，人也就感覺涼快了。

人體的出汗分為三類：溫熱性出汗、味覺性出汗和精神性出汗。汗液經汗腺排出體外，在皮膚表面蒸發時吸收氣化熱而使體溫降低，抑制身體在高溫環境下，或激烈運動時的體溫上升，此為溫熱性出汗。

在口腔黏膜、舌背等處分布有豐富的神經末梢及特殊的味覺感受器，咀嚼食物的刺激，使交感神經興奮，引起口周、鼻、面、頸、上胸，甚至全身的反射性出汗，尤其是在吃了諸如「麻辣燙」之類的辛辣熱燙刺激食物後更為明顯，這種出汗稱為味覺性出汗。

人在精神緊張時手心會出汗，即屬於精神性出汗。精神性出汗在人的掌蹠處表現得最為明顯，也可見於頭面、頸部、手背、前臂和小腿等處。少數人在高度精神緊張時，甚至會出現汗如雨下、汗流浹背的全身大汗情形。

出汗有時多，有時少，有時出得快，有時出得慢，並且情況不同，人體出汗的部位也就不同。例如當氣溫比較高或激烈運動的時候，汗多半是從手心和腳心排出來的。在冬季氣溫比較低的情況下，人也是要出汗的。據計算，即使在常溫下，排出的汗量也能占健康人體每天排出水分量的四分之一左右。

汗腺是分泌汗液的腺體，分為小汗腺和大汗腺兩種。小汗腺遍佈於人體全身，主要分泌汗水，起調節體溫的作用。大汗腺主要分布在多毛的部位，如腋窩、外陰等處，其分泌活動與體溫調節無關，受激素的控制，情緒變化也會影響大汗腺的分泌。大汗腺的分泌物是黏稠的奶樣狀乳濁液，含有蛋白質、脂質、碳水化合物及鹽類等，可促進棒狀桿菌的生長。停留在腋窩皮膚表面的大汗腺分泌物，容易在細菌的作用下分解為散發明顯臭味的物質，產生體味，而小汗腺分泌物則會提供細菌生長所需的潮氣。

為了保證汗腺的正常工作，必須經常洗澡，保持皮膚清潔，否則汗腺容易被堵塞，汗水流不出來，皮膚就會發炎、生痱子。一個人如果完全不出汗，就會生病。

第二節│出汗對健康至關重要

肌體可以通過出汗的形式調節體溫和體液平衡，排泄廢物；由於汗裏含有酸性物質，能使皮膚保持酸性，以防止某些病原體的侵襲；汗還

可作為某些疾病的信號，如糖尿病患者就是輕易不出汗的。

烈日炎炎的夏季，人們長時間大量出汗，會使體內水分大量流失，導致血液濃縮、黏稠度增高、血容量降低、血流速減慢，極易發生腦血栓或缺血性心臟病等心血管系統疾病。出大汗後，多犯渴。這多因氯化鉀、氯化鈉丟失所致，應及時飲用淡鹽水。白開水稀釋緩解血液濃縮的效果較好，對防範「缺血性猝死」的發生有益。但不宜過多、過快補水，可緩慢多次補水。鉀元素是人體重要的電解質，它參與心肌的收縮、神經的傳導、肌肉的興奮等生理活動。若鉀離子丟失過多，可發生心律紊亂、肌肉酸痛、乏力等症。當血鉀過低時應及時補鉀。美國加州大學三藩市（舊金山）分校的莫爾教授認為，許多瓜果中富含鉀，為補充鉀的理想「載體」。例如一杯橙汁或一根香蕉含有400毫克碳酸氫鉀，芒果、櫻桃、葡萄、草莓等水果也都富含鉀。

體質弱的人在炎夏不妨到自然通風口徐緩散熱，用乾毛巾擦乾汗漬。當暑消汗落之後，可適當進補含優質蛋白質、微量元素及維生素較豐富的大豆食品、瘦肉、禽蛋、荷葉蓮子粥、羊肝、豬肝、果蔬等。

在盛夏，老年人的消化與吸收功能均較差。經久出汗，還會加速老年人機體細胞膜氧化。因此，美國食品與藥物管理局建議老年人在盛夏應適當進補抗氧化維生素，推薦每日進補維生素 C 250～1000 毫克、維生素 E 100～400 國際單位、β 胡蘿蔔素 17000～25000 國際單位。

一、異常出汗與健康

人體出汗具有調節體溫、排泄廢物的生理功能。汗液是人體皮膚汗腺的分泌物。但當身體存在病變或某些特殊情況時，出汗也會有多種異常的改變。

· **戰汗**：首先發生全身戰慄，幾經掙扎，繼而大量出汗，為戰汗。中醫認為戰汗是正邪相爭、病變發展的轉捩點。如汗出熱退，脈靜身涼，是邪去正安的好轉現象；若汗出而煩躁不安，脈來疾急，為邪勝正衰的

危急信號。戰汗多見於各種傳染病發展期。

‧ **絕汗**：久病後突然四肢厥冷、汗出不止、精神不固、脈微欲絕、元氣欲脫，是危急的信號。多見於心衰、虛脫病人。

‧ **冷汗**：指畏寒、肢冷而出汗。出汗前並不發熱，口不渴，常伴有精神不振、面色蒼白、小便清長、大便稀溏、脈遲沉、舌淡等寒症表現。多因平素陽虛、衛氣不足，也可能是受驚嚇所致。

‧ **黏汗**：汗液黏膩、發稠、發熱。這是重感冒或其他病症患者因發高燒而服用解熱藥物後出的一種病汗。出這種汗的人身體濕熱不清。

‧ **黃汗**：原因大多是大汗後即用冷水沖浴，寒濕之邪侵入體內，導致汗液疏泄失常、汗中尿素等含量增多。肝硬化患者的汗液亦呈黃色並略帶腥味。

‧ **血汗**：汗液淡紅，如洗肉水，又稱紅汗。中醫認為，凡氣血、陰陽偏盛或偏衰，肝火旺盛和陽衰不能固表者，常常汗液變紅。現代醫學則認為和內分泌功能紊亂有一定的關係。

‧ **額汗**：出汗局限於頭額部，甚至汗出如熱氣蒸籠，故俗稱「蒸籠頭」。中醫認為，頭為「精神之府」、「諸陽之會」，凡外感六淫、臟腑內傷者，均可引起頭額大量出汗。如果自幼就常出額汗，則大多與植物神經功能紊亂有關。若見於大病之後，或老年人氣喘得頭額汗出，則多為虛症。如果在重病末期，突然額汗大出，是屬虛陽上越，陰虛不能附陽，陰津隨氣而脫的危急徵兆。但小兒睡覺時經常頭額出汗，沒有其他症狀，不是疾病的象徵。

‧ **鼻汗**：人們在情緒激動、精神緊張、工作勞累、講話過多時經常鼻部出汗。汗液自鼻樑鼻翼兩側滲出，緩緩淌下，汗珠晶瑩可見。鼻汗多見於肺氣虛弱的人。

‧ **手足汗**：中醫認為「脾主四肢」，凡脾胃濕熱、血虛、陽虧者，均可導致手足多汗。

‧ **胸汗**：因憂思、驚恐過度而傷及心脾的人，經常在心窩局部出汗。

此類人應注意調理身心，防止生出其他病症。

‧**腋臭汗**：汗液有一股狐臊氣味，夏天出汗多時氣味更加嚴重，這是因為分布於腋窩、腿腋等處的大汗腺分泌異常所致。多見於中年、青年，女性多於男性，尤其是處於青春期的姑娘更加多見。

‧**會陰汗**：出汗局限於會陰和外生殖器部位，凡濕熱下注、腎陽虛衰，均可導致會陰部有異味汗排出。女青年如患有外陰搔癢症、陰道炎等婦科病，也會出現有異味的會陰汗。

‧**偏汗**：出汗或見於左側，或見於右側，或見於上半身，或見於下半身，俗稱「半身汗」。中醫認為皆為風痰或風濕之邪阻滯經脈、營衛不周或氣血不和所致。在臨床上，老人出偏汗可能是中風的先兆，要提高警惕。植物神經（自律神經）功能紊亂的人也常常出現偏汗。

‧**微汗**：多見於糖尿病患者，除出現「三多一少」症狀外，經常微微出汗，汗味具有芳香氣味。

‧**焦味汗**：汗出津津、綿綿不斷，散發出一股糊焦味或烯煤味。此症大多局限於青年男性，多見於手淫過頻或經常夢遺滑精，又不注意清洗會陰者。

‧**酸味汗**：見於風濕熱或長期服用水楊酸、阿司匹靈等解熱鎮痛藥物的病人。

‧**腳臭味汗**：見於多汗者或腳癬合併感染患者。

二、汗量與健康

通過汗量也可判斷人的健康狀況。正常人每天約排出 500 ～ 1000ml 的汗液，夏季可達 1500 ～ 2000ml。如果汗腺停止排汗或出汗過多，均是不正常的現象。

從中醫角度來看，汗是津液的代謝產品，與鼻涕、眼淚、口水和唾液共稱為五液。此外，汗亦被稱為心液（《素問宣明五氣》），而心主血，因此有汗血同源的說法。出汗過多，會耗氣，也會傷及津液而有損心血。

· **無汗**：又稱閉汗，是指汗腺減少或機體不產生汗液，身體局部或全身少汗或完全不出汗。患者某些部位或全身皮膚非常乾燥，他們多半曾患有皮膚病（如銀屑病、硬皮病等），令毛孔閉塞，以致無汗。另外，若身體新陳代謝紊亂，亦可能會無汗。另外，老人活動量減少，汗腺萎縮，排汗量少，不屬病症。

· **多汗**：多汗是指在恒溫和靜態情況下，仍然大量出汗的症狀。若多汗兼有心悸、食欲亢進、情緒波動、失眠，可能是甲狀腺機能亢進。若多汗兼頭暈乏力，以及感到饑餓，可能是血糖過低及肝功能欠佳。服用某些藥物後，亦會產生多汗反應。若重金屬中毒，例如鉛、汞、砷等，亦可能會有多汗的現象。

三、出汗時間與健康

根據出汗時間，出汗可分為自汗和盜汗兩種類型——

· **自汗**：在白天，精神清醒的狀態下，不因勞動、穿厚衣或高溫、不用發汗藥而汗自出，稱為自汗。中醫認為這是氣虛、陽虛的表現，衛陽不固，津液外泄，身體因失卻固攝力而不自覺地流汗。自汗的人通常精神不振、氣短、怕冷。大多發生於罹患佝僂病的孩子，及甲狀腺機能亢進的患者。

· **盜汗**：指入睡後，在半夜或黎明時分，胸部、背部、大腿等地方出汗，出汗量甚多，可以令衣服濕透。醒後則沒有出汗。盜汗多為陰虛所致，若伴有低熱、兩顴潮紅、手心發熱、口乾等症狀，可能是肺病的徵兆。

第11章
透過指甲——可以看出是否健康

第一節 | 了解你的指甲

指甲主要是由三大部分組成：甲根（甲基）；甲蓋（甲體）；指甲前緣（指尖）。

指甲前緣（指尖）：是指甲頂部延伸出甲床的部分。由於下部無支撐部分，缺乏水分和油分，容易斷裂。

· **指芯（甲下表皮）** 是指甲前緣下的薄層皮膚，十分敏感。指芯受損時，會引起指甲萎縮。

· **游離緣（笑線）** 是甲體與甲床游離的邊緣線。其兩側的分界點最容易產生裂痕和斷裂。

· **甲蓋（甲體）** 即一般泛稱的指甲。由 3 ～ 4 層堅硬的鱗狀角質層重疊而成，本身不含神經和毛細血管。甲體位於甲根與指甲前緣之間，通過角蛋白纖維附在甲床上。清理指甲前緣時，工具不可太深入指甲前緣下部，以免刺傷甲床，使甲體從甲床上鬆動或剝落。

· **甲床** 是支撐甲體的皮膚組織。與甲體緊密相連，供給甲體水

分。甲床含有大量的毛細血管，使甲體呈現粉紅色。甲床的顏色與人的身體健康有很大關係。例如：指甲發白，說明貧血或末端血管循環不好，鐵青色爲肝臟不好或有血液疾病。建議出現上述異常者到醫院看病，及時接受治療。

· **甲溝** 是甲體兩側與皮膚的邊界線。甲型如果修整不好，會使指甲兩側長入甲溝內，造成甲溝發炎。甲溝如果乾燥，會使皮膚乾裂，出現肉刺現象。

· **甲弧** 呈白色半月狀，位於甲體下面，附在甲根與甲床的連接處，甲體通過甲弧與甲根、甲基牢固地連接爲一體。

· **表皮護膜** 俗稱指皮，覆蓋在甲根甲基上的一層皮膚。其作用是保護甲根與甲基，對於未經過護理保養的指甲，表皮護膜也覆蓋在指甲後緣上。在進行手部護理時，經常要將覆蓋在指甲後緣上的那層老化的表皮護膜（俗稱死皮）去除掉，以使甲體顯得修長。

· **指甲後緣** 即甲體的後部邊緣線，經常被表皮護膜覆蓋。人們護理指甲時，應將表皮護膜向後推動，顯示出指甲後緣時，才會使指甲顯得修長。

· **甲根** 位於指甲根部，在甲基的前面，極爲薄軟，其作用類似於農作物的根莖。甲根不斷地將新產生的指甲角質蛋白細胞推動向前生長，促進指甲的新陳代謝。

· **甲基（指甲基質）** 位於指甲根部，含有毛細血管、淋巴管和神經。其作用類似於土壤。甲基從人體內吸取營養後，產生組成指甲的角質蛋白細胞，因此稱甲基爲指甲生長的源泉。甲基受到損傷時，將使指甲停止正常生長，而變爲畸形生長。指甲操作時，要極爲小心，避免傷及甲基。

指甲可保護嬌嫩而多神經的手指尖免受損傷，又能加強觸感，協助我們操持微小的物件。指甲的化學成分與頭髮相似，主要由含硫豐富的蛋白質角質素構成。指甲下面的皮膚有大量血液流經，在靠近皮膚表面

的地方有很多微血管，使指甲看起來帶有粉紅色。指甲、骨骼及牙齒是人體上三種最堅硬的組織，部分原因是它們所含的水分少，大約只有百分之十。不過，指甲是能吸收水分的，如果浸在水裏，指甲所含水分會大量增加，使它們變軟。指甲平均每星期生長 0.5 至 1.2 毫米，比腳趾甲的生長速度大約快 4 倍。

健康的指甲應該是光滑，亮澤，圓潤飽滿，呈粉紅色。指甲新陳代謝的週期約為半年，一般每個月生長約 3 毫米左右。

手指越長，指甲生長得越快。熱力能使指甲的生長速度加快。

人的指甲在夏天生長得比在冬天快，在南方生長得比在北方快，在白天生長得比在夜間快。

慣用右手的人，右手指甲生長得較快；慣用左手的人，左手指甲生長得較快；

指甲最長的紀錄是由一位印度男子所創，他有一隻手留指甲超過35 年，指甲長達 81 釐米。

一般體質健康的人指甲生長速度都較快。指甲的生長和健康狀況取決於個人的飲食衛生、睡眠、精神、身體健康狀況、血液循環情況和體內礦物質含量。

第二節 ｜ 透過指甲看健康

一、指甲辨病

指甲也是人體健康的晴雨表，正常指甲紅潤、堅韌而呈弧形，半滑有光澤，指甲根部的甲半月呈灰白色。輕輕壓住指甲的末端，甲板呈白色，放開後立刻恢復粉紅色，表明氣血充足而且運行通暢，身體健康。如果指甲的形狀、顏色變異，表明人體可能罹患了某種疾病。

1. **指甲失去了本身的紅潤，變得蒼白、沒有血色，指甲中央凹陷，邊緣翹起，指甲變薄，無光澤** 健康的指甲原本是粉紅色的，外觀呈弧形，有自然的光澤，如果指甲顏色蒼白，形態平坦，甚至凹陷成湯匙狀，而且晦暗沒有光澤的話，是肝血不足的表現，也就是貧血的徵兆，尤其是平時月經失血較多的女性，很容易發生缺鐵性貧血。

2. **指甲粉紅色，有光澤，但是最近出現了兩三個白點** 指甲上的白點很常見，通常會反覆出現，有人說這是胃腸功能不好的表現，但這是沒有醫學根據的。因為長期暴露在外，指甲很易受到傷害，譬如手指卡在門縫裏，指甲受到擠壓、碰撞等等，導致指甲根部甲母質細胞生成過程中受到損傷，就會出現白點。如果損傷到甲床，指甲下還會出現裂片狀出血。不過不必擔心，隨著指甲的向上生長，它最終會被剪掉。

3. **指甲增厚，呈堆狀隆起，甲板不再透明，呈黃色、綠色、白色或黑色等等顏色，掩蓋了甲床本身自然的粉紅色** 這是典型的指甲真菌感染徵兆。在春夏交際的季節，濕熱而多汗的腳趾或者雙手，很容易發生真菌感染。真菌侵入甲板與甲床的縫隙，在裏面大量繁殖，會明顯地影響指甲的外觀，導致指甲明顯增厚，甲板不再透明。不同的真菌會引起不同的顏色改變，掩蓋了甲床的顏色。所以，保持皮膚的清潔乾燥是最重要的，洗完手或者腳，一定要擦拭乾淨；治療方法是在病指（趾）甲削除後，外搽 35％冰醋酸溶液。因指（趾）甲生長緩慢，故治療甲癬須持之以恆，至少要用藥 3 個月以上才能有效。

4. **指甲表面凹凸不平，無光澤** 指甲是角質構造，由多層連接牢固的角化細胞構成。細胞內充滿角蛋白絲，所以富含蛋白質和鈣的食物是保持健康、光滑、亮澤指甲的基本要素，此外，鋅、鉀和鐵，以及維生素 A 和維生素 B，也對指甲的生長非常重要，因此指甲可以反映人體的營養狀況。如果維生素、鈣質等營養成分攝入不足，就會出現指甲表面不光滑，凹凸不平，沒有光澤的現象。

5. **指甲出現紋溝** 如果指甲有一段時間代謝異常，生長緩慢，明

顯遲滯於前面的生長速度，指甲上就會出現溝線。指甲上的橫溝一般與某些急性的重症疾病有關，譬如急性痲疹、肺熱、猩紅熱等熱病，或代謝異常及皮膚等方面的疾病。指甲出現橫紋，還可能是腎病或心肌梗塞發病的先兆；出現內陷坑紋則是呼吸功能不好。

指甲出現縱紋，有下面兩種情況——

一、甲紋脊。甲板薄而脆，有縱行脊狀突起，遠端常破裂，多因營養不良所致，也可見於扁平苔蘚、斑禿等疾病患者。

二、甲縱溝。典型的甲縱溝為甲板中央有一縱脊，脊頂凹陷為淺溝，也可以無脊而呈顯著溝紋，常因甲基質受損所致，也可見於扁平苔蘚等疾病的患者，為指甲變態反應的一種表現。

6. 手指末端較粗，如同鼓槌，指甲呈鸚鵡嘴狀，甲床顏色較正常深，呈現紅色或者紫紅色 此種指甲徵象常見於呼吸系統疾病、某些心血管病，和營養障礙性疾病患者，譬如支氣管肺癌、肺膿腫、紫紺型先天性心臟病、亞急性感染性心內膜炎、肝硬化等患者。上述疾病可以導致肢體末梢慢性缺氧、代謝障礙，因此出現了手指末端增粗，呈棒槌狀，且甲床顏色變深，呈現血流豐富的紅色。這時千萬不可大意，要及時上醫院接受正規治療。

7. 指甲顏色發白 指甲單純變白，急症見於失血、休克；慢症見於消化道出血、貧血、鉤蟲病、肺結核晚期、肺源性心臟病等；

指甲變白變薄變軟，多見於慢性消耗性疾病；

指甲發白同時失去透明感，有如毛玻璃，可能是肝臟疾病的表現，譬如肝硬化、肝癌等。肝臟是人體的「化工廠」，許多營養物質都是在肝臟加工合成的，許多有毒物質也是在肝臟降解排泄的。因此，如果肝臟出現了嚴重的疾患，會引起指甲水腫、甲床色澤變白、指甲失去透明感、生長緩慢、猶如毛玻璃等症狀。

8. 甲體表面出現頂針樣凹陷，有時還有白線、黑線、縱脊、橫溝，甲體變薄變脆或增厚粗糙，失去光澤，指甲生長速度快 出現這樣的指

甲徵象很有可能是銀屑病（又稱牛皮癬）的早期表現，要提高警惕。80％的銀屑病關節炎有指甲病變，特徵性的表現就是指甲出現頂針樣凹陷，因爲甲床與下面的指骨有相同的血液來源，指甲受銀屑病損害會引起血管改變，並可累及指骨，引起關節性的銀屑病。因此，出現這樣的狀況，要及時到正規醫院接受治療。

9. 指甲杵狀膨大　指甲顯著地向上拱起，而且圍繞手指變曲。指甲杵狀膨大可能表示患有氣腫、結構病、心臟血管病、潰瘍性結腸炎，或肝硬化等疾病。

10. 藍新月　人的指甲根部的新月形白痕若有一層藍暈，通常是由於曾受冷凍所致，但有時也與類風濕關節炎或自身免疫疾病——紅斑狼瘡有關。指甲藍新月還表示有此徵象者可能患有下列病症中的任何一種：血液循環受阻、心臟病、雷諾氏症狀、手指和腳趾的血管痙攣。

11. 指甲出現其他異常顏色　指甲變黃，可能是缺乏維生素 E，見於甲狀腺機能減退、胡蘿蔔血症、腎病綜合症等；

指甲變灰，可能是患了甲癬；

指甲發紫且伴有紅色小刺，是缺氧引起的，表示心肺有病；

指甲一半紅色一半白色，是腎功能不好；

指甲周圍出現紅斑，多見於紅斑狼瘡和皮膚炎患者；

甲半月明顯者，腸道吸收好；沒有或窄小者，消化能力差；指甲半月明顯發紅，是心力衰竭的表現。

指甲確是觀察人體健康的一個窗口，所以我們應當時常注意它的變化，特別是長期美甲者，不要忘記每隔段時間就要給指甲放個假，讓它露出本來面目，如果發現多個指甲變異應及時就診。

第三節　自我檢查指甲的方法

指甲診病的方法，必須正確應用手法，並選擇陽光充足或螢光燈的條件下，充分顯露甲床上的血流狀況。觀察時，要伸手俯掌，自然伸開手指。

在檢查前先查看指甲的形狀，有無缺損、傷殘、灰指甲，女性要看有否塗染指甲色素，老年人有否指甲增厚等因素。如出現此等情況，可採用另一種檢查方法，即在安全圈以外，皮膚與甲床連接處觀察，但只能檢查一般疾病。

指甲診病的手法，以一手的拇指和食指持於另一手指甲的兩側，應用擠、壓、推、捏或停等手法後，觀察指甲上的氣血符號、位置、形狀、顏色的變化，進行分析判斷。

現將常用的檢查指甲的手法分述如下，一般選用下述方法中的一或兩種，力求簡單，以達到觀察檢查目的為準。

1. **擠法**　用一隻手的拇指和食指把持另一隻手的指甲兩側邊緣，以指端輕輕向心性用力謂之擠法。同時以兩指端向前推動、擠、壓結合，觀察甲床裏血液流動，判斷氣血符號的位置、顏色、形狀的變化，以確定疾病的性質和部位。

2. **壓法**　輕輕向指甲上或指端兩側向下施力的手法，謂之壓法。在擠動指甲的基礎上，當某些氣血符號形狀較多，或一時難以判斷時，先停一下推動，然後用拇指在指甲上應用此法輕輕按壓，可排除其他標號，以利確診疾病的所在部位。

3. **推法**　以一隻手的食指、拇指把持另一隻手的指甲時，食指不動，單用前端或側緣端向前施力、移動的一種方法，謂之推法。在應用此法中，並可將手指左右搖擺，以助觀察氣血符號的形狀、位置、顏色

的變化。有的氣血符號位置上，推不動，則當注意區別是新患疾病，或是久患痼疾，還是其他非病態的因素所致。

4. 捏法 一手拇指和食指挾持另一隻手指甲兩側邊緣向心性施力上提的一種手法，謂之捏法。用此法輕輕捏動甲床，以觀察血色的變化。老年人甲床增厚，捏的力量可適當加重，才能看清氣血色彩的移動變化。

5. 停法 停，就是停止，指在應用以上各種方法當中，暫時或結束時應用的一種手法，謂之停法。如檢查結束或已找到氣血符號的位置時暫停或停止，以便有時間根據甲床面積大小來計算九分比的範圍，以確診疾病所在位置。

第四節｜捏手指自測病

五指的指尖各有經穴，而且分別與內臟有密切的關係。如果人的一個指尖感到特別疼痛，表示與此經穴相關的內臟有某種毛病。將指甲根部捏住然後用力壓並轉動，從小手指開始，一個一個地做，檢查一下，有沒有特別疼的手指呢？如果有，對照下面的例子，判斷一下自己可能的病症，以便及時就醫，不僅兩手如此，也要以相應要領每天檢查雙腳，同時養成揉手搓腳的習慣，久而久之，可促進血液循環，使內臟尤其是心臟更爲健康。

一、小指痛

表示心臟或小腸有毛病。靠無名指一側的小指指尖有少衝穴，另一側有少澤穴。少衝與心臟有密切關係，所以心臟病發作時，用力按壓小指指尖，可使發作緩和些。少澤是小腸的經穴，小腸情況不佳時，可用

力按壓此經穴。

二、無名指痛

可能是喉痛或頭痛。在無名指的三焦經上有一個關衝穴，感冒發燒時按揉此部位將使症狀有所緩解。

三、中指疼痛

中指上有一個中衝穴，位於包圍心臟的心包經上，因疾病不適使心臟受損時，這裏便會感到疼痛。

四、食指疼痛

食指上有大腸經上的商陽穴，壓這個手指深感疼痛且有便秘現象者，則大腸一定就有問題。

五、拇指疼痛

拇指中的少商經穴，與肺息息相關。如肺有疾患，壓這個部位時人會疼得跳起來。

第五節 | 美甲不宜提倡

所謂美甲，就是先將指甲表層銼薄，然後在指甲上貼上一個仿真指甲蓋，從而使手指看起來更加修長。美甲的過程：消費者選擇好指甲圖案，然後美甲師拿專業銼刀開始銼指甲（因為直接將仿真指甲貼到指甲上太厚了，看起來不真實，銼薄後就逼真了），把所有指甲打薄後，再用膠水把帶有美麗圖案的仿真指甲貼上去。

專家認為，這樣的美甲不利於指甲健康，不宜提倡。從醫學角度講，這種美甲方式是不科學的，指甲表層有一層像牙齒表層琺瑯質一樣的物質，能保護指甲不被腐蝕。要是把指甲表層銼掉，手指就失去了保護層，對酸性或鹼性物質的腐蝕失去抵抗力，經常美甲會引起指甲折斷、顏色發黃或發黑，引發各種指甲疾病，影響健康。

第六節│常見的指甲疾病與指甲保養

· **甲癬** 又稱灰指甲，是由於真菌自甲根或甲芯侵入甲床引起的指甲病變，表現為甲體變厚，甲質疏鬆，顏色呈灰、黑、黃、褐色。甲癬的自體傳染多於接觸傳染。此類病甲發病期長，不易治癒，患病一年到三四十年而不癒者均有。灰指甲患者的病甲不可製作任何人工指甲，不可塗指甲油。

· **甲溝炎、甲床炎** 指甲兩側的肉刺去除不當，或甲芯受到創傷，硬刺扎入甲床，均可引起甲溝炎、甲床炎。臨床症狀表現為指端腫脹，甲溝或甲床內化膿、發炎、輕壓刺痛。該類患者一定要配合醫生積極治療，可在較短的時間內治癒，而且患病期間不可接受美甲服務。

· **指甲剝離症** 指甲的一部分分層，呈片狀剝落。通常是由於指甲水分損失過多、過分乾燥引起的，如長年不間斷塗指甲油，美髮師直接用手接觸燙髮水，缺食蔬菜、水果等。解決的方法比較簡單：塗指甲油時先塗底油，且隔週使用，卸掉指甲油時使用含蘆薈保濕成分的卸除劑；美髮師操作時戴手套；飲食調配均衡。這樣堅持一段時間，指甲剝離症自然就會消失，愛美的女性又可以享受美甲的樂趣了。

· **指甲啃咬症** 各年齡層人群均可患有指甲啃咬症，且以兒童患者居多，約占該類指甲病患者的30%。指甲外觀症狀為指甲前端參差

不齊、甲體短小,啃咬過分可見創傷血跡或炎症。該類病患的發病原因,
精神因素遠遠大於病理因素,如缺乏關愛、幽閉症、孤獨症等。人工指
甲雖然能夠彌補患者的指甲外觀,但配合心理醫生的診治會收到更好的
效果。

第12章
觀手相——了解自已的健康狀況

第一節 ｜ 了解你的手相

在人體這個生命系統中，手是最能反映人體健康的器官。

一提到手相，多數人下意識地將其與迷信聯繫起來。爲什麼手相會和醫學疏遠，和迷信相近，同它的起源有很大關係。手相學起源於蒙昧社會，是一種對人體健康的科學的朦朧直覺，也是人們對神祕大自然的最大疑惑。社會發展到今天，手相學也發展得更爲科學和豐富，越來越多地被人們所接受和學習使用。

一、手掌紋線

手掌紋線主要包括以下七種——

· **生命線** 即中國掌紋學所稱的「地紋」，自食指根部與拇指間起繞過拇指根部，直達掌底中央者。觀察此線之深淺長短及線島轉角斷落等，可以推斷其人身體基本情況與壽命。

· **智慧線** 中國掌紋學又稱爲「人紋」，起自食指根部，穿掌心，

平分手掌爲上下兩半者。

‧ **感情線** 中國相學中稱爲「天紋」者，起自小指根部，延向食指根部，與智慧線方向相反而並行者。

‧ **命運線** 中國相學又稱爲「文筆紋」「玉柱紋」者，起自手腕上方，上貫中指根部附近。

‧ **太陽線** 亦名「成功線」，中國掌紋學中又稱爲「六秀紋」。

‧ **健康線** 中國掌紋學又稱爲「考症紋」，起自小指根部，斜著向下貫穿天地人各線。

‧ **婚姻線** 中國掌紋學又稱爲「妻妾紋」，係在小指根部之短橫紋。

二、掌紋同生命體的內在關聯性

掌紋是如何形成的呢？目前發現，掌紋只在胎生的靈長類動物和人類中存在。而人類的手紋較靈長類動物更爲豐富和多變，這至少預示著只從外界環境作用不能解釋這種現象，而須從掌紋的形成同生命體的內在的關聯性來闡釋。

1. 掌紋具有遺傳性 首先，掌紋具有遺傳性，其中包含正常紋遺傳和病理紋遺傳。

‧ **正常紋的遺傳** 正常紋理包括三條主線和彼此產生的衍生線。三條主線長短、弧度、紋理的分支形狀，在血緣關係相近的人手上，都表現出相似性，甚至如出一轍。

通貫掌（斷掌）也表現出家族遺傳傾向。這種遺傳既有間接遺傳，也有直接遺傳，同代中常可見到幾個人都是這類手紋。

‧ **病理紋的遺傳** 某些疾病的病理紋，可以在血緣親近的人手上同時出現。這種病理紋既可能會表現爲隱性遺傳，也可能會表現爲顯性遺傳。

糖尿病屬遺傳疾病，在糖尿病患者家族中，可以在不同輩分者的手上，同時見到該病的病理紋出現。當外界因素（諸如環境、飲食等）一

旦形成糖尿病發病的適合條件,這種遺傳疾病便會發作。

掌紋有隔代遺傳現象,在祖孫之間,常可見極相似的膽囊炎、腫瘤等病理紋。

2. 掌紋的生成與胚胎發育有關 皮紋在胚胎第十三週開始發育,大約在十九週左右形成。皮膚的真皮乳頭向表皮突出,形成許多較整齊的乳頭線,也稱脊紋。在脊紋之間形成許多凹陷的溝,脊和溝構成了指紋和掌紋。指紋在出生時已定型,終生不變,而掌紋則會隨著年齡、經歷、生活環境、飲食習慣,和疾病狀態等發生沉、浮、消、長的變化。

胚胎期紋理的形成,除上述原因外,還與胎兒在子宮內手的握姿及所形成的壓力有關。

胎兒在子宮內,手呈緊握狀,就可使三條主線皺紋深而長;若是五指分開呈掌狀,三條主線就變得淺或斷續狀。

3. 掌紋的後天變化 掌部細小紋的生成與後天的生存環境、手掌的活動量、疾病的發生和發展有著相當密切的關係。

經常握筆的人,多可使感情線和智慧線深而長;手部活動量大的人,肌肉發達,從而大小魚際隆起,導致生命線深而長,智慧線則相對短平。

很多疾病也可使手紋從無到有,從有到無。如沒有患過闌尾炎的人,相對應的手區則無異常紋理;患了闌尾炎,相對應的手區就會出現「米」狀紋或「井」狀紋;手術後,該區又可出現「×」、「田」狀紋。手術後多年,若沒有發生腸黏連等症,這些紋理會變得紊亂,而形成「米」、「×」狀紋等被「口」狀紋框在其內的紋理。

三、掌丘

掌丘是在手掌上凸出或隆起的肉墊,形似小山丘,故稱為丘或陵。掌丘按五行方向分為:木星丘、土星丘、太陽丘、水星丘、火星丘、第一火星丘、第二火星丘、月丘、金星丘、地丘。這些名稱都是從西洋占星學借用而來的。

・**木星丘**　位置在食指基部之下，中國手相學稱爲巽宮（以先天手掌左手計）。

・**土星丘**　位置在中指基部之下，中國手相學稱之爲離位。一般土星丘越高中指越長。

・**太陽丘**　位於無名指下，中國手相學亦稱爲離位。

・**水星丘**　在小指之下。

・**月丘**　在小指對下掌邊最底的部分，即第二火星丘之下，至手頸線上的位置。

・**金星丘**　在第一火星丘下面，手頸線對上的部分，即拇指底下，生命線內邊的部分，相當於手相學中的艮位。

・**地丘**　又稱海皇丘，在手掌底部，相當於手相學中的坎位。

・**火星丘**　在第一火星丘和第二火星丘中間，爲掌中最凹陷部分。

・**第一火星丘**　在木星丘和金星丘的中間部分，手相學稱爲震位。

・**第二火星丘**　在水星丘與太陽丘之間的部分，即小指對下掌的中央處，相當於手相學的兌位。

四、手相的其他要素

除掌紋、掌丘、手指、指甲外，手相還應包括其他要素，如手掌的肥瘦形狀、色澤、彈性程度、光澤等。

第二節｜掌紋與健康

掌紋因人而異，各種紋線長短不一，深淺不同，走向、形態也各有特點。根據手相判斷健康，首先應觀察比較各種掌紋。

上文提及掌紋包括七種之多，此處主要來觀察四種基本掌紋：生命

線、感情線、智慧線和健康線。

一、生命線與健康

通過手相來推測人體健康狀況時,生命線應該是最值得重視的。由生命線的狀況,不僅可以了解人體的身心狀況,還可以推測大約什麼年齡段身體狀況易發生變化或容易患病。

1. 生命線的粗細、長短、深淺與健康　生命線深而粗的人,一般認為身體健康,精力充沛,不易得病。但注意這種粗而有力的生命線的末端,是自然變細而逐漸消失的。

生命線纖細的人往往體質較差,缺少活力。

生命線出現支線,若支線上翹,一般無事;若下延,可能意味著會出現某種疾病。

2. 生命線的彎曲狀況與健康　生命線的起點一般在食指和拇指間的中心處。若起點接近食指,生命線曲率小,金星丘面積較大,標誌著身體健康,抵抗力強。若起點偏向拇指,生命線曲率較大,金星丘面積較小,意味著體弱多病,不耐勞累。總之,生命線曲率越小越好。

3. 生命線的島紋、斑點與健康　生命線不僅是一條紋路,而且存在小的島紋和斑點,和健康有很大的關係。

如果生命線以十字紋結束,可能預示著某個年齡段會有致命的疾病;生命線出現島紋時,暗示要得慢性疾病;島紋粗於生命線本身,意味著病情較嚴重。

4. 生命線末端突然消失　雖然生命線尾端粗而深,但是倘若末端突然中斷,則是危險的信號,表示有可能會因為腦中風等疾病突發而危及生命。

如果智慧線和感情線出現明顯的紅色,或整個手掌異常發紅,應儘快到醫院檢查血液是否異常。

5. 波狀生命線　生命線在途中呈現波浪狀,並且感情線有島者,

循環系統有隱患，易發生因動脈硬化所導致的心肌梗塞及腦溢血。此種人應注意節制飲食，規律作息，不可過度操勞。

6. 生命線起點呈淺黑色　生命線起點處及金星丘的上部和胃息息相關，如果起點呈淺黑色，表示胃部可能有疾病，例如胃炎、胃潰瘍等。

7. 生命線上部或中部的島紋　生命線沿金星丘彎曲，其中部到上部一段出現島紋時，表示消化系統出現疾病。飲食過度或過冷、過熱都會導致島紋的出現，此時雖無疼痛症狀，但消化功能已經大大降低。

浮現明顯的小島，很可能是胃潰瘍、十二指腸潰瘍的先兆。

生命線有島時，必須注意節制飲食，戒酒戒煙，減輕胃腸負擔，摒除不良習慣，恢復消化器官機能，島便會慢慢消失。

8. 變色島　生命線上部到中部有變色島者，重症將至。晦暗色（淡灰黑色）的島表示胃情況不好；褐黑色島表示可能已罹患胃癌。

9. 生命線與呼吸系統疾病　如果在生命線的起點，即食指和中指間下方那一段出現了連續的島，結成鏈狀，表示呼吸系統或消化系統出現了問題。若同時在健康線起點附近有淡褐色的島，且各指指甲呈圓狀或指甲根部出現淡褐色縱紋時，可以確定為呼吸系統出現問題。

10. 生命線與便秘　飲食失調，思慮過度，身體陽氣不足，寒從內生，凝結胃腸，大腸傳送無力等多種原因可導致便秘。持續便秘患者，生命線中多出現許多支線，且手掌各處有變色現象。

11. 生命線與神經衰弱　若生命線有障礙線橫切而過，且本身呈繩狀，表示持此手相者神經衰弱，情志憂鬱苦悶。

12. 生命線與失眠　神經異常敏感的人，往往在生命線末端周圍有多道支線重疊交錯。持此手相者，無精打采，容易感到疲勞不堪。若生命線纖細、分支複雜且末端變為濃灰黑色，表示患有失眠症。若同時智慧線出現灰黑色，則可能是神經衰弱之徵兆。

13. 生命線有多道障礙線　如果人精神壓力過大，生命線上就會出現多道橫切而過的障礙線。倘若僅有兩、三道此種障礙線，尚無大礙，

但出現過多，就應該提高警惕了。應注意敞開心胸，適當地發洩情緒，多參加業餘活動，減輕精神壓力。

14. 雙生命線 如果在生命線內側出現一道平行的掌紋，則此人生命力很強，具有極佳的抵抗力，不容易得慢性疾病，也不會因憂鬱體質虛弱而讓疾病有機可乘。即使得了絕症，雙生命線也可能發揮驚人生命力而奇蹟般地康復。

15. 鏈狀生命線 患有胃、腸等慢性消化系統疾病的人，往往具有鏈狀生命線。持有此種生命線的人，天生體質虛弱，性格也偏於消極。

16. 生命線上的斑點與精力衰退 如果沿生命線出現許多小斑點，往往是生命力衰退的信號。當身心均感到疲憊時，要多留意手相。

17. 生命線尾端的穗狀線 生命線尾端出現類似穗狀的紋線，對男性而言，是精力衰退的信號。若丈夫年紀尚輕，卻出現如此手相，妻子應多加關切，從精神上、性生活上、飲食上對丈夫要多加體貼。

18. 生命線內側上翹且中斷 生命線中斷且在金星丘側上翹起來，意味著在此部分所代表的年齡段會出現危機，例如罹患絕症。若中途斷裂，然後重現而延伸，或者是線雖中斷但有線重疊，表示即使生病並無大礙。另外，雙手的生命線在同段位置中斷 1 釐米以上，表示有可能感染致命的疾病。

19. 生殖器官癌症與生命線 生命線下部所分出的支線和健康線的下部兩處皆有島紋，且島紋呈現清淡的顏色，暗示生殖器官會生癌。

20. 生命線短且以斑點或黑點結束 生命線短促且以黑點或斑點結束的人，通常身體虛弱，精力不足，容易因為偶然的身體不適而導致與世長辭。持有此種生命線的人，對於感冒或其他常見的小病，也不可掉以輕心。

21. 生命線短且以 X 紋結束 X 紋線的危險性因其出現部位不同而不同。若 X 紋在生命線上或觸及生命線，則是相當危險的徵兆。若未與生命線接觸，則無甚大礙。生命線短促且末端以 X 紋結束是最危險的情

況。持此生命線的人很可能因急病而逝世。若發現生命線上有 X 紋，應提高警惕，注意身體變化，稍有不適應立即就醫。

二、感情線和健康

感情線也可以推測健康狀況，尤其是心臟的情況。感情線和心臟的關係最爲密切，能清楚地反映出以心臟爲主的循環系統的運行狀況。感情線和生命線一樣，以紋路清晰深刻、頭尾相連無間斷爲佳，但實際情況下，感情線往往有中斷或扭曲的現象，說明生活中患有循環系統疾病的人比例較高。通過感情線診斷健康狀況，還要結合其他紋線的情況，要考慮整個手相的綜合情況。

1. 感情線重複、晦暗　具有重複感情線的人，容易發生耳朵和腎臟疾病。特別是雙重感情線呈現出晦暗色，則更有患腎臟疾病的可能。

2. 感情線有島　感情線上的島、瑕疵和顏色是心肌梗塞患者的共同特徵。感情線上出現島，應引起對心臟病的警惕。對於患有肥胖症、高血壓症的人，手相出現島時更不可掉以輕心。如果感情線在中指下方出現島，病情可能相當嚴重了。

3. 感情線與眼部疾病　如果感情線在無名指下方出現島，很可能會發生白內障、青光眼等眼部疾病，或是表示用眼過度引起疲勞。肝臟有病或糖尿病惡化等都會導致眼部異常，會使無名指下方感情線出現島。因此，感情線上的島也可用來判斷其他器官病變。要根據島的位置，並結合醫療，來判斷問題在於心血管系統、肝臟，還是視覺系統。

4. 感情線長短　感情線的長短要合適，從中指根部中心朝下設一直線，感情線恰好止於與此線的交點處爲佳。據此標準判斷感情線長短，可以判斷人體健康狀況。

感情線短於標準的人，循環系統容易發生問題。持此手相者應注意心臟和血管狀況。感情線本身無瑕疵、黑點，且長於標準者，例如延伸至食指和中指，接近生命線，心臟往往強健有力。感情線太長，如到食

指下方，即到木星丘附近，持有此手相者必須提高對高血壓的警惕。

三、智慧線和健康

智慧線可以暗示人在精神方面或眼、耳、鼻、舌等五官方面的健康狀況。也可通過智慧線觀察人的職能障礙。用智慧線辨別人體健康，同樣要觀察它本身的粗細長短和其瑕疵狀況。

1.智慧線與禿髮　智慧線尾部有淺而大的島的人容易患禿髮。持有此種手相的人，遇事深思熟慮，心胸不夠開闊，徒增莫大的精神壓力，容易禿髮。如果智慧線尾部的島小而明確，應注意警覺嚴重的腦部疾病。

2.智慧線的變化和眼疾　智慧線在無名指下方出現島，這是眼部疾病的信號。智慧線在起點附近或在中指下方出現斑點，表示有頭痛病症，且此種頭痛往往與眼疾有關。

3.智慧線中斷與神經疾病　智慧線中斷的人可能會在中斷處所代表的年齡段，發生嚴重的神經質或迫害妄想症。有此種手相的人生來膽小怯懦，缺乏決斷力，不善於與人交往，自卑感強，精神脆弱。

4.智慧線與十二指腸潰瘍　智慧線上出現兩三個島的人，往往精神疲勞。智慧線上的島往往產生於精神衰弱或持續緊張時。精神緊張容易導致消化器官潰瘍。還要根據生命線上島的具體情況區別潰瘍的位置：如果生命線下部有島且顏色異常，則為十二指腸潰瘍；若上部有島且異色，則為胃潰瘍。

5.智慧線與五官疾病　從起點至與太陽丘中心朝下的垂直線的交點為智慧線的標準長度。若智慧線短於標準長度，容易患五官疾病，如中耳炎、鼻炎等，特別是結膜炎等眼部疾病。若智慧線過長，則表示精神不安。

6.智慧線和頭痛　智慧線呈鏈狀且橫貫手掌左右兩端者，容易患頭痛病，具有神經質的性格，感情容易爆發。如果有紋線向上伸展橫切

智慧線，則說明此種神經質傾向更為強烈，容易患嚴重的偏頭痛，經常會做出讓人難以理解的行為。

7. 智慧線和歇斯底里症　感情線長且智慧線多處中斷者，若為男性，則脾氣火爆，容易失去理智，做出冒失行為；若為女性，則有歇斯底里症狀，喜歡折磨自己，尤其在月經期間，常常做出不理智的行動。

8. 智慧線和憂鬱症　智慧線異常歪曲且末端與生命線相連者，往往性格怯懦，太過注重別人對自己的看法，不喜歡和人交際，容易罹患憂鬱症。假如同時中指下方出現環狀紋線，則憂鬱情緒更為強烈，甚至無故萌生自殺念頭。

9. 智慧線和神經官能症　智慧線中斷且相互交錯者往往性格優柔寡斷，好鑽牛角尖，常為一些小事而煩惱不已，容易得神經官能症。智慧線呈鏈狀者，也容易患神經官能症。整條智慧線形成鏈狀、波狀者，往往精力不濟，做事不能聚精會神。智慧線呈鏈狀且極端下垂者，意志力薄弱，常與官能症相伴。

10. 智慧線變化和腦瘤　如果左右手的智慧線都在中指下方突然消失，暗示著持此手相者腦部容易發生嚴重疾病。腦部疾病往往來勢迅猛，難以治癒，非常可怕。因此，發現此種手相要提高警惕，及時就醫。

四、健康線和健康

健康線名不副實，對於人體健康，只能做輔助性參考。健康線形狀與健康的關係和其他各線不同，線越長越深，健康狀況可能越差。如果你的手相上出現健康線，要注意觀察：如果健康線越過生命線，則是很兇險的徵兆；如果健康線觸及生命線，則為疾病黃燈信號，要引起注意。

1. 健康線與消化系統疾病　手掌中央出現短而粗的健康線，且附近出現淺黑色、暗紅色、褐色等不好的顏色，表示消化系統可能有病變，應及時尋醫檢查。若同時生命線中央部分有晦暗色島，則說明病變已經較嚴重或者慢性化了。健康線局部中斷或呈鏈狀者，消化器官容易受到

疾病侵襲；若同時生命線起點呈現晦暗色、有島，或生命線食指下方部分變成鏈狀，則更應提高警惕，及時尋醫。如果健康線在智慧線下方接近生命線的位置出現褐色大島，患消化系統癌症的可能性較大。

2. 健康線與發燒　健康線出現紅色或黑色斑點，遇事不久將會有發燒症狀的疾病發生，且往往是嚴重疾病，應提高警惕。

3. 蛇形健康線　出現蛇形或波狀健康線者，往往是飲酒過量而傷及肝臟的人。出現這種手相，不可輕視，要戒掉酗酒惡行，並及時就醫，以免貽誤最好的醫治時機。

4. 健康線與女性健康　出現很長的健康線，向月丘下部或金星丘下部延伸並在該處中斷者，往往是患有寒症的女性。女性易患寒症，特點一般為臉色蒼白，手足冷，小便清長，舌淡潤，苔白滑，脈遲緊等。

5. 健康線上的島與呼吸系統　健康線上出現大島者，往往易患呼吸系統疾病，應特別注意肺、氣管、喉嚨和鼻子等的健康。健康線呈鏈狀，且上部接近感情線的部分出現島，此種手相也表示呼吸系統有問題，易患結核病。

6. 紅色健康線　健康線整條呈現紅色的人，往往是神經質者。但神經質本身並非一種病，而是一種不理想的性格。

7. 健康線與神經官能症　健康線與智慧線交叉處有島者，容易患有神經官能症。神經官能症最初一般只是性情急躁，沉默寡言，症狀並不明顯，應注意防範。

8. 健康線與心臟病　健康線較長且與生命線交叉，此手相意味著將患有危及生命的重症。健康線細且呈藍黑色者，要警惕心臟病等循環器官疾病。出現此健康線，再仔細觀察感情線是否呈鏈狀、金星丘是否狹窄或拇指根部是否呈現灰黑色，只要出現一種情形，就相當危險。

另外，如果健康線與感情線有紅色接觸點，表示極有可能是罹患了心臟病。

第三節︱手丘與健康

　　手丘和掌紋一樣，是手相與健康關係的重要標誌。各種丘中，最重要的是金星丘，其顏色、彈性、光澤和凹凸，象徵著人的生命力、活力和精力的強弱。具有豐滿發達的金星丘的人，拇指也強健有力，他們大多身體健壯。

　　觀察丘時，要注意其顏色和隆起形狀如何。丘的顏色以淺粉紅色為佳，若呈現晦暗色、紫色或紅痣般的顏色，且色枯無華，往往是危險的信號。至於丘的隆起，絕不能僅以一個丘的隆起狀態就定論身體健康狀況。掌丘是相互關聯的整體，彼此參照觀察，才能做出較為準確的判斷。

　　總之，飽滿而富有彈性的丘，是身體健康的標誌。

一、金星丘與肝病

　　肝是人體中貯存血液的主要器官，人體時時刻刻都離不開血液的濡養。《內經》中說：「足受血而能步，掌受血而能握，指受血而能攝。」因此，手掌的顏色能夠反映肝的活動機能。

　　如果金星丘在沿著生命線部分，或木星丘與第一火星丘之間有許多晦暗色斑點，往往表示患有肝病的可能性很大。當晦暗色向暗紅色轉變時，即可能有肝硬化的傾向。

二、金星丘與冷感症

　　金星丘乾癟平坦者，若為女性，可能患有冷感症，即手腳發涼，缺乏激情，性冷感等。

三、月丘與腦溢血

月丘下部不僅能夠反映女性的生理狀況，和男性的生殖系統狀況，有時還能表現膀胱和腎臟的異常、痛風或糖尿病等。

另外，月丘的小指側部分，有異常的凹陷且伴有紅斑者，往往具有很高的罹患心臟病或腦溢血的風險，原來具有心臟病或高血壓的人，尤其應該警惕。持此手相者不可參加劇烈的活動。

四、月丘和腎臟疾病

月丘部分呈蒼黑色、枯槁無光澤者，極有可能罹患腎臟病。若還有橫切生命線的障礙線時，則表示病情惡化，生命垂危。持此手相者若為女性，則可能已經得了某種婦科疾病，尤其是中年婦女，比較容易有更年期的障礙。

五、木星丘、土星丘與胃腸疾病

食指下方的木星丘能反映消化器官狀態，胃腸功能不好的人的木星丘往往呈現淺灰黑色。過多食用生冷食物，寒邪積鬱胃中，或偏食辛辣刺激性食物，或酗酒吸煙過量，將導致濕熱內生，木星丘顏色變差。另外，若在土星丘和木星丘之間出現晦暗色的短縱線時，表示消化系統發生問題；若是在短縱線附近出現紅色斑點時，表示可能得了急性消化系統疾病。

六、第二火星丘、月丘與腦中風

第二火星丘到月丘之間呈現一片暗紅色時，要警惕腦中風。

七、太陽丘與乳癌

太陽丘中央之上即鄰近無名指根部的部分，出現枯葉色時，要警惕

罹患乳癌；若枯葉色擴大至土星丘，範圍越大，危險性越大。但若同時健康線細弱且緊貼感情線，則不必擔心乳癌；若健康線比感情線粗，則必須高度重視。另外，健康線顏色不好時，也有患乳癌的危險。

八、手腕線與女性不孕症

手腕線就是橫斷手掌根部的紋線。理想的手腕線應該是三條以上，直且不斷。手腕線向手掌側彎曲是女性不孕的徵兆，表示可能會難產或流產。有流產傾向的人其水星丘還帶有呈水色的模糊圓斑。

九、手腕線與生殖系統病變

手腕線中斷的人很可能罹患生殖系統疾病，如果是女性，以患子宮頸瘤最為常見，患子宮癌者也不少。如果患了子宮癌，手腕線附近尤其是在月丘側便會出現枯葉色。女性在月經期間，水星丘會呈現水色；若出現枯葉色，平日也如此，則患子宮癌的可能性較高。手腕線彎曲弧形又呈手鏈狀的男人，可能會有腎衰的毛病。

第四節｜手指與健康

「雙手與大腦，人生兩個寶」。有一雙靈巧雙手的人，往往被認為是具有聰慧頭腦的人，手是顯現在外面的第二大腦，是人體最為重要的器官之一。在每一天的日常生活中，手的十個指頭在大腦的指揮下，幾乎每時每刻都在運動，它可以產生億萬個不同的動作，對人體健康有著深遠的意義。

手指與健康的關係吸引著人類對手指功用的探索。在研究中發現，手指蘊含著許多祕密：成人的拳頭等於心臟的大小，拳頭的周長等於足

長，兩手左右平伸後中指間距離等於身長。

一、手的狀況能預報人體疾病

手掌常發熱、出汗，多為甲狀腺機能亢進所致；手掌出現紅斑點，有可能為肝炎或糖尿病患者；指尖蒼白，有可能為血流障礙；指關節腫脹有高尿酸、痛風的可能；手背上有白色丘疹為膽固醇過高的表現；手上出現紅線為高血壓、風濕病或心臟病。還有手指上的關節炎，看來不起眼而會被許多人忽視，科學家最近發現，手指骨關節炎可能是男性死於心臟疾病的早期預示，同時，它還可能是女性早亡的早期信號之一。

二、五指指尖與內臟

人五指的指尖各有經穴，分別與內臟有密切的關係。

拇指中的少商經穴，與肺息息相關。如肺有疾患，壓這個部位時，人很可能會疼得跳起來。

食指上有大腸經上的商陽穴，有便秘現象而按壓這個手指深感疼痛者，大腸可能會有問題。

中指上有一個中衝穴，因天氣炎熱致心臟難受時，這裏會感到疼痛。無名指疼痛，可能是喉痛或頭痛。

小指疼痛的人，心臟或小腸可能也有毛病。

三、搓揉五指保健法

以左手拇、食、中指依次搓揉右手五指，每指 5 分鐘；然後以右手搓揉左手五指各 5 分鐘。搓揉拇指可興奮神經機能，維持體液酸鹼平衡；搓揉食指可以調節消化系統功能，健脾利胃，疏肝利膽；搓揉中指可防治各種心腦血管疾病；搓揉無名指可調整神經功能，提高其靈敏性，並能治癲癎病，防治精神分裂症；搓揉小指可增強呼吸系統和泌尿生殖系統機能、預防感冒，及其他感染性疾病。

四、舉手止鼻血法

舉手止鼻血也有很好的效果：左鼻孔出血舉右手，右鼻孔出血舉左手，兩鼻孔出血舉雙手。舉手時直立，手與地面垂直，與身體平行成直線上舉，用此法，約 20 秒鐘，鼻血即止。

五、改變用手習慣減肥法

習慣用右手吃飯的人若改用左手拿筷子，對體重減輕會有異乎尋常的效果。試驗者改用左手吃飯後，不僅體重有所減輕，而且膽固醇值與血壓也都會恢復正常。不過，這種減肥方法對於習慣用左手吃飯的人收效甚微。

六、推拿無名指治咳法

體質較差，遇涼咳嗽，且久治不癒者，每天早晚兩次對雙手無名指進行由下而上的推拿，即由指根推向指尖，每次在 24 下以上，堅持推拿，咳嗽疾患便會得到有效的緩解。

七、抓放左手催眠法

抓放左手還是催眠的一種好方法，當你上床想睡眠時，可以閉目，將左手置身旁。左手四指微屈，慢慢放開，一抓一放，連續進行，幅度兩釐米，約 10 ～ 20 秒鐘一次。這時你的思想完全集中在左手動作上，經過幾分鐘，腦子漸漸模糊起來，一般人在 15 分鐘內就可入睡。

八、活動手指健腦法

通過活動手指，給細胞以直接刺激，對健腦十分有益。對大腦來說，最重要的是活動手指。高效率活動手指，遠比用功學習和死記硬背更能增強大腦的活動。手指運動的方式很多，最常見的有寫字、繪畫、編織、彈琴、玩健身球等。活動手指，不需要專門時間、地點和姿勢，隨時隨

地都可以進行。

九、手指在保健、養生和治療中的竅門薈萃

兩手相對搓擦 50 次，發熱後可通六經，促進血液循環；兩手十指相握、相屈、相鉤或玩物、操作等有益大腦健康、血液回流，可防止癡呆症。

雙手互相按拇、食、中、無名指、小指順序從前後和內外兩側按揉各指節 18 次到 36 次，每天 1 次到 2 次，可以有效地提高內臟各器官的功能。

雙手伸展後猛握，直到中指尖抵觸勞宮穴約 10 秒鐘，然後由小指開始逐個放開，如此反覆 10 次，它會像一台運轉的輔助供血泵，促進有氧代謝，可防腦血管硬化和腦中風。

心絞痛發作，在無急救藥的情況下，可請人掐按自己的中指指甲根 3 分鐘至 5 分鐘即可緩解。

雙手不停地顫抖無法自控者，除進行針對性治療以外，還可採用雙手對撞的方法鞏固、強化療效：用力伸直五指，使拇指與另外併攏在一起的四指呈直角狀態，雙手虎口相對撞擊；在撞擊以後，四指自然彎曲相互搓擦，也可以雙手呈虛握拳狀，以雙拳從各個角度相互撞擊。長期堅持，可舒筋絡活血脈，刺激神經末梢，提高自控能力。

在夏日，堅持搖扇納涼，正是對手指、腕和肩部關節、肌肉進行鍛鍊的極好機會，不僅可以促進上肢的血液循環，還可增強和提高上肢肌肉力量以及各關節協調配合的靈活性。由於大腦對身體的控制是交叉的，即左腦半球支配右側肢體，右腦半球支配左側肢體。中老年人腦溢血發生部位大多在右腦半球，因此夏日經常左手搖扇，可促進右腦功能，增強右腦半球血管的彈性，有效地預防腦血管疾病的發生。

第13章
小肚臍——蘊含健康的大祕密

第一節 | 你了解肚臍嗎？

　　每個人的腹部中間，都有一個肚臍眼。不少人雖然知道它，可不一定了解它。

　　胎兒要在母腹中生長發育，就必須不斷地從媽媽身上攝取營養和氧氣。然而，在母腹中，胎兒有嘴不能吃食，有鼻無法呼吸，新生命在孕育過程中所需的一切，只能靠胎盤吸附在母體上攝取，然後通過臍帶輸送到胎兒體內。嬰兒呱呱墜地以後，胎盤和臍帶失去了原有的作用，完成了歷史使命，於是醫生就把它們從嬰孩身上剪下來。由於臍帶上沒有什麼痛覺神經，嬰孩也就不會感到痛苦了。那剩下的一截過幾天就會自動脫落，從此就在人身上永遠留下了一個小小的肚臍眼。

　　在胚胎的一定時期內，臍是一個四通八達的「門戶」，它既與膀胱相連，又與腸子相連。隨著胎兒的發育，這些相連部分逐漸退化、分離，臍與腸子和膀胱的聯繫也就「斷絕」了。假如因故退化不全，尿液和糞便就有可能從臍部漏出來。不過這種情況畢竟是相當少見的。

　　在中醫看來，肚臍是個防病治病的場所。

中國醫學的經絡學說把肚臍命名為「神闕穴」，認為有「溫通經絡，調和氣血」的功效，常用來灸治腹痛腹瀉，效果很好。當今的一些中醫名家，還用臍療來醫治冠心病。

第二節｜肚臍易患的疾病

1. 臍感染　臍容凹深，多皺摺，易「藏汙納垢」，利於細菌生長繁殖。水漬、汗漬或尿布污染，以及搔抓、摳臍等不良習慣，致使皮膚破損為感染創造了條件。臍感染後，表現紅、腫、疼、熱，膿性分泌物或臍膿腫形成等。有的伴發燒、白細胞增多。切忌擠挖、亂捅，以免感染擴散入腹腔。

2. 臍疝　嬰幼兒多見，成年以經產婦女為主。肚臍是胎兒出生後，臍帶脫落而遺留在腹壁正中的先天性解剖缺陷窩。常因發育不良、閉鎖不完全、組織薄弱、抵抗力不足，在腹內壓長期增加的情況下，使小腸或大網膜從臍窩膨出體外形成臍疝。小兒多能自癒；又因小兒組織軟弱，富有彈性，故很少發生嵌頓。成年臍疝因疝環小，腹壓大，發生嵌頓機會多，宜早手術修補。

3. 臍糞瘺　也叫卵黃管瘺。胚胎發育中未閉合的卵黃管一端與臍相連，另一端與小腸相通。胎兒出生後，臍部有稀水樣伴臭味的腸內容物流出。漏出量與卵黃管粗細有關。細小者多能閉愈；較大者需動手術，將臍窩、卵黃管及連通的腸段一併切除。

4. 臍尿管瘺　胚胎發育中，臍與膀胱頂部連通的臍尿瘺管閉合不全者，出生後臍窩有尿溢出，形成臍尿管瘺。經臍瘺口注入造影劑，攝X光片診斷。造影劑進入小腸為糞瘺；流入膀胱為尿瘺。尿瘺自癒者少，手術是最佳選擇。

第三節｜臍形與健康

肚臍又名肚臍眼，內聯十二經脈，五臟六腑。臍在胚胎發育過程中，為腹壁的最後閉合處。和全身皮膚比較，肚臍無皮下脂肪，屏障功能最弱，外皮與筋膜和腹膜直接相連，有豐富的血管網，因此對外界的冷、熱等氣候變化很敏感。近年來有文獻報導，國外一些醫生根據臨床經驗發現，從肚臍眼的形狀，可以看出一個人是否健康。

1. **圓形肚臍**　肚臍圓圓的，下半部豐厚而朝上，這是男性中最好的一種。這種肚臍表明血壓正常，肝、腸和胃等內臟都健康。而且此類人精力充沛。

2. **滿月形肚臍**　看樣子結實豐盈，下腹有彈性，這是女性中最好的一種，這種肚臍表明身心健康、卵巢功能良好。

3. **向上形肚臍**　肚臍眼向上延長，幾乎成為一個頂端向上的三角形。具有這種肚臍的人，不論男女，多半他們的胃、膽囊和胰臟的情況不佳。

4. **向下形肚臍**　形狀與向上形相反。這種肚臍表明患有胃下垂、便秘等疾病。亦要注意慢性腸胃病及婦科疾病。

5. **偏右形肚臍**　易患肝炎、十二指腸潰瘍等疾病。

6. **偏左形肚臍**　腸胃不佳，宜注意便秘、大腸黏膜等症。

7. **淺小形肚臍**　肚臍眼又淺又小，具有這樣肚臍者，不論男女，身體較為虛弱，他們的體內激素分泌不正常，經常會感到渾身乏力。氣功出偏差者和有精神障礙者的肚臍，常見這樣的形狀。

8. **海蛇形肚臍**　因靜脈擴張使肚臍的周圍如海蛇纏繞一般，這種肚臍是肝硬化等肝臟疾病常見的徵兆。

9. **凸出形肚臍**　當腹內含有大量積液或卵巢囊腫時，肚臍可向外

突出。

10. 凹陷形肚臍 當腹內發生炎症變化時,如黏連性結核性腹膜炎,肚臍可向內凹陷。

第四節 | 肚臍美與健康

在呈現女性胴體的裸露式服裝越來越流行的時候,肚臍美容已成為女性熱中的美容新視點。尤其是當露臍裝成為時尚後,肚臍的美容成為前衛女性不可迴避的美容追求。

其實,女性對肚臍的美容並非今日始,在國外的一些民族,肚臍周圍的腹部很早就是紋身的重要部位。現在,日本女性十分流行腹部整容,每天約有數千名日本女性為擁有完美的肚臍,而接受腹部整容外科手術,令腹部肌肉結實扁平,從而使肚臍部位更加性感迷人。

夏季邪濕之氣較盛,如不加以護衛,病邪就會由此侵入體內而引發疾病。加上此時人的胃酸和消化液的分泌減少,殺滅細菌的能力減弱,穿露臍裝時由於腰腹部裸露,出入有空調的場所容易受冷熱的刺激引起胃腸功能的紊亂,導致致病菌的入侵,出現嘔吐、腹痛、腹瀉等胃腸系統疾病。此外,臍部肌膚較嬌嫩,易於受損,臍眼又容易彙集污垢,如不小心也會引起感染。因此,在著露臍裝時應注意對臍部的養護。

1. 首先,不要進行紋飾 一些前衛女性喜歡在臍部貼飾圖案,甚至紋飾永久性圖飾(刺青),以增添魅力和情趣。且不說這種美飾方式有多少人接受和欣賞,單就健康而言,這樣做是有害的。因為貼飾會妨礙皮膚的排泄功能,有可能引起濕疹、汗疹等皮膚病;紋飾的顏料往往含有一些對身體有害的化學成分,如在營業場所紋飾,共用紋針還有可能罹患傳染病。

2. **要注意臍部的衛生**　夏日汗流量大，身體上的污垢很容易隨汗進入臍眼而沉積，所以平時要對臍部進行清潔。每天用溫熱的清水加中性沐浴乳擦洗臍周及臍眼，以清除污垢，防止病菌滋生。但不宜用力搓揉，以免弄傷皮膚發生感染。

3. **要注意防「風」**　臍周是腸胃部位，容易受涼，所以要防止臍部著涼。早、晚天氣較涼爽時或者陰雨天氣溫較低時最好不要穿；電扇、空調的涼風，不要正對著臍部猛吹；穿露臍裝騎摩托車或自行車時車速不宜太快；晚間睡眠時不要讓臍部當風而吹，必要時可在腹部蓋上薄物或使用護臍帶。

4. **要防止臍部意外受損傷**　臍周部位裸露，因缺少衣著的保護，往往容易遭到意外損傷，如燙傷、擦傷、劃傷等。因而，日常起居或工作中要小心，動作幅度不宜過大過猛，避免臍部意外受傷。

第14章
觀足——可以測知身體健康狀況

第一節 | 你了解你的腳嗎？

足是人體的運動器官，它是由肌肉、骨骼、韌帶、血管、淋巴管、神經、皮膚等組織構成的。

一、足的骨骼

足骨主要是由 26 塊構成，包括趾骨 14 塊，蹠骨 5 塊，跗骨 7 塊。在趾骨除了拇趾是兩塊骨以外，其餘趾骨都有三塊骨。五塊蹠骨與五組腳趾骨分別對應相連。自裏腳踝向外腳踝依次排列，分別叫做第一蹠骨，第二蹠骨，第三、第四、第五蹠骨，其中以第一蹠骨最粗最短，第五蹠骨最長。在第五蹠骨末端有個明顯的突起，叫做第五蹠骨粗隆點，是測量外腰窩的標誌。

足的 7 塊跗骨包括三塊楔骨及骰骨，舟壯骨、距骨、跟骨各一塊。楔骨腳踝向外踝排列分別叫做第一楔骨、第二楔骨和第三楔骨。三塊楔骨之後是舟壯骨，舟壯骨之後是距骨。距骨的兩側與小腿骨下端形成裏外踝的踝關節。跟骨在腳骨的最後端常叫做後跟骨。

二、足的關節

關節是骨與骨的間接連接而形成的。所謂間接連接是指骨端通過關節腔連接。如果骨與骨直接連接將形成骨縫。足骨的關節比較多。趾骨與趾骨間形成趾關節，跗骨與跗骨間形成跗關節，趾骨與蹠骨間形成蹠趾關節，跗骨與蹠骨間形成跗蹠關節，距骨與小腿外踝腓骨形成外踝關節，距骨與小腿裏側脛骨形成裏踝關節。

關節的運動是與骨端的形狀有關。形狀不同運動的軸線不同。大部分足骨能分別參與屈伸、環轉、外展、內收和回轉的運動，其中第一至第五蹠趾關節活動最為頻繁，而跗關節的活動量卻很小。

三、足弓

足是人體的支撐和運動器官。在我們正常人的足型不論是從側面看和正面看都是不平坦的，而是有穹窿的，其凸隆朝足背，凹側向足底面，這便是足弓。

足弓的生理意義在於——

第一，人的足弓是由數個弓組成的。由於足部有足弓，故與地面接觸之處主要僅有三點，即跟骨結節、第一骨小頭與第五骨小頭，其間有軟組織為墊，再加上外側縱弓部分彎曲度小、平坦，故與地面接觸之面頗大，獲得穩定點，因而得以增加穩度負載全部體重。當在走路、運動時得以保持重心穩定，不至於使人體軀幹前傾或後倒。

第二，由於內側縱弓構造彎曲成弧形，稍高於地面，有如彈簧條或拉緊的弓相比擬，故使足特別具有彈性及靈活性。這樣可使我們在運動中，當走、跑、跳躍和從高處向下跳時，可以減小地面對人體的反作用力，使其完全不傳到頭部，或者非常輕微的程度傳到頭部，避免了因劇烈震動而引起的痛苦或創傷，及對人的器官產生不良的影響。相反的，如果我們人的足弓弓頂下塌，弓消失而成為扁平足（所謂平足症）。扁平足的人耐力是很小的，特別是在負重與運動之後，兩足易疲勞，足部

及下腿部酸痛，並感到走路時兩足缺乏彈性，有笨惰現象。

這種人就是在跑時的速度也是不快的，跳的高度也是不高的。同時腿部有向內變位的現象，重力落在足的內緣上，足部外翻。不僅如此，患扁平足的人足弓下陷，使直立的人體失去了平衡，失去了穩定點。基礎不穩使人體的正常姿勢大受影響，因此連續的會產生腿肚子肌肉酸痛，膝關節、髖關節等處的酸痛，以及脊柱的不正常及腰酸背痛等症狀。

四、足的肌肉

足在運動中，骨骼處於被動的地位。由於附著在骨骼上的肌肉，進行收縮和弛緩作用，才使足進行運動。

足上的肌肉與小腿上的肌肉是連在一起的，與大腿與腰部上的肌肉也是有關聯的。

五、足的血管和神經

人足上分布著大量的血管和神經。

由於足處於距心臟和大腦最遠的位置上，總是血液和神經傳導較難到達的器官。因此增加足部的運動，可以促進血液循環。所以足也被稱為人體的「第二心臟」。

如果足的血液循環功能減弱，靜脈血回流不足，會引起局部酸性代謝廢物的積聚。這些有害的成分開始時引起足的疲勞、沉重，進而引起足的各種疾病。可見足對人體的健康有著極重要的作用。

足部也是經絡集中的地方，在足底還有和人體各部位器官相關聯的神經反射區，通過刺激這些神經反射區，會改善足的微循環，能顯著地促進疾病的治療。

六、足的皮膚

覆蓋於足的皮膚，也和全身的皮膚一樣有著保護肢體，調節體溫，

排泄廢物和感受刺激的作用。

　　人體正常溫度在攝氏 36.5 度左右，前額的溫度基本上是人體平均體溫。體表的溫度約低於口腔內溫度，足皮膚的溫度則更低。在攝氏 20 ～ 32 度間變化。當足處於攝氏 10 度以下的濕冷環境中，就會受到凍傷。因此在挑選冬季穿用的拖鞋、靴時，要注意鞋材的保暖性。同樣在挑選夏季穿用的涼鞋時，要注意鞋材的散熱性和隔熱性。

七、足與健康

　　人的雙足和人體健康息息相關，主要體現在以下幾個方面：

1. 人體的每一個組織器官在足底、足背及足側都有相應的反射區

（見下圖）

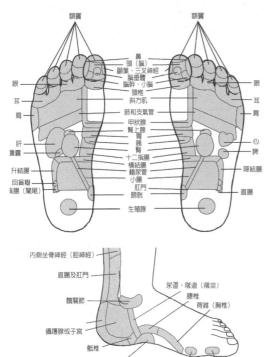

　　人體臟器在足部的反射區，基本是同側相對應，即身體右側的器官，其反射區在右足；

　　身體左側的器官，其反射區在左足。體內成雙成對的臟器，如腎臟、肺臟、輸尿管等，在雙足均有其反射區。位於身體正中線的組織、器官、臟腑，其反射區在足的內側，如大腦、小腦、鼻、胃等；而肝、脾、耳等反射區則位於足的外側。需要指出的是，頭部的一些器官和組織，在足部的反射區卻

是交叉分布的。當人體組織器官發生病變時，在足底相應的反射區內就會有異常變化，如顏色異常、有壓痛感、出現水腫，或有凹凸不平的米粒感等等。對這些反射區進行按摩和刺激，具有調節和增強機能、消除病痛之效果。

2. 足底為人體經氣彙集之地　例如，人體最重要的十二經脈和奇經八脈大多數的起止點都在足部，有十條經脈或起或止於足底。對足底進行按摩，可以理順經脈循環和氣血循環，提高免疫力，增強人的體質。

3. 足是人體「第二心臟」　人的雙足是離心臟最遠的人體器官，血液供應少，血流緩慢，表層脂肪薄，因而新陳代謝所產生的有害物質容易在足底積聚。這些有害物質包括鈣鹽、鈣酸、乳酸、尿酸結晶體等等，長期積聚於足底會侵犯反射區，並間接危害到各反射區所對應的其他組織器官。久之，人體就會發生各種疾病。可以對足底進行按摩以揉碎足底累積有害物質，加快血液循環，使廢物排出體外，恢復人體健康。

第二節｜觀足測健康

人體是一個有機的整體，中醫認為，人體存在複雜的經脈系統，將全身上下形成網路並溝通，無論哪個器官或系統出現疾病，均會影響全身的健康，雙足也不例外，足部有病不但影響全身健康，身體其他部位有病也會反映到足部，呈現異常現象。

一、趾甲

正常的趾甲光滑、半透明、亮澤、略呈弧形，是健康的象徵。

趾甲變得不平，薄軟，有縱溝，甚至剝落，說明人體營養不良；

趾甲嵌入肉中或呈鉤狀，往往表示有多發性神經炎、神經衰弱，或

脈管炎等；

趾甲凹凸不平時，應檢查一下肝腎有無慢性疾患；

趾甲變得青紫，常有循環系統障礙；

趾甲蒼白則爲貧血；趾甲麻木爲心血管疾病的表現。

二、足趾

足趾紅潤飽滿，有彈性，是健康的體現。

若大拇趾經常腫脹，應該認眞查一查，以排除糖尿病；

右足第五趾的蹠骨關節部長有雞眼，往往存在肩部損傷；

右足第二與第三趾間的雞眼則表明右眼視力障礙；

第四趾側蒼白水腫者可有高血壓和動脈硬化；

第二、三趾的足底側水腫往往伴有眼底病變；

足背的足趾根部出現小白脂肪塊爲高血壓的象徵；

足背部趾關節部水腫常表示盆腔炎或胸膜炎。

三、足踝

足踝部水腫爲心腎疾病的表現；

足背部出現隆起多患有泌尿系統結石，有凹陷則可能爲肝硬化或肝癌；

內踝出現紫色斑點多見於婦科疾病。

四、輕觸足部

在正常情況下，輕觸足部不會引起異常反應。若在觸壓足部時出現酸、麻、脹痛等感覺時，也可推斷身體患了某種疾病。如：痛感與神經疾病有關；麻感多有皮膚疾患或血液病；酸感多見於外傷；木感可能有炎症；涼感則爲風寒；跳感爲痙攣；脹感多爲水腫等等。

足部呈現異常現象，應據以爲線索，以期早日發現有關疾病。

第三節 | 足部保健

足部保健方法很多,大多都簡便實用,易於操作,下面主要介紹兩種方法:一是中藥泡足法,二是足底按摩。

一、中藥泡足法

中藥泡腳是在適度的溫水中摻入某些中藥藥液,以達到疏通經脈,促進血液循環的作用,有時還能治療某些疾病。

針對專業足藥浴配方難以掌握的特點,專家們還推薦了兩種簡單的改善足部血液循環的足藥浴配方。

· **生理食鹽水泡腳** 將生理鹽水兌到 20％的濃度,並把水溫調到你的腳能耐受的程度,雙足浸泡水中。如果有條件,可以早晨泡一次,晚上泡一次。

· **花椒或芥末泡腳** 在熱水裏,放少許花椒,或者放少許芥末,雙足泡入溫水中。花椒芥末可以多次使用。

【**處方湯藥**】 如果是為了治療某種疾病或改善某些症狀,可以找專門的醫生開一些湯藥,然後用紗布包起來以後,煮 15 到 30 分鐘,然後用這個藥液泡腳。比如有些人胃腸不太好,吃藥又有副作用,就可以通過足浴,達到治療的目的。

二、足底按摩法

中國古代的醫學家很早就指出,足心宜常擦。足心即是指足少陰腎經的「湧泉」穴,其相當於腎臟反射區。每日按摩足心,能滋補腎陰、鎮靜安神,主治小便不利、腰膝酸軟、頭暈目眩、耳鳴失眠等證。若能長年堅持,可使你面色紅潤,足部輕快,永保青春。按摩足心還可以補

後天之精氣，使人精力充沛。由於正氣盛，就可祛邪。這就是中醫對按摩促健康道理的解釋。

足部按摩的手法主要有以下幾種：第一種方法就叫做食指鉤拳法；第二種方法叫做掌指背刮擦法；第三種方法叫做大拇指的指腹按壓法；第四種方法叫做食指中指的彎曲夾刮法。

以上非常專業的按摩推拿手法，一般人掌握起來顯然是非常困難的，爲此，專家準備了一種簡易的自我足部按摩法，你不妨一試。

1. 晚上我們在看電視的時候，可以把腳搭在對側的膝蓋上，輕輕地揉一揉腳掌，讓腳掌有酸脹的感覺，這能很好地解除疲勞。另外，我們可以用手掌擦擦自己的足心，讓足心有熱的感覺。這是因爲湧泉穴正好在這個位置，你把足心擦熱以後，一是對解除人體的疲勞有好處，二是可以有非常好的睡眠，你可以踏踏實實地睡一宿。另外，還可以捏捏自己的腳跟，叩叩腳跟，時間不用長，力度也不用大，讓腳跟有酸、脹的感覺就可以了。

2. 在家庭裏做足底按摩還可以通過一些簡易按摩器具進行，比如說按摩墊、步道等等，這些器具一般在商店都可以買得到。

3. 在戶外可以堅持走石子路，每天兩次，每次 20 ～ 30 分鐘，直到腳底板發熱爲止。

4. 洗腳不僅要「洗」，而且還要「搓」。從小腿開始，包括踝關節、腳背、腳底、腳的內側、腳的外側，直到腳趾和腳趾縫，我們都要搓到，這個搓的過程，實際上就是按摩的過程。另外，每次洗腳最好在 20 分鐘以上，水溫低了就從熱水瓶中倒入一些高溫的水，務使水溫始終保持熱燙。堅持用熱水洗足至少有以下幾個方面的好處——

（1）驅散寒氣，溫暖全身；

（2）促進周身血液循環，及時消除疲勞，特別是在急行軍或長途跋涉之後，當即用熱水浸泡雙足，就能很快消除疲勞和恢復體力；

（3）早上運動之後用熱水洗足可以健腦強身，故有「晨洗腳，勝吃

藥」之說；

　　(4) 夜晚就寢以前用熱水濯足可以改善睡眠，使人容易入睡，有助於提高睡眠品質；

　　(5) 用熱水泡腳還有利於治療腳癬。

　　足底按摩的功效的確很好，但有一點要提醒大家注意，那就是並不是所有人群都適宜做足底按摩。根據醫生的建議，內臟出血者、皮膚出血者、心臟病、高血壓患者，以及月經期、妊娠期的婦女，都不宜進行足底按摩。

　　此外，鞋可以說是腳的外衣，隨著時代的進步，鞋的款式和顏色越來越多，越來越漂亮。可是，您知道嗎？如果鞋穿得不合適，不符合生理構造的話，可能會影響足部健康，特別是一些年輕的女性朋友，經常穿高跟鞋、巫婆鞋，走路姿勢受到影響，造成血液循環不暢，所以容易引起足部疾病。

第15章
與健康有關的其他預警資訊

第一節 ｜ 嘴唇：健康的晴雨表

· **嘴唇紅潤**　濕燥適度，腸胃健康。

上唇顏色發焦或黯紅：爲大腸病變，並伴有肩膀不鬆爽、口臭口疹、喉嚨不暢、耳鼻不通等症狀。

· **上唇蒼白泛青**　爲大腸虛寒，泄瀉、脹氣、腹絞痛、不寒而慄、冷熱交加等症狀間或出現。

· **下唇絳紅色**　爲胃熱，並見胃痛、肢體重滯、噎呃、腹脹等症。

· **下唇蒼白**　爲胃虛寒，會出現上吐下瀉、胃部發冷、胃陣痛等症狀。

· **唇內紅赤或紫絳**　肝火旺，脾氣急躁，脅下脹痛，吃食不下。

· **唇內黃色**　有肝炎跡象，若黯濁，肝膽一定不佳。

· **唇色火紅如赤**　發燒，心火旺，呼吸道有炎症。

· **唇色暗黑而濁**　消化系統功能失調，時見便秘、腹瀉、頭痛、失眠、食欲不振等。

· **唇色泛白**　爲血虛的特徵，血液循環弱，冬天四肢冰冷發紫，

若營養失調，起居不良，容易導致貧血。

· 雙唇變黃而燥 脾臟分泌工作有礙，削弱免疫系統的抵抗力及輔助造血功能，很容易遭受感染。

· 唇青紫 現代醫學稱為「紫紺」，這是肌體缺氧或藥物中毒的徵象。常伴有面色暗紅或淡青，胸悶不舒或時有刺痛，心慌氣短，舌有瘀斑瘀點等症狀。

· 唇皸裂 是指口唇出現裂隙或裂溝，古稱「唇裂腫」、「唇燥裂」，是核黃素（維生素B_2）缺乏，或脾胃熱盛及陰虛火旺的徵象。

第二節 | 觀皺紋知病變

皺紋是人成長、衰老的標記。醫學專家研究指出，不同的皺紋形成能反映出不同健康狀況。您不妨仔細觀察觀察自己的皺紋。

（1）在樂觀者的眼睛周圍會出現弧形「笑紋」，這種皺紋是肌體內結締組織弱和聽力可能下降的跡象，這樣的人可能罹患有痔瘡。

（2）眼睛下面出現半月形皺紋，是腎、膀胱和心臟有病的徵兆。

（3）鼻梁上出現許多十字形皺紋，不排除脊柱或腎臟有嚴重病變的可能性，有這種皺紋的人脊柱通常會變形。

（4）鼻梁上的前額有皺紋，說明這個人大概從事的是常常需要冥思苦想的腦力勞動，有這種皺紋的人容易犯偏頭痛。

（5）如果右臉比左臉的皺紋深，大概是肝臟不好。

（6）如果前額上的皺紋不連貫，呈波浪狀，這樣的人很快會出現心緒不寧的情況，精神上可能有痛苦，可能罹患抑鬱症。

（7）如果一個人緊挨著鼻梁的前額上出現明顯的十字形連續皺紋，我們面對的就是一個很厲害的人，這樣的人很少生病。

（8）如果從鼻子到唇邊出現的長皺紋呈斜線，心臟可能不太好。

（9）如果顴骨上出現鐮刀形皺紋，腳上可能有病。

（10）下巴下面有「貓爪形」皺紋，說明皮下脂肪層被破壞。

（11）頸部側面有呈斜線、但低而短的皺紋，說明這個人胃部有病。

（12）嘴角有小皺紋是傲慢和有胃病的特徵。

（13）嘴上面、鼻子下面有皺紋，說明這個人可能墨守成規，對人不太友好，這也是激素活動弱的跡象。

（14）如果下巴和下唇之間出現皺紋，則可能患有痔瘡。

（15）面頰出現斜紋，應檢查有無高血壓。

（16）額頭出現短的橫紋，是神經衰弱、抑鬱、焦躁的反映。

（17）眉間紋是鼻竇不太好的徵兆。

（18）眼角魚尾紋密，是聽力下降、偏頭痛的表現。

（19）眼袋嚴重需要補腎。

（20）上眼皮皺紋密，是心臟不好的徵兆。

（21）鼻梁出現皺紋，膀胱和腎有病。

（22）有嘴角紋，下巴有深紋，得檢查腸胃。

（23）頸部皺紋深，查查頸椎和新陳代謝系統。

第三節｜觀手辨病

（1）手上出現紅線：高血壓、風濕病、心臟病。

（2）手背上起小的白色丘疹：膽固醇過高。

（3）手掌發熱、發乾：甲狀腺機能亢進。

（4）手掌出現紅斑點：肝炎或糖尿病。

（5）手掌表面，特別是大小魚際部位手指端面的皮膚充血性發紅：

肝硬化、肝癌。

（6）手指粗而短、手板寬而厚：成年人垂體前葉腫瘤。

（7）指關節腫脹：高尿酸、痛風。

（8）指尖蒼白：血液障礙。

（9）指尖紋線出現股溝：有心肌梗塞或中風的危險。

（10）指關節強直，不能屈伸，伴有疼痛：類風濕性關節炎。

（11）指尖膨大且異常彎曲，形狀像一根「秤」或「蛇頭」：伴有紫紺的先天性心臟病、感染性心肌炎、肺及胸膜膿腫、肺氣腫等疾病。

（12）手掌及指間的肌肉萎縮，呈猿掌形或雞爪形，同時伴有知覺喪失：支配上肢的神經發生了問題，可能是脊髓空洞症、慢性周圍神經炎等疾病。

第四節｜注意過身體上的色素痣嗎？

痣的種類繁多，形態各異。在各種痣中以色素痣最常見，每個成人的皮膚表面至少有十幾個色素痣存在。痣的存在對人體健康一般毫無影響，但因其可與多種皮膚病的皮損外觀相似，並可能發生惡變，所以對「痣」應有所了解。

・**色素痣**　包括交界痣、皮內痣和混合痣三種，一般在出生後不久或青春期發生。在妊娠期，痣的數量常大大增多，可表現為壓疹、斑疹、斑片或結節。

・**暈痣**　大多見於青少年，表現為粟粒大小，深褐色，其周圍繞有一圓形或橢圓形乳白色色素脫失斑，常在數年內自行消退，周圍皮膚顏色亦慢慢恢復正常。

・**藍痣**　多見於女性，少數患者有家族史。此痣常位於背部或臀

部，多爲面積較大的藍黑色斑片，藍痣極少惡變。

·疣狀痣　表現爲深褐色的結節性丘疹或疣狀增生物，單個皮疹常爲豆粒大，往往多個皮疹緊密簇集成片，個別疣狀痣可演變成鱗狀細胞癌。

·皮脂腺痣　通常發生在頭皮，偶爾位於額部，表現爲單個橘黃色或灰褐色的稍高皮面的局限性斑塊。

值得注意是，任何一種痣如果發生以下變化，通常是惡變的徵兆：

（1）體積或面積迅速明顯增大或其下方出現堅實的結節。

（2）顏色迅速加深、變黑或周圍出現炎性紅暈。

（3）經常出血，表面有痂片形成或發生潰瘍。

（4）附近有黑色的點狀衛星灶出現。

（5）局部發生疼痛、刺癢，或灼熱感。

（6）鄰近區域性淋巴結腫大。

一旦出現上述某種表現者，應該及時去醫院接受診查，以免延誤治療時機。

第五節｜聞味兒辨疾病

正常人體一般沒有異常氣味，當人患有某些疾病時，身體可通過皮膚黏膜、呼吸道分泌物、胃腸道的嘔吐物和排泄物發出異常氣味。辨別這些異常氣味，可以幫助我們早發現、早識別這些疾病。

那麼，哪些異常氣味與疾病有關呢？

·肝臭味兒　罹患猛暴性肝炎或其他原因導致肝功能嚴重損害者，常呼出一種特殊的臭味，俗稱肝臭。這是由於甲基硫醇和二甲基二硫化物不能被肝臟代謝，在體內聚集而發出一種特殊氣味。肝臭味表明肝臟

功能受到嚴重損害,是病情危重的表現。

· **爛蘋果味兒** 糖尿病患者病情嚴重時,大量脂肪在肝臟裏氧化生成酮體,並擴散到血液中,致使呼出的氣息中帶有丙酮,氣味很像爛蘋果味。爛蘋果味為糖尿病酮症酸中毒的特徵。

· **尿臊味兒** 患有慢性腎炎或腎病的患者,當病情進展到慢性腎功能衰竭(俗稱尿毒症)階段,由於少尿或無尿,某些代謝廢物(如尿素氮、肌酐等)不能排出體外而滯留於血中,會使人呼出的氣體散發出尿味或氨味,它是病情趨於危重的一個信號。另外,一些臍尿管尿瘻病人的尿從臍部瘻管漏出來,或尿失禁的病人不能控制小便,其身上也可散發出難聞的尿臊味。

· **糞臭味兒** 患有膀胱結腸瘻的病人,腸道裏的糞便可通過瘻管進入膀胱,溶於尿液中,因而排出的尿通常帶有糞臭味兒。此外,臍尿管糞瘻病人的糞便從臍部瘻管漏出來,或大便失禁的病人不能控制大便,其身上也可發出難聞的糞臭味兒。

· **腐敗腥臭味兒** 患有膀胱炎或化膿性腎盂腎炎的病人,由於尿內有大量細菌生長繁殖,會有腐敗腥臭味兒散發出來。

· **大蒜味兒**:有機磷農藥中毒的病人,其呼出的氣體、嘔吐物可散發出刺激性的蒜味兒。

· **楓糖味兒** 又稱燒焦糖味兒,是楓糖尿症(MSUD)的病人散發出的氣味。楓糖尿症屬於常染色體隱性遺傳病,它的危害在於可毒害腦細胞,造成腦組織嚴重損傷,引起病人智力顯著減退,甚至成為白癡。

· **貓尿味兒** 常見於高甘氨酸血症,這是一種氨基酸代謝障礙疾病。病人表現為智力低下、骨質疏鬆、血液中白細胞與血小板減少,易發生感染或出血。

· **爛白菜味兒** 由於體內缺乏酪氨酸轉化酶,導致酪氨酸代謝障礙而瀦留於血液中,身體便會發出一種類似爛白菜的怪味兒。病人一般表現為生長發育緩慢,且容易併發佝僂病、肝功能不全,以及低血糖症,

常可發生低血糖暈厥或抽風。

‧ **腳汗味兒** 又稱汗足臭綜合症，可能是一種常染色體隱性遺傳病。其主要臨床表現爲特殊腳汗氣味、智力低下和共濟失調等症狀。病人的嘔吐物、呼氣、尿液、皮膚乃至血液均散發出一股特殊氣味，爲一種乳酪氣味或者汗足的強烈臭味兒。

‧ **鼠尿味兒** 常見於苯酮酸尿症，這是一種先天性氨基酸代謝異常的遺傳病。大量苯丙酮酸及其代謝產物在體內蓄積，經尿排出，有一股像鼠尿那樣的怪味兒。

‧ **魚腥臭味兒** 主要見於魚腥臭綜合症，這是一種先天性隱性遺傳病。由於人體肝臟缺乏三甲基胺氧化酶，致使三甲基胺在體內不能被肝臟代謝而大量蓄積。病人的汗液、尿液、呼出的氣體中，都帶有大量魚腥臭味兒的物質——三甲基胺。

‧ **口臭** 口腔發出難聞的氣味，一般見於口腔炎症、胃炎、胃潰瘍等消化道疾病。

另外，酸性汗味兒常見於發熱性疾病；惡臭味兒的膿液應考慮有氣性壞疽，或者厭氧菌感染；嘔吐物呈酸味兒說明食物在胃內滯留時間較長而發酵，常見於幽門梗阻或賁門失弛緩症的病人；嘔吐物呈糞臭味兒可能有腸梗阻；大便帶腥臭味兒常見於痢疾病人；痰液有血腥味兒多見於大量咯血的病人，如果痰液有惡臭則多見於肺膿腫，或者支氣管擴張症的病人。

第六節 | 味覺異常辨病

俗話說：「鼻聞香臭，舌嘗五味。」酸、甜、苦、辣、鹹五味的信息，是靠舌面上密佈的細小乳頭，稱爲舌蕾的味覺細胞來傳遞的，再經

大腦皮質味覺中樞產生興奮，由回饋環路神經體液系統完成整個味的分析活動。但是有的人在進食時，口中會有異味感，或者不進食口腔內也覺得有異常味道。這常常提示可能是、得了某種疾病。

・**口苦** 口苦，是指口中有苦味。多見於急性炎症，以肝、膽炎症為主，這常與膽汁的代謝有關。口苦還可見於癌症。癌症病人喪失了對甜味食物的味覺，而對食物發苦的感覺與日俱增，這與病人舌部血液循環障礙，和唾液內成分改變有關。

中醫認為，口感苦者，常兼有頭痛眩暈、面紅眼赤、性急易怒、大便乾結、舌質偏紅、苔薄黃、脈象弦數等症，多為肝、膽有熱所致；口苦者，常兼有寒熱往來，心煩喜嘔、胸脅苦滿、默默不欲食、小便赤黃等症，多為膽熱上蒸所致。

・**口甜** 口甜，指口中自覺有甜味，又稱「口甘」。此時即使飲白開水亦覺甜，或甜而帶酸。口甜常見於消化系統功能紊亂或糖尿病患者，前者是因為消化系統功能紊亂引起各種消化酶的分泌異常，尤其是唾液中的澱粉酶含量增加而感覺口甜，後者則由於血糖增高，唾液內糖分亦增高，覺得口中發甜。

中醫認為，口甜多為脾胃功能失常所致。臨床上分為脾胃熱蒸口甜和脾胃氣陰兩虛口甜，前者多因過食辛辣厚味之品，滋生內熱或外感邪熱蘊積於脾胃所致，表現為口甜而渴、喜飲水、多食易饑，或唇舌生瘡、大便乾結、舌紅苔燥、脈數有力等；後者多由年老或久病傷及脾胃，導致氣陰兩傷、虛熱內生、脾津受灼所致，表現為口甜口乾而飲水不多、氣短體倦、不思飲食、脘腹作脹、大便時乾時軟。

・**口鹹** 口鹹，是自覺口中有鹹味，猶如口中含鹽粒一般，多見於慢性咽喉炎、慢性腎炎、神經官能症，或口腔潰瘍等。

中醫認為，口鹹多為腎虛所致。如伴有腰膝酸軟、頭昏耳鳴、五心煩熱、盜汗遺精、苔少、脈細數等症狀，屬腎陰虧損，虛火上升，稱為「腎陰虛口鹹」；若兼有畏寒肢冷、神疲乏力、夜尿頻長、陽痿帶下、

舌胖脈沉細等症，屬腎陽不足，腎液上乘，稱爲「腎陽虎口鹹」。

· **口酸**　口酸，是口中自覺有酸味，多見於胃炎和胃及十二指腸潰瘍。中醫認爲，口酸多爲肝膽之熱侵脾所致，常伴有胸悶脅痛、噁心、食後腹脹、舌苔薄黃、脈弦等症狀。

· **口辣**　口辣，是口中自覺有辛辣味或舌體麻辣感。常見於高血壓、神經官能症、更年期綜合症，及長期低熱者。因爲辣味是鹹味、熱覺及痛覺的綜合感覺，所以自覺口辣的病人舌溫可能偏高，口辣的病人舌黏膜對鹹味和痛覺都較敏感。中醫認爲，口辣多爲肺熱壅盛或胃火上升所致。常伴有咳嗽、咯痰黃稠、舌苔薄黃等症狀。

· **口淡**　口淡，指口中味覺減遲，自覺口內發淡而無法嘗出飲食滋味，多見於炎症的初起或消退期，而以腸炎、痢疾，以及其他消化系統疾病爲多見，還見於大手術後的恢復階段；有內分泌疾病及長期發熱的消耗性疾病、營養不良、缺乏維生素，及微量元素鋅、蛋白質，及熱量攝入不足的病人，也常有口淡感，因爲這類疾病可使舌味蕾敏感度下降而造成口淡無味。另外，口淡無味、味覺減弱甚至消失，還是癌症病人的特徵之一。

因此，中老年人發生原因不明的味覺突然減弱或消失時，要高度警惕癌症的可能。當然，這要同老年人味蕾退化、牙齒殘缺不全（即使裝了假牙，頜骨也會有不同程度的萎縮）使咀嚼不充分，甚至囫圇吞咽，食物不能和味蕾充分接觸導致食不知味的情況，區別開來。

中醫認爲，口淡無味，飲食不香，多屬病後脾胃虛弱，運化失健。常伴有食慾不振、四肢無力、胸脘脹滿、舌淡苔白等症狀。

· **口澀**　口澀，指口中自覺有一股澀味，常見於神經官能症或通宵未眠者，一般只要調整好睡眠時間，必要時用點鎮靜劑即可消除口澀。但須注意，有些惡性腫瘤，尤其到晚期，多有味覺苦澀。

· **口香**　口香，指口中自覺有一股香味，如水果香味，多見於糖尿病（消渴症）的重症。應即刻進醫院檢查，明確診斷，進行治療。

綜上所述，我們可以通過味覺這個窗口來辨別和觀察健康狀況。但是，在分析味覺異常與疾病的關係時，還必須注意以下兩點：

第一，味覺變異常與年齡、性別、情緒、溫度等因素有關，只有排除這些因素後，才能將它與疾病聯繫起來。例如，味覺的靈敏程度因人而異，兒童比成人強，青年比老年強，女性比男性強；同一個人，晚上比早晨強。情緒與味覺亦有關係，在憤怒、恐懼、焦慮、悲傷或疲勞時，味覺會降低；較長時間的饑餓會使味覺暫時失靈，對食物的味感差；溫度對味覺也有影響，在攝氏 20 ～ 30℃之間人們的味覺靈敏度最高。此外，吸煙或過量飲酒，睡眠不足等，也會導致味覺異常。

第二，味覺異常有時與口腔衛生不良，或味蕾受外界物質的暫時作用而發生的味覺變異有關。如有些牙膏中含有硫酸十二酯鈉，可使橙汁中的酸味嘗起來是甜味。四環素藥片在嚼碎後再吞服，舌面的苦味可變為金屬味而持續一段時間，即使用水漱口及刮舌苔等方法也不能去除。

第七節 | 乳房外型辨病

成年女性發育良好的乳房一般多是半球形，隆起於胸前左右兩側、2 ～ 3 肋至 6 ～ 7 肋之間。乳房的外型是否正常，必須從不同的角度進行觀察，除一般從正面觀察外，尚應從側面、半側面，或上下及兩側對比觀察，才能比較容易判斷其是否正常。

正常男女雙側乳房外型、大小一般為對稱性，雙側乳房外型不對稱或一側位置高一側位置低，或一側大一側小，或一側隆起一側扁平，或一側有乳房、乳頭而一側無乳房、無乳頭等，均屬異常情況。多數是乳房有疾患的一側大，如炎症、腫塊等；兩側乳房皆腫大，常見於兩側性乳房炎症、膿腫，或見於乳汁淤積。

不同的人在不同的時期，其正常乳房的外型雖然形態多樣，但其輪廓始終渾圓，無論從任何角度觀察其外緣曲線，總是保持光滑平整。如果這種幾何曲線和外型輪廓的任何一處出現缺損或隆起，都說明該處乳房內可能有病變。

乳房雙側雖然對稱，外型相似，但雙側乳頭均小而扁平；或乳房組織不發育，乳房小而扁平；或雙側乳房均異常肥大，甚至下垂到恥骨聯合部等，均屬不正常的情況。

第八節｜從兒童的睡態中辨病

睡眠對兒童來說尤為重要，特別是嬰幼兒，他們絕大多數時間是在睡眠中度過的，良好的睡眠是小兒的體格和神經發育的基礎，因此小兒的健康狀況，也可以以睡眠品質來衡量。正常情況下，小兒睡眠應該是安靜、舒坦，頭部微汗，呼吸均勻無聲，有時小臉蛋上可以出現各種表情。但是，當孩子患病時，睡眠就會出現異常的改變——

（1）如煩躁，啼哭，易驚醒，入睡後全身乾澀，面紅，呼吸粗糙急速，脈搏快，超過正常，這預示著發熱即將來臨。

（2）入睡後撩衣蹬被，並伴有兩顴及口唇發紅、口渴喜飲，或手足心發熱等症狀，中醫認為是陰虛肺熱所致。

（3）入睡後面朝下，屁股高抬，並伴有口舌潰瘍、煩躁、驚恐不安等病狀，中醫認為是「心經熱則伏臥」。這常常是小兒患各種急性熱病後，餘熱未淨所致。

（4）入睡後翻來覆去，反覆折騰，常伴有口臭氣促、腹部脹滿、口乾、口唇發紅、舌苔黃厚、大便乾燥等症狀，中醫認為，這是胃有宿食的緣故，治療原則應以消食導滯為主。

（5）睡眠時哭鬧不停，時常搖頭，用手抓耳，有時還伴有發燒，可能是患有外耳道炎、濕疹，或是患了中耳炎。

（6）入睡後四肢抖動「一驚一乍」，則多是白天過於疲勞或精神受了過強的刺激（如驚嚇）所引起。

（7）入睡後用手去搔抓屁股，而肛門周圍又見到白線頭樣小蟲爬動，可見於蟯蟲病。

（8）熟睡時，特別是仰臥睡眠時，鼾聲隆隆不止，強口呼吸，這是因為線樣增殖體（位於鼻腔最深處，為一群淋巴組織，形成環狀防禦系統，可抵抗外來細菌的入侵）、扁桃體肥大影響呼吸所致。

所以，細心的媽媽要及時發現小兒睡態的異常，防止疾病的發生。

第九節 | 從清晨異常表現辨病

許多疾病都會在清晨表現出特有的症狀，了解這些症狀，可以及早發現一些身體內潛在的疾病，以利於疾病的早期治療，使能達到及早康復的目的。

· **早醒** 有些人在早晨4～5點鐘即從睡夢中醒來，醒後疲乏無力，難以再入睡，而且醒後心情不輕鬆，反而鬱悶不樂。這種表現臨床上稱之為早醒失眠。臨床觀察，早醒失眠主要見於各類抑鬱症和精神心理障礙病人，尤以抑鬱症患者多見。有一些老年人出現心理障礙的最早症狀就是早醒失眠，並伴有煩躁不安症狀，嚴重的會導致輕度精神障礙，老年性癡呆也與其有一定關聯。所以，老年人早醒失眠不容忽視，更不應視為正常現象。

· **頭暈** 正常情況下，早晨起來時應該感覺頭腦清醒。如果晨起後頭腦昏昏沉沉的，或者有頭暈現象，患者可能有頸椎骨質增生，壓迫

頸椎動脈，影響大腦血液供應。另外，人在血黏度增高時血流減慢，血氧含量下降以致大腦供血供氧受到不良影響，而血黏度的高峰值一般在早晨出現。所以早晨頭暈、頭昏者有可能患有頸椎病或患有高黏血症。

· **饑餓感** 有些人在凌晨 4 ～ 5 點鐘醒來後感到饑餓難忍，心慌不適，還伴有疲憊無力，如果吃一些食物後，症狀可以有所緩解。但仍可有口乾舌燥、想喝水的念頭，這些症狀又在吃早飯後逐漸消失。這就有可能是糖尿病的表現。如果已知道自己是糖尿病患者，凌晨出現上述症狀，說明服藥方法和用藥劑量不妥。

· **浮腫** 一般健康人在早晨醒後也可能出現輕度的浮腫，但起床活動後浮腫現象應在 20 分鐘之內徹底消失。如果在清醒後，頭面部仍有明顯浮腫，特別是眼瞼浮腫，提示患者有腎病或心臟病，有此症狀者應到醫院檢查一下腎臟及心臟的情況。

· **晨僵** 晨僵是指清晨醒後，感覺全身關節、肌肉僵硬，活動受限。在活動後，關節和肌肉才逐漸伸展開來。一般來說，中老年人如果有明顯的晨僵，且全身關節活動不靈活，就說明可能患有類風濕、風濕、骨質增生等疾病；一些有過敏疾病的患者，如多形紅斑、皮肌炎、硬皮病等，也會出現明顯的晨僵現象。

第十節 ｜ 識別生病前的「健康警報」

冰凍三尺非一日之寒，人體疾病的形成也有個漸進過程。多數疾病在形成前人體會發出兩次警報。

從生物學角度說，健康代表平衡，包括體內酸鹼平衡，氣血調和，陰陽協調，各種系統相互調節，發揮互助互制之功能。反之，一旦失去這些平衡，人體就會出現一些不適的症狀，就會「拉響」第一次健康警

報。

　　主要警訊有：中度疲倦感。精神緊張，健忘，頭腦不清醒，無法自我放鬆。頭痛，肌肉緊張，局部麻木，抽痛，攣縮。食量突然增加，腸胃消化不良，特別喜歡甜食以及高鈉食品。全身或局部發癢。有時咳嗽或打噴嚏。自己感受到潮熱、潮紅或畏寒。易出意外狀況，有不安、挫折感，心情鬱悶。體重不正常增加。

　　不平衡引發的症狀多數是脂肪、甜食、鹽分等攝取太多，纖維質攝取不足造成的，只要注意均衡飲食便可恢復平衡。

　　如果依舊攝取不當飲食，就會造成體內脂肪、黏液、毒素等堆積，人體會本能地尋找新的平衡，以期把過多的分泌物排除，如此加重了排泄器官的負擔，導致排泄器官功能減退，由此「拉響」第二次健康警報。

　　由毒素積累和分泌不正常引發的主要症狀有：呼吸時有異味，身體有異味（體臭），口苦舌乾。鼻竇充血腫脹，反覆咳嗽打噴嚏，經常感冒、氣喘。皮膚呈現乾燥或多油膩，易起紅疹和過敏。身體過熱，容易出汗，手足潮濕。打嗝脹氣，便秘，腹瀉，嘔吐。女性月經痛，陰道分泌物異常，反覆不斷發炎。反覆頭痛，肌肉關節、脊柱僵硬疼痛，慢性背痛。頻尿（尿色淺淡），乏尿（尿色深紅），刺痛，四肢腫脹。嚴重焦慮，頹喪，恐懼，易怒，情緒不穩定，狂鬧。肥胖，高血脂，高血壓，高尿酸，血糖偏高。易出意外，夜臥不安寧。

　　此階段只要嚴格注意均衡飲食，加強體內排毒，大多也可得到改善和恢復健康。有關專家指出，了解和發現以上症狀警訊，有助於防患於未然。但出現這些症狀時不可擅自用一些止痛藥、消炎藥、腸胃藥等，這樣做無疑會關閉身體警報系統，不利於就診治療。

第十一節｜預示疾病的八種症狀

醫生們經過臨床實踐，總結出以下8種預示嚴重疾病的先兆症狀，希望能引起人們的注意。

1. 單側腿痛 沒有任何誘因的單側腿痛，常被人們誤認為肌肉痛性痙攣而被忽視。其實，它很有可能預示著血栓的形成。

2. 持續性咳嗽 持續性咳嗽，並伴有發熱盜汗、乏力、體重減輕等症狀，應及時到醫院做X光檢查。它多預示著肺結核、支氣管炎、過敏症、哮喘、肺癌等疾患。

3. 夜尿頻繁 夜間多尿、乏力、消瘦者應儘早進行血糖含量的測試。因為這些症狀是糖尿病的早期臨床表現。此外，尿頻還是尿道感染、前列腺疾病的警鐘。

4. 吞咽困難 體態肥胖伴有吞咽困難、劍突下灼燒感等，應及早求醫。它多是返流性食管炎（逆流性食道炎）的前兆。返流性食管炎是食管下端括約肌功能失調，而導致胃內容物返流引起的食管下端炎症。此外，食道癌的臨床表現亦為吞咽困難。

5. 頭痛 美國風濕病學家羅伯特向高齡女性提出忠告：午夜至凌晨最劇烈、持續、跳動性頭痛應引起高度警惕。它反映有動脈炎存在。如果未及時查出病因，則會併發單眼或雙眼失明。

6. 劇烈腹痛 始於中上腹、漸局限於右上腹膽囊區的疼痛，常被患者當作胃痛。經服藥，疼痛尚不能緩解者，應進行B超（超音波）檢查，可發現膽囊炎或膽結石症。

7. 單眼短暫性失明 單眼短暫性視力模糊或突然失明，幾分鐘後又恢復正常，應予以高度重視。這是中風的前奏。青光眼患者也常伴有此一症狀。

8. 口腔潰瘍 舌尖部、嘴唇部的白色點狀或塊狀潰瘍不容忽視。當潰瘍發展到出血、頸部淋巴結腫大、發音不清晰時，則有可能轉化爲口腔癌。

第十二節 ｜疾病的重要信號：痛

· **頭痛** 症狀爲跳痛、脹痛，有時伴噁心、嘔吐、視力障礙或發燒，應考慮神經性頭痛、腦血管病變、腦腫瘤等。

· **鼻竇部位疼痛** 常伴有鼻堵、流膿鼻涕、鼻竇局部有壓痛，多爲鼻竇炎引起。

· **耳痛** 耳廓有牽拉痛，或有膿性分泌物排出。前者見於外耳道癤腫，後者多見於化膿性中耳炎。

· **咽痛** 吞咽食物時可使咽痛加劇，多因急性咽炎或扁桃體炎引起。

· **頸痛** 頸痛有時伴有上肢麻木（一側或兩側）、頭暈和不同程度的頸部活動受限，多見於頸椎病等。

· **胸骨後方疼痛** 年齡如在 40 歲以上，出現發作性胸骨後方疼痛，疼痛與勞累、情緒激動有關，每次發作持續 3 ～ 5 分鐘，經休息後可自行緩解，應考慮冠心絞痛。

· **中上腹疼痛** 平時多胃反酸、「燒心」，疼痛與進食不當（如進食冷、硬、帶刺激性食物等）有關，應考慮胃或十二指腸潰瘍所致，若疼痛靠近後背，性質劇烈，則可能存在胰腺炎。

· **肝區（右上腹）疼痛** 若疼痛性質爲鈍痛，並伴食欲下降、腹脹等，需考慮傳染性肝炎；若爲發作性疼痛，伴噁心、發燒、黃疸，應想到有急性膽囊炎、膽石症的可能。

·**臍周圍疼痛** 兒童長期出現臍周隱痛，應考慮腸蛔蟲所致；若同時伴有腹瀉，應想到急慢性腸炎；腹痛伴嘔吐，腹部起鼓包，可能是腸梗阻。

·**腰疼** 如出現發作性腰部或前腹部疼痛，並向大腿根部放射，伴輕度噁心，尿液呈紅色，應考慮腎或輸尿管結石。腰部劇烈疼痛，伴活動受限，疼痛向足跟放射，應作為診斷椎間盤病變、坐骨神經炎的重要依據。

·**骨骼疼** 骨骼疼痛伴關節紅腫者，應考慮風濕性關節炎，少數病人應考慮腫瘤轉移所致。

第十三節│身體洩漏心臟病祕密

不少患心臟病的老年人對自身早期出現的病症缺乏認識，而一些年輕人對胸悶、心慌等症狀，也不是很重視，往往認為沒什麼關係，忍一忍就過去了。正是這些想法延誤了最佳治療時間。

心臟病除常見的心悸、心前區疼痛等人們熟知的症狀外，常常還有一些體表徵兆。注意觀察這些先兆症狀，就能早期發現，早期治療。

這些體表徵兆包括——

·**呼吸** 做了一些輕微活動，或者處於安靜狀態時，出現呼吸短促現象，但不伴咳嗽、咳痰。這種情況很可能是左心功能不全的表現。

·**臉色：**如果臉色灰白而發紫，表情淡漠，這是心臟病晚期的病危面容。如果臉色呈暗紅色，這是風濕性心臟病、二尖瓣狹窄的特徵。如果呈蒼白色，則有可能是二尖瓣關閉不全的徵象。

·**鼻子** 如果鼻子硬梆梆的，這表明心臟脂肪累積太多。如果鼻尖發腫，表明心臟脂肪可能也在腫大或心臟病變正在擴大。此外，紅鼻

子也常預示心臟有病。

　　．**皮膚**　慢性心力衰竭、晚期肺源性心臟病患者的皮膚，可呈深褐色或暗紫色。皮膚黏膜和肢端呈青紫色，說明心臟缺氧。

　　．**耳朵**　心臟病人在早期都有不同程度的耳鳴表現，如果你的耳垂出現一條連貫的皺褶，極有可能是冠狀動脈硬化所致。

　　．**頭頸**　如果由鎖骨上延伸到耳垂方向凸起一條表筋如小指粗，很可能是右心功能不全。

　　．**肩膀**　天氣明明很好，左肩、左手臂內側卻有陣陣酸痛，這有可能是冠心病。

　　．**手腳**　手指末端或趾端明顯粗大，並且甲面凸起如鼓槌狀，常見於慢性肺源性心臟病，或先天性青紫型心臟病患者。

　　．**下肢**　中老年人下肢水腫，往往是心臟功能不全導致靜脈血回流受阻的表現。如果常心悸、氣喘，只有蹲位才能緩解，這是紫紺性心臟病的特有表現。

第十四節｜五官不適傳遞內臟疾病信號

　　五官是人體的重要器官，它與身體的五臟是息息相關、唇齒相依的。如果五官感覺不舒服，那五臟也正逐步地發生功能衰弱，從而產生了疾病。

　　眼睛忽然經常發花，眼角乾澀，看不清東西：這是肝臟功能衰弱的先兆。如果按一按肝臟的四周，就會有發脹的感覺。這時除了及時就醫外，還要注意用眼衛生，不要讓眼睛太疲勞，有時用眼不當也會影響到肝臟。

　　耳朵老是嗡嗡作響，聲音也聽不太清楚：這是腎功能在逐步衰退的

信號，有時還會伴隨著腳痛、腰痛、尿頻等症狀，工作過於勞累的人尤其要注意，要做到勞逸結合，避免過度疲勞，少飲酒，少吃薑、辣椒等刺激性強的食物。

嗅覺不靈敏，經常咳嗽，有時甚至呼吸困難：這是肺臟功能逐步衰弱的標誌，病人首先要注意飲食，戒煙或者控制吸煙量，也不要和經常吸煙的人在一起。多吃新鮮瓜果和蔬菜，加強體質鍛鍊，防止肺部合併症發生。嘴唇感覺麻木，飲食減少，身體日見消瘦，這是胰臟功能在逐步衰減，這主要是由於飲食失調，饑飽不當所致，由於胰臟不好，便殃及胃，當胃受到損害時，嘴唇就會明顯地變得乾燥欲裂，麻木無味。這時除了調整飲食外，還要注意不要吃生冷、油膩的食品。

味覺遲鈍，嘗不出味道：伴隨而來的是心悸、夢多、失眠等症狀，這就意味著心臟功能受到了損害。這是操勞過度所致。當口中乾澀，舌苔厚重，嘗不出食物的滋味時，尤其要警惕，防止心臟發生病變。

第十五節｜牙齦出血可能是血液病

因為牙齦出血的病人，多數會到口腔科求治。然而臨床觀察結果表明，有的牙齦出血是由潛在的血液疾病引發的。當牙齦出血患者遇到以下情況時，應考慮血液疾病的可能性——

（1）牙齦出血頻繁或持續，經使用常規止血藥，或止血方法，不能止血。

（2）經治療後能暫時止血，但隨後反覆出血。

（3）牙齦無腫脹、發紅，卻有牙齦出血。

（4）牙齦出血伴有頭暈、疲乏等症狀。

（5）牙齦出血伴有鼻出血。

（6）外傷後牙齦出血不止。

（7）牙齦出血伴有周身散發性出血點或瘀斑。

（8）牙齦出血伴有月經過多、經期延長。

（9）牙齦出血伴有發熱及淋巴結腫大。

一旦出現上述情況，患者應當及時到醫院做血液學檢查，以及骨髓穿刺檢查，以便早確診、早治療，避免延誤病情。

第十六節｜有否胃腸病，飯後有反應

消化道疾病很多，但往往由於症狀不明顯，容易被人忽視。所以，你應該從飯後一些不明顯的症狀中，學會自檢，早發現早治療。

（1）進食時有胸骨後受阻、停頓、疼痛感，且時輕時重。這往往提示患者可能有食道炎、食道憩室，或食道早期癌。

（2）飯後飽脹或終日飽脹，噯氣但不反酸，胃口不好，體重逐漸減輕，面色輕度蒼白或發灰，中老年人要考慮到慢性胃炎，特別是慢性萎縮性胃炎、胃下垂。

（3）飯後上腹痛，或有噁心、嘔吐、積食感。症狀持續多年，常在秋季發作，疼痛可能有節律性，如受涼、生氣，或吃了刺激性食物後誘發，可能是胃潰瘍。

（4）常常於飯後 2 小時胃痛，或半夜痛醒，進食後可以緩解，常有反酸現象。可能有十二指腸潰瘍或炎症。

（5）飯後腹部脹痛，常有噁心、嘔吐，偶爾會嘔血，過去有胃病史近來加重，或過去無胃病史近期才發作，且伴有貧血、消瘦、不思飲食，在臍上或心口處摸到硬塊，則應考慮為胃癌。

（6）吃東西不當或受了涼後發生腹痛、腹瀉，可伴有嘔吐、畏寒

發熱，可能是急性腸胃炎、急性痢疾。

（7）飯後立即腹瀉，吃一頓瀉一次，稍有受涼或吃東西不當就發作，時而腹瀉時而便秘，腹瀉為水樣，便秘時黏液較多，有時腹脹有便意而上廁所又無大便，數年並未見消瘦，則罹患慢性過敏性腸炎的可能性較大。

第十七節｜內臟患癌皮膚有表現

內臟癌症在發生、發展過程中，可出現一些皮膚表現（病變），有些表現會出現在癌症發生之前，掌握這些皮膚病變與腫瘤發生的關係，對某些腫瘤的早期發現、早期診斷，與早期治療大有好處。

‧**黑棘皮症**　表現為頸、腋窩、會陰、臍部等處出現對稱性黑色素沉著，局部皮膚呈現角質增生。病變呈進行性擴大，範圍廣泛，以口腔黏膜病變為初發者與癌腫關係更為密切。對此應追查患者是否有消化道腫瘤，尤其是胃癌。

‧**皮膚紅斑**　開始表現為紅斑丘疹，呈離心性擴大，中央逐漸消退，好發於軀幹，尤其是臀部，搔癢顯著。這類的皮膚病變大多見於乳腺癌、肺癌。

另一種為匐行性回狀紅斑，呈木紋形，可移動且形態變化快，並有明顯搔癢，多為乳腺癌、肺癌、頭頸部惡性腫瘤等的合併症。全身性紅皮症可能是淋巴細胞性白血病、何傑金氏病、惡性組織細胞增生症的早期病變。

‧**皮肌炎**　皮肌炎是以對稱性、進行性近端肌肉軟弱和典型皮膚損害為特徵的炎症性疾病，表現為眼瞼、鼻梁、面頰、前額和指甲周圍的皮膚呈現紫紅色斑。內臟惡性腫瘤合併皮肌炎的發生率為20%～

30%，其中以肺癌為多。

· **皮膚搔癢**　全身皮膚奇癢難忍，這是何傑金氏病、白血病、骨髓瘤等許多惡性腫瘤的共有症狀。

· **帶狀皰疹性皮損**　一般帶狀皰疹只局限於生長在身體的一側。而惡性腫瘤合併的帶狀皰疹性皮損，則為全身性散在分布，並且會反覆發作。據資料顯示，癌症患者中約有12%的人，會合併帶狀皰疹樣皮損，且患者年齡越大，合併率越高，以淋巴系統惡性腫瘤為主，胃癌、肺癌、腸癌、前列腺癌，和食道癌等也會伴發此類皮損。

· **皮膚黑變**　惡性黑色素瘤廣泛轉移時，皮膚可出現黑變。腎上腺若受癌組織侵犯，可致腎上腺皮質功能不全，不能抑制垂體的黑色素細胞刺激素，皮膚也會發生黑變。垂體腫瘤可致黑色素細胞刺激素分泌增加，導致皮膚黑色素增多，膚色變黑。

· **遊走性靜脈炎**　靜脈部位出現紅、腫、痛症狀，以遊走為特點，一般2～3週後減輕。多見於胰腺癌，特別是胰體癌和胰尾癌。

· **先天性毳毛增多**　以毳毛硬化、生長旺盛為特點，一般突然起病，始見於顏面，後累及全身，發病迅速，多見於肺癌、乳腺癌、腸癌、淋巴瘤等。

此外，黃疸可見於肝癌、膽管癌、胰腺癌；紫癜可見於白血病、骨髓瘤；蜘蛛痣可見於肝癌；杵狀指可見於肺癌；多發性老人疣贅併發於胃癌；全身性白癜風常併發於前列腺癌；牛皮癬樣指端角化症多發於上呼吸道癌腫等。

第十八節│婦科腫瘤的早期信號

· **腫物**　可生長在生殖器官的任何部位。一般是本人偶然發現。這些腫物即使無任何症狀，也是一種不正常現象，大多是長了腫瘤。

· **陰道異常分泌物**　正常情況下，子宮內膜、宮頸內膜的分泌物及陰道滲出物形成白帶，一般量不多，並隨月經週期變化。當女性生殖道發生腫瘤，腫瘤出現壞死、破潰，可出現水樣、血性和米湯樣白帶，如合併有感染，可有臭味。白帶異常可能是宮頸癌、子宮內膜癌或輸卵管癌的表現。

· **月經改變**　當子宮生長腫瘤如子宮肌瘤、子宮內膜癌、子宮肉瘤、絨毛膜癌時，可出現月經的異常，包括月經量過多，週期紊亂失去規律，月經持續時間延長，淋漓出血等。卵巢的某些腫瘤如顆粒細胞瘤、卵泡膜細胞瘤能分泌雌性激素，干擾月經週期，引起月經異常。

· **絕經後出血**　在閉經的第一年內，有時會偶有陰道出血。如停經一年以上，又有陰道出血則稱爲絕經後出血。絕經後出血原因很多，大多數情況下是由良性疾病引起，但絕不能忽視子宮頸癌、子宮內膜癌的可能，雖然有時出血量並不多。

· **腹痛**　卵巢腫物扭轉、破裂或感染，子宮黏膜下肌瘤自宮口脫出或肌瘤變性，均可引起較劇烈的下腹疼痛。

· **飲食及大小便改變**　卵巢癌的最初表現可能僅有腹脹、納差，以及消化道症狀，腫瘤壓迫或侵犯膀胱和直腸可引起尿頻、排尿困難、大便乾燥等。當出現上述症狀時，病人應及時就診，不可因症狀輕能忍受而消極觀察以致貽誤治療時機。但也要知道上述症狀並非腫瘤所特有，大多仍爲良性疾病所引起，病人不必過分擔心。

第十九節│怎樣早期發現子宮內膜癌

子宮內膜癌占女性生殖系統惡性腫瘤的 20%～30%，發病率逐年上升。遇到下述情況之一者，應立即做子宮內膜檢查。

（1）絕經期後出血或出現血性白帶，在排除宮頸癌和陰道炎後，應高度警惕子宮內膜癌而施行刮宮術。

（2）年過 40 歲有不規則陰道出血，雖經激素治療仍不能止血，或一度止血後又復發者。

（3）年齡較輕，但有長期子宮出血不育者。

（4）陰道持續性排液者。

（5）子宮內膜不典型增生、出血的患者，或陰道塗片屢次發現惡性細胞者。

子宮內膜癌發展較慢，轉移也以直接侵犯爲主，所以治療效果比較好，手術治療頗能奏效，有的要加用放射治療。非早期（原位癌或重度不典型增生）和晚期病人，也可應用激素。但應注意，子宮內膜癌和雌激素的長期刺激有關，所以應用雌激素要十分小心。

第三部 | 觀代謝，視行為，
了解健康狀況

第16章
飲食與健康息息相關

第一節 ｜ 透視膳食指南

民以食爲天。要保障健康，科學飲食永遠都是首要的因素。現今，我們的生活水準是明顯提高了，但讓人憂慮的是，一些所謂的「富貴病」如冠心病、糖尿病、高血壓等疾病發病率也隨之越來越高，嚴重威脅著人們的健康。難道說這是生活水準提高的代價嗎？越來越多的人們開始渴望知道什麼是合理的飲食結構，渴望了解膳食對自己健康的重要性。

第二節 ｜ 穀類食物適當食用

穀類食物，也即我們經常所說的主食，其主要成分是碳水化合物，它是熱量的主要來源，對肌體維持健康非常重要。其生理作用如下——

· **供給能量** 每克葡萄糖產熱 16 千焦（4 千卡），人體攝入的碳水化合物在體內經消化變成葡萄糖，或其他單糖參加肌體代謝。每個人

膳食中碳水化合物的比例沒有規定具體數量，我國營養專家認為碳水化合物產熱量占總熱量的 60％～65％為宜。平時攝入的碳水化合物主要是多糖，在米、麵等主食中含量較高，攝入碳水化合物的同時，能獲得蛋白質、脂類、維生素、礦物質、膳食纖維等其他營養物質。而攝入單糖或雙糖如蔗糖，除能補充熱量外，不能補充其他營養素，這就是為什麼吃糖不能代替主食的主要原因。

・**構成細胞和組織**　每個細胞都有碳水化合物，其含量為 2％～10％，主要以糖脂、糖蛋白和蛋白多糖的形式存在，分布在細胞膜、細胞器膜、細胞漿，以及細胞間質中。

・**節省蛋白質**　食物中碳水化合物不足，肌體不得不動用蛋白質來滿足肌體活動所需的能量，這將影響肌體用蛋白質進行合成新的蛋白質和組織更新。因此，完全不吃主食，只吃肉類是不適宜的，因肉類中含碳水化合物很少，這樣肌體組織將用蛋白質產熱，對肌體沒有好處。所以減肥者或糖尿病患者最少攝入的碳水化合物不要低於 150 克。

・**維持腦細胞的正常功能**　葡萄糖是維持大腦正常功能的必需營養素，當血糖濃度下降時，腦組織可因缺乏能源而使腦細胞功能受損，造成功能障礙，並出現頭暈、心悸、出冷汗，甚至昏迷。

・**其他**　碳水化合物中的糖蛋白和蛋白多糖有潤滑作用。另外，它可控制細胞膜的通透性，並且是一些合成生物大分子物質的前體，如嘌呤、嘧啶、膽固醇等。

由此可見，碳水化合物能列三大營養物質之首，並非浪得虛名，它確實是我們維持生命健康最重要的營養素。與此同時，碳水化合物進食過多，又容易導致糖尿病、肥胖以及冠心病等症，使得人們敬而遠之。

營養學家提出碳水化合物的產熱一般占總熱量的 60％左右為宜。這也就是說，一個人攝入多少碳水化合物是和他的總熱量有關。老人由於消化吸收功能減弱攝入就少一些，而青少年正在生長發育階段攝入就多一些。

但是，無論任何人（有病者除外）一天碳水化合物的攝入不應少於150 克（3 兩），更不應一點都不吃，在沒有碳水化合物攝入的情況下，肌體將以大量的氧化脂肪產熱，脂肪代謝產物酮體可能會在體內積累，造成酮中毒。

除了一日三餐飯量分配好之外，還要對食物進行粗細合理搭配。許多人都有便秘症狀，或者微量元素缺乏現象，其中一個很重要的原因是忽視了對自己所吃食物進行合理的粗細搭配。粗糧中如燕麥、玉米所含的纖維素要比白米、小麥多。纖維素是一種人體不能消化和吸收的多糖，它的一個主要功能就是可以軟化大便，使人不容易患便秘症，因此在飲食中適當加些粗糧實爲健康所必須。許多人喜歡吃加工過細的糧食，其實對於健康是不利的。糧食加工過精，會使大量纖維素、維生素和礦物質丟失，這些東西對於人體的健康狀況都是非常重要的。

第三節│蔬菜水果益於健康

·可抗癌　美國國家癌症中心在《營養與防癌：食物選擇守則》宣傳品中即明確指出，35%的癌症與飲食有關，蔬菜水果一直被認定爲癌症的解藥。

日本國立癌症研究所通過對 40 多種蔬菜抗癌成分的分析及實驗性抑癌實驗，從高到低排出了 20 種對腫瘤有顯著抑制作用的蔬菜：熟紅薯、生紅薯、蘆筍、花椰菜、捲心菜、菜花、歐芹、茄子皮、甜椒、薺菜、金針菜、胡蘿蔔、芥藍、芥菜、雪裏蕻、番茄、大蔥、大蒜、黃瓜、大白菜。

·對心臟有益　吃大量的蔬菜水果可以降低心臟病發和中風的機率，即使你曾經心臟病發作也一樣。

哈佛大學的研究指出，每天多吃一根胡蘿蔔或半個番茄（富含胡蘿蔔素的食物）的婦女，可以減少 22% 心臟病發，和 40%～ 70% 中風的機會。

· **增強免疫力** 英國暢銷書《健康百分百》中指出，要增強免疫力，有太多事可做，第一件要做的事就是「合理膳食」。書中第一個建議就是：每天至少吃 5 種蔬菜水果。

· **減輕更年期不適** 紐約市哥倫比亞長老教會醫學中心附設婦女健康中心更年期研究部門，做了一份關於更年期的問卷，發現不少婦女，有更年期問題，而多吃蔬菜和水果的婦女卻較少出現更年期不適。

蔬菜和水果對我們的健康為什麼會有這麼多好處呢？原來，它們含有豐富的維生素、礦物質和膳食纖維，這些均是維持肌體健康必不可少的營養素（如小白菜、油菜、芹菜、莧菜、雪裏蕻、小蘿蔔嬰和茴香等綠色葉菜，就含有豐富的礦物質和維生素）。水果和蔬菜中含有豐富的維生素，維生素在人體內不能產生熱量，也不參與人體細胞、組織的構成，但維生素卻是維持生命所必需的有機物質，它不僅能促進生長發育，而且能夠提高肌體免疫力，防止疾病發生，特別是能防止癌症發生。人體正常情況下，對維生素的需求量並不很大，因此只要能遵守膳食指南，基本不會發生維生素缺乏症。維生素分為脂溶性和水溶性兩大類，前者須依賴大量的脂肪和礦物質才能被吸收，這類維生素排泄率不高，不易發生缺乏，容易發生缺乏的是水溶性維生素，由於不能在體內儲存，所以必須每日進行補充。新鮮蔬菜和水果中所含維生素大多為水溶性維生素。

紅、黃、綠等深色蔬菜中維生素含量超過淺色蔬菜，它們含胡蘿蔔素和維生素 B_2 最多（如黃色南瓜、胡蘿蔔等），這些蔬菜也是維生素 C、葉酸、鈣、磷、鉀、鎂、鐵，及膳食纖維的重要來源。所有的新鮮蔬菜都含有維生素 C，各種辣椒、綠葉菜維生素 C 含量都很高。黃瓜、蘿蔔、番茄等維生素 C 的含量雖不如葉綠葉菜多，但能生吃或涼拌吃，

損失少，所以也是維生素C的一個良好的來源。

　　近年來發現膳食纖維（纖維素、半纖維素、木質素、果膠等）雖不能被人體消化利用，但它有飽腹、促進腸道蠕動、通便、降血脂、降血糖、預防動脈粥樣硬化、減肥、降低腸癌，及治療腸憩室等病的作用，故被列為人類所需的一類營養素。各種蔬菜中都含有膳食纖維，身體所需的膳食纖維除了穀類，主要就必須從蔬菜、水果中攝取。

　　蔬菜除了能提供豐富的礦物質、維生素和膳食纖維以外，還可以促進魚、肉、蛋等食物的蛋白質的消化吸收。有研究表明，單獨吃肉食，蛋白質消化吸收率為70％；肉和蔬菜同吃，蛋白質消化吸收率能達到80％～90％。

　　膳食指南中為什麼強調要同時吃蔬菜和水果呢？兩者可以相互替代嗎？營養專家研究發現，蔬菜的營養與水果相比，除鮮棗、山楂、獼猴桃、柑桔等含維生素C特別多以外，很多水果中維生素和礦物質的含量不如蔬菜，尤其不如綠葉蔬菜，但水果含有的葡萄糖、果糖、檸檬酸、蘋果酸、果膠等物質又比蔬菜豐富。我國近年來發現獼猴桃、刺梨、沙棘、黑加侖等也是維生素C、胡蘿蔔素的豐富來源。經常吃不同種類的水果可增進食欲，幫助消化，對人體健康非常有益。值得注意的是，各種蔬菜、水果所含的營養素及保健功能因不盡相同，所以日常膳食中，我們應將不同品種的蔬菜、水果調配著吃，力求多樣化，以確保營養。

第四節｜雞鴨魚肉吃法有講究

　　肉類的主要成分是蛋白質，蛋白質是生物體內一種極重要的高分子有機物，占人體幹重的54％。人體的生長、發育、運動、遺傳、繁殖等一切生命活動，都離不開蛋白質。

　　人體內的一些生理活性物質如胺類、神經遞質、多肽類激素、抗體、酶、核蛋白，以及細胞膜上、血液中起「載體」作用的蛋白，都離不開蛋白質，它對調節生理功能，維持新陳代謝起著極其重要的作用。人體運動系統中肌肉的成分，以及肌肉在收縮、做功、完成動作過程中的代謝，無不與蛋白質有關，離開了蛋白質，體育鍛鍊就無從談起。

　　蛋白質是人體內三大能源物質（糖、脂肪和蛋白質）之一。處於基礎代謝狀態的蛋白質，供能大約占人體總能量代謝的17%左右。正常情況下，成年人體內蛋白質含量穩定，每日約3%左右的蛋白質被更新。肌體維持體內蛋白質平衡狀態稱為氮平衡，即攝入肌體的氮量與排出的氮量幾乎相等。人對蛋白質的最少需要量是每千克體重1克，因此，70千克體重的人每天至少需要70克蛋白質。少年兒童為了滿足生長發育的需要，有一部分蛋白質將在體內儲存，即攝入蛋白質的數量應大於排出量，這被稱為正氮平衡。反之，在某些疾病狀態下，由於大量組織細胞遭到破壞、分解，此時肌體排出氮的數量超過攝入量，即為負氮平衡。體內儲存的蛋白質大量地分解，就會影響人體的生長發育。

　　當蛋白質的攝入量不足時，幼兒、青少年的生長發育表現為遲緩、消瘦、體重下降；成年人則常出現疲倦、體重下降、肌肉萎縮、貧血、泌乳量減少、血漿蛋白降低，日長持久就會形成營養不良性水腫，白細胞和抗體量減少，免疫力下降，器官組織的受損修補能力變得緩慢。此外，蛋白質缺乏可引起肝臟脂肪沉著及肝硬變、內分泌調節失調等等。

　　需要說明的是，吃素為主並不意味著沒有進食蛋白質，因為小麥或白米中均含有一定量的植物蛋白質，只不過單純吃素會造成營養結構的不完整。我們人類是雜食類動物，我們的32顆牙齒中有4顆尖牙，這些尖牙存在就肯定有其道理，它們正是為了吃肉類食物即動物蛋白質而進化而來的。蛋白質是人體生長發育中非常重要的東西，人體離不開它。但同時人體消化蛋白質的能力又有限，吃得太多不但純屬浪費，而且還可能造成消化不良，使毒素在腸道中積聚，對健康造成危害。

另有大量資料表明，高脂肪、多肉類飲食能增加患癌的危險性，吃得越多危險性越大。肉類消耗得多的國家，心臟病、癌症的發病率明顯高於素食為主的國家。美國的腸癌患病率明顯高於日本，因為美國人脂肪提供熱量占總熱量的 41.8％，而日本人脂肪提供熱量僅占總熱量的 12.2％。以魚類為主的愛斯基摩人平均年齡不到 40 歲。

第五節 ｜ 常喝牛奶利於骨骼生長

牛奶富含易被人體所吸收的鈣，及豐富的維生素 A 和維生素 D，不但有助於食物中鈣的吸收，而且還能降低乳腺癌的發病率；牛奶還能抑制肝臟製造膽固醇，對心臟病、高血壓患者很有好處。

牛奶對於孩子的健康成長重要性自不用說，那麼健康成年人要不要喝，喝多少合適呢？專家的建議是，只要你的肝臟功能良好，每天至少應喝 300 毫升鮮牛奶。

提倡喝鮮奶，主要是因為裏面含許多生物活性成分，這和喝啤酒要喝生啤是同一個道理。為了便於保存，人們往往對牛奶進行高壓蒸汽滅菌，然而，經過高壓蒸汽滅菌後，裏面的活性成分多被破壞，營養價值大打折扣。有人為此做過實驗，用孿生的小牛做實驗，一隻小牛直接吸食母牛的乳房，另一隻小牛則用水桶擠奶餵養，水桶中的牛奶也是生奶，但是經過冷凍且存放超過 12～24 小時，一個月後，發現直接由母牛餵養的小牛，比間接餵養的高了 4 英寸，並且比間接餵養的小牛活潑，毛色光澤均要好於間接餵養的小牛。

牛奶雖然有很高的營養價值，但並不是每個人都適宜喝牛奶，如果肝臟分泌的膽汁呈酸性，牛奶便在胃內形成凝塊，難以被胃消化吸收，而造成便秘。所以在狂熱的喝奶口號面前，你必須明白自己的肝臟狀

況，以免補鈣不成反惹一身病。喝牛奶還有另外一些注意事項，需要大家重視：

1. **加糖不宜過多**　牛奶加糖不要超過 10%，否則，不但不易被消化吸收，營養價值有所下降，而且還會滯留在消化道中，影響腸胃功能。

2. **牛奶可加熱，但不要煮沸**　因為煮沸後，有的維生素會被破壞，而且牛奶中的鈣會形成磷酸鈣沉澱，影響營養素被人體吸收。

3. **牛奶富含鈣，不需再加鈣**　「加鈣奶」、「高鈣奶」都沒有必要，而且過量的鈣還會與牛奶中的酪蛋白結合成凝固物，反而使營養喪失。

4. **早餐不要只喝牛奶**　因為空腹喝牛奶會加速胃腸蠕動，造成吸收不良。平衡膳食原則要求膳食由多種食物組成，早餐如果能同時吃麵包、糕點等，就會使營養更加均衡，並提供更多的熱量，保證腦力和體力勞動的能量充足。

5. **喝牛奶不要同時吃巧克力**　因為巧克力中的草酸會與牛奶中的鈣結合成草酸鈣，使鈣無法被充分利用。

6. **牛奶不要與藥同時吃**　因為牛奶會與許多藥物發生反應，降低藥效，有時還會形成新的有毒物質。

7. **斷母乳後，不要斷牛奶**　嬰幼兒正常生長發育，需要營養豐富、容易消化吸收的食物，牛奶或奶粉還是最理想的。

第六節｜正確看待脂肪

許多富貴病的元兇就是肥胖，心臟病、動脈硬化、高血壓等等富貴病的產生，脂肪都脫不了干係。然而，對脂肪危害的過於強調往往讓我們忽視了脂肪對維持人體健康不可替代的作用：脂肪對於人體細胞來說是必要的成分，健康的女性約有 18%～ 25%、男性約有 15%～ 20% 的

脂肪。因此，我們有必要以健康、正確的態度，來認識脂肪。

　　脂肪是人體健康的三大營養素之一，既是熱量供給的主要來源，又能幫助身體吸收脂溶性維他命Ａ、Ｄ、Ｅ等。脂肪長期供給不足，會發生營養不良、生長遲緩和各種脂溶性維他命缺乏症，特別是危及皮膚健康的維生素Ａ缺乏症。維生素Ａ缺乏症表現爲：皮膚乾燥，鱗狀脫屑，角化增生，撫摸時有雞皮疙瘩或粗沙樣感覺；指甲多紋、失去光澤；頭髮乾燥、易落等。

　　健康專家認爲，不應忌諱食用脂肪，如果一味地厭惡脂肪，拒絕攝入，就會導致可溶性脂肪維他命Ａ、Ｄ、Ｅ、Ｋ的缺乏。正確的做法是，適當攝入對健康有益的「健康脂肪」。

　　健康脂肪（單一不飽和脂肪）：富含於橄欖油、鱷梨（又稱酪梨）、花生、花生油等食品中，它可以減少血液中的膽固醇。

　　有害脂肪（飽和脂肪）：富含於肉類、肉產品、家禽肉中含有的動物脂肪中，如豬油、奶油、黃油、乳酪等，它會增加血液中的膽固醇，堵塞血管，易引起心臟病、高血壓，還有跡象表明此類脂肪會加速癌細胞生長。以肉食爲主的人壽命不長，主要就是因爲吃肉的同時攝取了太多的有害脂肪。如以 100 克重量爲標準，瘦羊肉含脂肪 13.6 克，瘦牛肉含 6.2 克，兔肉含 0.4 克，而瘦豬肉卻含 28.8 克。所以說瘦豬肉不等於低脂肪，吃多了，脂肪的攝入量也會提高。

　　利弊兼具脂肪（多重不飽和脂肪）：多年來，人們一直認爲不飽和的脂肪油，會給人的心臟帶來好處。而事實上並不那麼簡單。一方面，它會產生可轉移脂肪（威脅人體健康的脂肪），另一方面，只有當蘊含在其中的各類脂肪達到平衡時，不飽和脂肪油才會利於健康。例如：富含在各類蔬菜油中的Ｏｍｅｇａ－６脂肪酸，雖然是人體健康所必需的，但攝入過量會加速癌細胞增長。

　　危險脂肪（可轉移脂肪、反式脂肪）：富含於人造油及各種油炸食品中，是由未飽和脂肪經人工加工形成的。儘管許多食品製造商都在生

產過程中，注意減少反式脂肪的產生，但在某些速食食品中還會突然出現。因此，一定要先看食品標籤。反式脂肪是所有脂肪中對心臟最為有害的一種。並且有導致乳腺癌的可能，因此建議女性盡可能少地食用此類脂肪。

需要說明的是，有些食物感覺並不油膩，但卻隱藏了許多油脂，屬於高熱量食物，如：杏仁果一粒約有 9 大卡，核桃一粒約有 23 大卡，開心果一粒約有 5 大卡，花生一粒約有 5 大卡，腰果一粒約有 9 大卡，瓜子一粒約 1 卡，所以對想要減重的人以上食物要忌口。此外，烹調食物要避免油煎、油炸的方式，肥肉、豬皮、雞皮、鵝肉皮等含動物油脂高的食物，都要忌食。

第七節｜鹽多有害健康

膳食指南中對食鹽攝入多少沒有做出明確規定。食鹽的主要成分是氯化鈉，同時含有少量的鉀、鎂、鈣等人體生理必需的元素。食鹽對人體健康至關重要。自古以來，人們就把鹽看得很珍貴。李時珍在《本草綱目》中說：「五味之中，惟此不可缺。」鹽為什麼這麼重要呢？這是因為人體得不到足夠的鹽，便會生病。心臟沒有它，就會影響正常的跳動；胃裏少了它，就會使胃酸缺乏而消化不良、食欲不振。長期不吃鹽，人就全身無力，還會頭暈、全身肌肉抽搐等等，醫學上叫做「失鹽病」。食鹽具有維持體液滲透壓和酸鹼平衡，保持神經和肌肉的正常功能，調節生理功能等重要作用。另外，食鹽還有抑菌、滅菌、防腐作用。

既然食鹽的作用這麼重要，有人認為，要想身體強壯就得多食鹽，這種看法也是片面的，錯誤的。攝入食鹽過多，便會對健康造成危害。

一般認為，成年人每天約需要食鹽 2～3 克，最多 7 克。除了因高

溫、強度勞動、慢性腹瀉或服利尿劑等原因而出汗或排尿過多須酌量增補外，不要增加食鹽量。食鹽過多，會增加心腎功能負擔，成爲有礙健康的因素。科學證實，食鹽過量與高血壓也有密切關係。1982～1995年，芬蘭公民保健所對 1173 名成年男子和 1263 名成年女子的心血管疾病發病，以及死亡情況進行追蹤調查，研究結果表明，人體每天攝入的食鹽量每增加 6 克，死於心臟病和其他心血管疾病的危險，分別增加 50％和 1/3，死於其他疾病的危險增加 20％。

第八節｜西式速食多吃無益健康

西式速食的烹飪方式以油炸、煎、烤爲主，這就決定了其各種營養素的配比不可能合理。經測算，一份麥當勞速食（漢堡、薯條、蘋果派及奶昔）提供的能量爲 1185～1466 千卡，占 3 歲兒童每日供給量標準（2ＤＡ）的 88％～113％，占 13 歲少年 2ＤＡ的 49％～63％。其中脂肪提供的能量占總能量的 40％～59％。一份肯德基速食中脂肪提供的能量也占總能量的 50％左右。而絕大多數西式速食中維生素Ａ、Ｃ含量不足 2ＤＡ的 10％；維生素Ｂ$_1$、Ｂ$_2$的含量低於 2ＤＡ的 20％；鈣、鐵的含量低於 2ＤＡ的 20％，有的甚至不足 2ＤＡ的 10％。

由此可見，西式速食是高脂肪、高熱量、低維生素的食品。經常吃西式速食不僅增加了能量的攝入，而且使得脂肪占總能量的比例也增加，同時降低了高不飽和脂肪和纖維素的攝入。吃的次數越多，有害作用也就越大。

1998 年美國一項有關食用速食與肥胖關係的研究發現，每週食用速食的次數與總能量的攝入量，和脂肪占總能量的比例呈明顯正比。

營養學家也發現，這種不良的飲食習慣已經導致了某些健康問題。

我國在上海、廣州、哈爾濱、濟南四城市對 1 萬多名小學生和幼稚園孩子的問卷調查結果表明，80％～90％的孩子吃過西式速食，但平均每月吃 1 次或 1 次以下的占絕大多數，吃的次數最多的為 1 年 99 次。與美國青少年相比，我國少年兒童目前吃西式速食的頻次，還不會構成營養問題，但其發展趨勢應引起人們的高度重視。

營養專家告誡少年兒童及其家長們：最好不要在晚上食用西式速食；不宜多吃含熱量高的薯條、香腸、蘋果派等油炸食品；儘量選擇有蔬菜的品種，以補充維生素和礦物質的攝入不足；注意一天的膳食平衡；限制食用西式速食頻率。

第九節｜控制零食食用益於健康

該不該讓孩子吃零食呢？對這個問題眾說紛紜。

營養學家認為中小學生正處於長身體的特殊時期，對能量和各種營養素的需要量比成年人相對要多，三餐之外，再吃一些有益於健康的小食品，能夠為身體發育提供一定的能量和營養素，孩子們還能夠從零食中得到一定的享受。因此，可以讓孩子適當地吃一些零食。

零食中含的營養素遠遠不如正餐食物中的營養素均衡、全面，零食中的糖含量一般明顯高於正餐，經常吃零食會引起齲齒、營養素攝入不足等問題，所以，允許孩子吃零食，但不能夠以零食來代替正餐，應當讓孩子從一日三餐中獲得他們生長發育所需要的營養物質。除此之外，應該注意買營養價值高、衛生乾淨的小食品做零食。對年齡大的中學生，家長應該教他們選擇營養相對均衡、全面的零食，並指導孩子控制、安排吃零食的時間，使孩子們吃零食得到快樂，又有利於健康。

吃零食要注意什麼呢？

一、零食應該在兩頓飯之間吃，不要在接近正餐時吃，以免影響食欲。二、臨睡前不要吃零食，原因一是睡前吃零食會增加胃腸負擔，影響睡眠；二是睡前吃零食如果不注意刷牙，殘留在牙縫中的食物殘渣會不利於牙齒的健康，長期下去會生齲齒。三、看電視時尤其注意控制吃零食的量，如果不加控制，容易不知不覺地吃進太多的零食。看電視多的孩子好發胖與邊看邊吃零食不無關係。可以在看電視時只拿出一定量的零食，吃完不再增加。

健康專家認為，下面一些零食對人的健康有害無益，應該儘量少吃或者不吃。

• **爆米花**　用傳統爆米花機爆出的爆米花，鉛污染非常嚴重，經常吃這樣的零食，容易引起慢性鉛中毒。

• **果乾、蜜餞**　在這些食品加工過程中，原來水果中所含的維生素Ｃ基本完全被破壞，而加工中所用的白砂糖純度可達 99.9% 以上，如此純的糖中除了大量熱能之外，幾乎沒有其他營養，而食用這樣多的糖，還會導致維生素Ｂ和某些微量元素的缺乏。另外，有些果脯（水果乾）等食品中可能還含有防腐劑，經常食用會影響健康。

• **果凍**　多吃果凍不僅不能補充營養，甚至會妨礙某些營養素的吸收。目前，市場上銷售的果凍基本成分是一種不能為人體吸收的碳水化合物——卡拉膠，並基本不含果汁，其甜味來自精製糖，而香味則來自人工香精。

• **巧克力**　巧克力熱量高，其中含有一種類似咖啡因的興奮性物質，它的另一種成分草酸可與鈣結合形成難溶性的草酸鈣而影響鈣的吸收，所以不能多吃。3 歲以下的孩子更是不宜吃巧克力。

• **葵花子**　葵花子中含大量不飽和脂肪酸，多吃會消耗體內的膽鹼，影響肝細胞功能。另外，50 克瓜子仁所含的熱量相當於一碗大米飯的熱量！如果食用過量就會有發胖的危險。

· **松花蛋（皮蛋）**　含有大量鉛元素，多吃會導致慢性鉛中毒。

第十節│少吃方便食品有益健康

方便食品，如速食麵、麵包、點心、三明治等，普遍缺少蔬菜所具有的成分──維生素Ｃ、胡蘿蔔素、食物纖維、某些人體必需的微量元素和其他各種維生素。比如說速食麵（泡麵），主要成分是碳水化合物，湯料只含有少量味精、鹽分等調味品，即使是各種名目的雞汁、牛肉汁、蝦汁等速食麵，其中肉汁成分的含量非常少，遠遠滿足不了我們每天所需要的營養量。

另有研究指出，方便食品中所含的單價不飽和脂肪酸和多價不飽和脂肪酸，以及亞油酸會影響人的視力。這些方便食品包括精美餡餅、蛋糕、小甜餅、炸薯條、洋芋片等。

研究者還發現，喜歡吃富含脂肪的方便食品的人，患老年性黃斑變性的風險，是其他人的兩倍多。黃斑部病變性是 55 歲以上老人失明和視力下降的首要原因。

有些方便食品品質差，濫加色素、防腐劑等等，會大大危害消費者的身心健康。

另外，孩子對方便食品過量食用，會導致偏食、厭食等營養不良症。據有關專家介紹，現在有不少小孩患上肥胖症或缺鈣、缺鋅等等，其主要原因就是濫吃零食引起飲食紊亂和偏食。

第十一節 | 碳酸飲料無益人體健康

充氣的碳酸飲料除了蔗糖外，幾乎不含營養素，所以被營養學家列入「垃圾食品」的範圍。有資料表明：在那些偏愛飲用碳酸飲料的青少年中，竟有60％的人因缺鈣而影響他們的成長發育。可樂等飲料中含咖啡因，對兒童健康有不利的影響，因此幼兒不應該飲用可樂。

美國哈佛大學公共衛生學院韋什克等人不久前發表論文說，他們經調查發現，經常大量飲用碳酸飲料的青少年，特別是女孩，發生骨折的危險是其他青少年的3倍。經常大量飲用碳酸飲料對人體健康的危害是長期的，它不但影響兒童時期骨骼發育，而且容易危及中老年人，特別是使婦女在更年期時出現骨質疏鬆。研究人員認為，其中的原因可能在於碳酸飲料中所含磷酸成分影響了骨質沉積，從而對骨骼生長產生了副作用。

為了便於保存，為富於誘人的口感，現在的飲料是離不開食品添加物的。很多飲料廠家為了盡可能地降低成本，總是對添加物情有獨鍾，甚至不惜超標準使用。儘管很多標籤上並沒有標注含有添加劑，但檢驗結果表明它的存在，是不爭的事實。

營養學家告訴我們，健康的人體體液應該弱鹼性，而目前飲料中添加碳酸、乳酸、檸檬酸等酸性物質較多，又由於近年來人們攝入的肉、魚、禽等動物性食品比重越來越多，許多人的血液呈酸性狀態，如再攝入較多的酸性物質，使血液長期處於酸性狀態，則不利於血液循環，人容易疲勞，免疫力下降，各種致病微生物乘虛而入，人容易感染各種疾病。所以，常飲碳酸飲料對人體健康是沒有好處的。

第十二節│果汁不宜天天喝

健康專家認為，天天喝果汁未必對人的健康有好處，尤其是小孩子，更不應該天天喝果汁。

美國阿爾特‧愛因斯坦醫學中心對100多例貧血兒童，進行回顧性調查發現，其中80％以上有飲用果汁的嗜好。果汁中含有大量果糖，會阻礙人體對銅的吸收，銅缺乏將會影響血紅蛋白的生成，從而導致了貧血。

美國小兒科醫學會營養委員會的報導指出，六個月以下的幼兒喝果汁其實對於健康沒有什麼明顯的幫助，他們最好的營養應該來自母乳，讓他們喝太多果汁可能會導致肥胖，並且增加蛀牙與腹瀉的機會，對健康反而是有害的。

國內調查資料表明，嗜飲果汁飲料兒童的體格發育呈現兩極化，要麼過瘦，要麼過胖。由於果汁型飲料中糖分含量過高，兒童飲用後可從中獲得不少熱能，從而影響進食正餐。長此下去，必然造成蛋白質、某些維生素、礦物質和微量元素攝入不足，影響體格和智力發育。且糖分多的食品，容易在室溫中快速地被細菌侵入，容易造成細菌性及腸胃疾病。某些食欲旺盛的兒童，在正餐之外，從飲料的糖分中獲得過多能量，結果加重了肥胖。

雖然果汁飲料口感好，含有多種維生素，孩子喜歡喝，適當喝些果汁飲料也有利於身體健康，但絕不能讓它影響甚至代替一日三餐的正常飲食。果汁飲料一般都含有各種添加劑，如色素劑、防腐劑。果汁飲料比之水果，其最大的不足，還在於纖維素、半纖維素、木質素，以及其他複合糖類的嚴重缺乏，而這些東西對於人的健康非常重要。進餐前，家長一般不應讓孩子飲果汁，否則會影響食欲，尤其是在夏天，應注意

預防小兒果汁綜合症。

第十三節｜適量飲茶有益健康

一、茶葉的藥理作用

國內外研究的結果表明，茶葉有如下藥理作用——

· **抗癌、抗突變**　茶葉的重要成分首先是茶多酚，尤其是茶多酚中的兒茶素，其次，還有牡荊素、胡蘿蔔素，以及有關維生素、微量元素等綜合作用。

· **抗高血壓，防治動脈粥樣硬化**　飲茶可以防高血壓，降脂減肥，預防心血管疾病發生。

· **能生津、止渴、解熱、消暑**　這已成常識。茶湯能補給水分以維持肌體的正常代謝，還有清涼、解熱、生津等作用，促進唾液分泌產生津液，並能從根本上解決受熱、脫水、體溫平衡紊亂甚至中暑的現象。

· **抗輻射**　茶葉的抗輻射作用是日本人最早發現的，他們從廣島原子彈爆炸事件中調查得知，凡長期習慣飲茶的人存活率高，放射病表現較輕。

· **利尿，增強腎臟的排泄功能**　茶有利尿作用是由於茶湯中含有咖啡鹼、茶鹼、可可鹼。

· **除口臭，助消化，增進食欲**　近代名醫蒲輔周著文說：「茶芳香微甘，有醒胃悅脾之妙。」這也是茶葉多種成分綜合作用的結果。

· **增強人體的免疫力，抗衰老，延年益壽**　飲茶利於身體健康，但要掌握——「清淡為宜，適量為佳，隨泡隨飲，飯後少飲，睡前不飲」的原則。尤其是瘦子、老年人，酒後、渴時，以及飯前飯後宜飲淡茶。

二、健康人飲茶還有八大禁忌

· **忌飲燙茶** 飲茶溫度不宜超過 60℃，而以 25 ～ 50℃為宜。

· **忌飲冷茶** 飲用 10℃以下的冷茶對人的口腔、咽喉、腸胃會產生副作用，是故提倡溫熱飲。

· **忌飲濃茶** 濃茶刺激性過於強烈，會使人體新陳代謝功能失調，甚至會引起頭痛、噁心、失眠、煩躁等不良症狀。

· **忌空腹飲茶**：空腹飲茶易刺激和破壞胃壁黏膜，更易引起饑餓感，嚴重者可導致低血糖狀態，對身體不利。

· **忌飯後立即飲濃茶** 飯後飲茶有助於消食去膩，但因茶湯中的茶多酚可與鐵質、蛋白質等發生凝固作用而影響營養吸收，一般宜過半小時後再飲用。

· **忌飯前大量飲茶** 飯前大量飲茶既沖淡唾液，又影響胃酸分泌。

· **忌飲用沖泡次數過多的茶** 沖泡次數過多容易浸出一些有害微量元素，不利於身心健康。

· **忌飲用沖泡時間過久的茶或隔夜茶** 這是由於茶湯中茶多酚、維生素、蛋白質等物質會氧化變性，同時茶湯也會滋生微生物而致病。

三、八種患者就不宜飲茶

茶葉雖然對健康養生有如此多功效，然而並不是人人都適宜飲茶，有八種患者就不宜飲茶——

· **便秘患者** 因為茶葉的兒茶多酚類物質對腸胃類黏膜具有一定的收斂作用，因而影響了對食物的消化吸收功能，使大便乾結，引起或加重便秘。

神經衰弱或失眠症患者：由於茶葉中的咖啡鹼對人體的中樞神經系統，有著明顯的興奮作用，飲茶尤其是飲濃茶，會使人腦處於一種過度興奮狀態而得不到休息。

· **貧血患者** 因為茶葉中的鞣酸會使食物中的鐵，形成不被人體

吸收的沉澱物。

‧ **缺鈣的人或骨折患者**　因為茶葉中的生物鹼類物質會抑制十二指腸對鈣質的吸收，同時還能促使尿中鈣的排出，使人體鈣質少進多出，導致缺鈣和骨質疏鬆，使骨折難以康復。

‧ **胃潰瘍患者**　因為人的胃裏有一種能抑制胃壁細胞分泌胃酸的磷酸二酯酶，而茶葉中的茶鹼會降低磷酸二酯酶的活性，使胃壁細胞分泌大量胃酸。

‧ **痛風病患者**　因為茶水中的鞣酸會加重患者的病情，因而患者不宜飲茶，更不宜飲泡得過久的茶。

‧ **高血壓或心臟病患者**　由於茶葉中含有咖啡鹼，對人體有強心興奮作用，而這種興奮過程會影響到肌體的生理活動，提高體內某些基礎代謝。

‧ **泌尿系統結石患者**　由於茶葉中含有較多的草酸，飲茶將會加重結石的發展。

第十四節｜有益身體健康的食品

一、大蒜

很少有植物能像大蒜那樣作為良藥，醫治那麼多的疾病。例如古羅馬學者蒲林尼就曾經提出 61 種大蒜處方來醫治蛇傷、痔瘡、潰瘍、氣喘、驚厥和感冒等病症。而且，大蒜的醫療價值在二戰期間得到了廣泛的證實，那時的軍醫們將大蒜汁作為預防膿毒血症和創傷感染、壞疽的藥物。

近年來，人們又發現了大蒜的許多藥理作用，發現大蒜能預防和治療多種疾病，美國科學家已把大蒜列為基本健康食品。

· **殺菌、消炎作用** 大蒜對沙門菌等引起的細菌性痢疾有治療作用，還能殺死如流行性腦脊髓膜炎病毒、流行性感冒病毒、乙型腦炎病毒、肝炎病毒、新型隱球菌（可致嚴重的腦膜炎）、肺炎雙球菌、念球菌、結核桿菌、傷寒、副傷寒桿菌、阿米巴原蟲、陰道滴蟲等多種致病微生物。據研究，蒜頭中所含蒜氨酸和蒜酶，在胃中可生成大蒜素，具有較強的殺菌能力。

· **抗癌作用** 大蒜能阻斷致癌物亞硝胺的化學合成，能抑制癌細胞生長，對癌細胞有殺傷作用。大蒜內含豐富的硒，能加速體內過氧化物的分解，減少惡性腫瘤所需的氧氣供給，從而抑制癌細胞。科學家認為，大蒜對白血病、口腔癌、食道癌、胃癌、乳腺癌、卵巢癌等，均有預防的作用。

· **降血脂作用** 某人的血脂高於正常值，每天吃 1～2 頭大蒜，3個月後血脂竟降至正常。實驗研究對大蒜的降血脂作用予以肯定。

· **預防心、腦血管疾病** 大蒜含有一種配糖體，這種配糖體能溶解肌體內的淤血和血栓，防止血管尤其是冠狀動脈的栓塞，因而可改善心腦血管動脈硬化，減少血栓形成的危險，使心臟病和腦中風（腦血栓和腦出血）的發作危險大為減少。科學家已經成功地從大蒜中提取能預防高血壓、防治缺血性腦血管疾病的藥物。

· **增強免疫系統功能的作用** 有動物實驗表明，大蒜中的脂溶性揮發油能顯著提高巨噬細胞的吞噬機能，有增強免疫系統功能的作用。

· **抗衰老作用** 大蒜中含有蛋白質、脂肪、糖類、維生素及礦物質，具有預防血管老化、免疫力衰退等作用。大蒜萃取物的抗氧化作用優於人參，其有效成分可以保護血管內皮細胞免受過氧化氫作用，對延緩衰老具有一定的作用。

· **健腦益智作用** 大蒜中的成分和人體內的維生素 B_1 結合會產生一種「蒜胺」，這種蒜胺能促進和發揮維生素 B_1 的作用，增強碳水化合物氧化功能，為大腦細胞提供足夠的能量，所以食用大蒜能使大腦思

維更爲敏捷。

• **預防放射性物質危害的作用**　奧地利塞伯斯多夫研究中心的實驗研究證實，含稀釋大蒜汁培養基中的細菌，受放射性物質的損傷比對照組減輕 5％以上，並與動物細胞實驗的結論相同。所以奧地利營養學家提出，多食大蒜可以增強人體對環境中的輻射污染的抵禦能力。

• **其他作用**　大蒜揮發油可起到保護肝臟的作用，並能提高肝臟的解毒能力；大蒜還可促進胃液分泌，促進對維生素Ｂ群的吸收，增進食欲；大蒜含有一種能刺激垂體分泌的物質，有助於控制內分泌腺，調節人體對脂肪和糖類的消化吸收，促進肌體的代謝活動，可抗肥胖。

二、蘿蔔

吃蘿蔔對身體有益，尤其是在冬天吃蘿蔔，可以保暖防寒，溫中健胃。研究發現，蘿蔔含水分91.7％，含豐富的維生素Ｃ，含一定量的鈣、磷、碳水化合物及少量的蛋白質、鐵和其他維生素，還含有木質素、膽鹼、氧化酶素、甘酶、觸酶、澱粉酶、芥子油等有益成分。

實踐證明，蘿蔔具有防癌、抗癌功能，原因之一是蘿蔔含有大量的維生素Ａ、Ｃ，它是保持細胞間質的必需物質，起著抑制癌細胞生長的作用。美國及日本醫學界報導，蘿蔔中的維生素Ａ可使已經形成的癌細胞重新轉化爲正常細胞。原因之二是蘿蔔含有一種糖化酵素，能分解食物中的亞硝胺，可大大減少該物質的致癌作用。原因之三是蘿蔔中有較多的木質素，能使體內的巨細胞吞吃癌細胞的活力提高 2 ～ 4 倍。

蘿蔔中所含蘿蔔素即維生素Ａ原，可促進血紅素增加，提高血液濃度。蘿蔔含芥子油和粗纖維，可促進胃腸蠕動，推動大便排出。醫學研究發現，常吃蘿蔔可降低血脂，軟化血管，穩定血壓，預防冠心病、動脈硬化、膽石症等疾病。所以常吃、多吃蘿蔔對人類健康是有益無害的。

三、薑

夏季吃薑很有益處，這與人們的夏日生活習慣和生薑的多種藥用作用有關。

· **增進食欲**　炎炎夏日，人體受暑熱侵襲，或出汗過多，消化液分泌減少，而生薑中的薑辣素卻能刺激舌頭上的味覺神經，刺激胃黏膜上的感受器，通過神經反射促使胃腸道充血，增強胃腸蠕動，促進消化液的分泌，使消化功能增強。它還能刺激小腸，使腸黏膜的吸收功能增強，從而起到開胃健脾、促進消化、增進食欲的作用。因此，夏日食薑可明顯增進人們的食欲。

· **解毒殺菌**　夏季，人們喜食冷飲、冷菜、冰棒、雪糕等冷製品，這些食品極易受到外界病菌的污染，若不慎食入，便會引起噁心、嘔吐、腹痛、腹瀉等，而生薑所含的揮發油有殺菌解毒作用。另外，夏季氣溫高，魚、肉等不宜保存，新鮮程度低，若在燒菜時放些生薑，既可調味，又可解毒。

· **驅風散寒**　夏日裏，人們喜歡食冷製品，若貪食過多，則易致脾胃虛寒，出現腹痛、腹瀉等症狀，而生薑有溫中、散寒、止痛作用，可避免上述現象發生。生薑的揮發油可促進血液循環，對大腦皮層、心臟、延髓的呼吸中樞，和血管運動中樞均有興奮作用，在飲食中加些薑，可提神醒腦，疏風散寒，防止肚腹受涼及感冒。

· **降脂利膽**　生薑含有一種類似水楊酸的有機化合物，相當於血液的稀釋劑和防凝劑，對降血脂、降血壓、預防心肌梗塞，均有特殊作用。另外，生薑還可防治膽囊炎和膽結石。現代臨床研究還證實，生薑可以調節前列腺的機能，而前列腺素在控制血液黏度和凝集方面都具有重要的作用。

· **防止衰老**　最新研究成果還顯示，常食生薑可消除老年人體表的「老年斑」。

四、辣椒

研究發現辣椒中有兩種成分有藥理效應：一種叫做辣椒素，它是辣椒之所以辛辣的來源，在朝天椒、麻辣火鍋、辣椒粉中都很多；另一種叫做辣椒紅素，存在於紅色、黃色的辣椒、甜椒中，辣椒紅素是類胡蘿蔔素的一種，也是目前熱門的抗氧化劑。

辣椒的主要藥理作用如下——

· **解痛**　自古以來辣椒就常被用來解除疼痛，而科學家最近才知道，辣椒素可以刺激和耗盡神經傳導 p 物質，而 p 物質可以將疼痛的訊息傳遍神經系統。因為辣椒素的止痛原理，辣椒膏已經被用來紓解帶狀皰疹、三叉神經痛等的疼痛。

· **改善微循環**　將辣椒素塗在皮膚上，會擴張微血管，促進循環，而使皮膚發紅、發熱。目前已有廠商利用這個原理，把辣椒素放入襪子裏，成為「辣椒襪」，供冬天取暖用。

· **祛痰解熱**　辛辣的食物可以稀釋分泌的黏液，並幫助痰被咳出，防止阻礙呼吸道。

· **抗癌**　從流行病學的研究來看，許多嗜辣的民族，如東南亞、印度地區的民族，罹患癌症的機率都比西方國家少。科學家推測，這些辛辣的食物中，本身含有許多抗氧化的物質，氧化和慢性病、癌症，以及老化本來就有直接的關聯。最近也有美國夏威夷大學的研究指出，辣椒、胡蘿蔔等蔬菜中的類胡蘿蔔素，能刺激細胞間傳達訊息的基因（因為器官癌化時，細胞間交換訊息的系統會發生故障），這可能在預防癌症上具有重要的功用。

· **預防動脈粥樣硬化**　一根紅辣椒中含有 β 胡蘿蔔素，可以滿足一個人一日所需的分量，而 β 胡蘿蔔素是強有力的抗氧化劑，可以防止低密度膽固醇（ＬＤＬ）被氧化成有害的行態。

五、其他有益健康的食品

· **番茄**　多項研究發現番茄內含的番茄紅素，能夠大幅減少患前列腺癌等癌症的機率，在烹煮的過程中，番茄紅素就會自然釋放。番茄生食也很好，是最佳的維他命 C 來源。

· **菠菜**　含豐富的鐵及維他命 B，能有效防治血管方面疾病，並能預防盲眼症。

· **堅果**　它不僅可以提供好的膽固醇，並能降低血液中的三酸甘油脂含量，是預防心臟病的最佳食物，不論是花生或杏仁果等，都是很好的選擇。惟一要注意的是，食用時必須要適量，千萬不要過度食用。

· **花椰菜**　多項研究指出，花椰菜富含胡蘿蔔素及維他命 C。長期食用椰菜花可以減少患乳癌、直腸癌及胃癌的機率。最佳的食用方法是，簡易烹調後使勁咀嚼。白菜、豆芽也是不錯的選擇。

· **燕麥**　每天食用燕麥可以降低膽固醇，研究發現，燕麥也可以降低血壓，它所含的豐富纖維會使人很快就有飽腹的感覺，如此一來可以減少攝取其他油膩食品，達到控制體重的目的。

· **鮭魚**　經常食用可以防止血管阻塞，甚至有研究發現，鮭魚含的 Ｏｍｅｇａ－３成分可以減緩腦部老化，預防老年癡呆等疾病。

· **草莓**　在所有蔬果中含有極高的抗氧化劑，除了可以預防心臟病和癌症，還能增進腦力。

· **綠茶**　研究發現，經常飲用綠茶可以預防癌症，每天食用綠茶患胃癌、食道癌及肝癌的機率較低，日本研究發現，每天喝 10 杯綠茶，可以減少罹患心臟病的風險。

· **紅酒**　釀酒用的葡萄皮含有豐富的抗氧化劑，能增加好的膽固醇，減少血管硬化，但要注意的是，飲用紅酒千萬不能過量，否則弄巧成拙，反而容易患乳癌，引發中風，得不償失

第十五節｜用蜂蜜來代替糖

　　世界衛生組織一份有關人類死因的調查分析顯示，長期高糖飲食者的平均壽命，比正常飲食者約短 10 ～ 20 年。研究人員指出，長期高糖飲食，會使體內環境失調。由於糖屬酸性，攝入過量會改變血液酸鹼度，降低肌體免疫力，引起經常性感冒以及齲齒、骨質疏鬆等病症；吃糖過多還會影響體內脂肪消耗，造成脂肪堆積，導致血脂過高、動脈血管硬化和肥胖症；尤其是粗纖維類糖食用過多，還會刺激腸黏膜，加重肝臟負擔，引起腹脹、腹瀉，進而阻礙各種營養素的吸收與利用；攝取糖類過量，會使人產生飽腹感，不思飲食，影響其他食物攝入，導致營養缺乏。研究表明，自幼嗜糖，到老年極易罹患高血壓、冠心病等心臟血管疾病；長期高糖飲食，還會影響骨骼生長發育，引致佝僂病；多食糖會造成體內維生素 B_1 消耗過多，引起眼球內膜彈性減退、眼球變形、視神經炎和軸性近視，甚至引發腳氣病、慢性消化不良、多動症等病症。

　　然而，絕大多數的人最喜歡的味道是甜味，如何在享受甘甜的同時，又控制食糖的攝入量呢？健康專家的建議是：以蜜代糖。的確，蜂蜜是糖類的理想替代品，蜂蜜不但具有多種保健功能，而且還有美麗肌膚之功效。

　　蜂蜜是由蜜蜂自花朵所採收、以砂糖為主要成分（約50％）的花蜜所釀成的。蜜蜂在將花蜜採收時，會混合其唾液，經過唾液的酵素作用，砂糖轉變為葡萄糖與果糖。

　　由於砂糖轉變為葡萄糖與果糖的工作，已由蜜蜂所代勞，所以蜂蜜在進入人體後，可以減輕腸胃的負擔，這也就是蜂蜜常被用為病人手術後的流質食品，以及新生兒適合喝蜂蜜水的原因。

　　一般砂糖都經過精製的程式，所以糖分的純度很高，原有的礦物質

已流失殆盡，營養素也保留甚少；蜂蜜就不一樣了，它完整地保留了各種營養素，包括鈣、鐵、鎂、鉀、鈉等礦物質，維生素K、B$_1$、B$_2$、B$_6$等，以及各種有機酸和酵素類等，這些都是人體所必需的。

蜂蜜營養豐富，對許多疾病都具有治療作用——

· **治療貧血** 經常食用蜂蜜，可以增加血液中血紅蛋白的含量，血紅蛋白對紅細胞有極其重要的作用。建議每天食用100克蜂蜜，不要再吃其他糖類。其中一部分宜空腹食用，並且間隔一小時後再吃東西。

· **潤腸通便** 用於津虧血虛所致之腸燥便秘，常單用內服或作為栓劑納入肛內。

· **潤肺止咳** 用於肺燥乾咳、肺虛久咳、咽乾口燥等症，可單用或與沙參、生地等配伍。用於潤肺止咳的紫菀、冬花、枇杷葉等，常用蜂蜜作為輔料拌炙。

· **解毒** 用於解烏頭、附子毒，可單用內服；用於治療燒傷、瘡瘍，可外塗以解毒護瘡。

· **預防血管硬化** 蜂蜜可以預防和延緩血管硬化。每3個月至少應該有15天食用蜂蜜。

· **改善睡眠** 蜂蜜是幫助睡眠的良藥，因為它是一種能作用於全身的鎮靜劑。可以在臨睡前取一滿勺蜂蜜，加上少許椴樹花、西番蓮、纈草（可以單取一種，也可以混合），用35攝氏度溫水沖泡，就成了一杯很好的安睡寧神蜂蜜茶。

· **保護肝臟** 蜂蜜護肝，隔天早晨空腹和每晚臨睡前食用。

· **調節血壓** 如果沒有什麼禁忌，可以將一勺蜂蜜和兩勺蘋果醋，加上半杯水調製，每天空腹食用，無論對高血壓還是低血壓都有相當好的調節作用。

· **護理皮膚** 蜂蜜可以營養皮膚、治癒傷痛，還可起到日常皮膚護理作用。將兩勺蜂蜜與20毫升的新鮮鳳梨果汁混合，用毛刷塗到臉上，10分鐘後用清水洗淨，可以消除雀斑。

· **補充體力**　也可以增強對疾病的抵抗力，即使在患有傳染病的情況下，病情也會減輕，病後也恢復得較快。

· **治療口腔潰瘍**　經常食用蜂蜜，對牙齒無妨礙，還能在口腔內起到殺菌消毒的作用。蜂蜜中含有抗菌成分，可以治療口腔潰瘍，並加速傷口癒合。

當然，由於蜂蜜的含糖量約爲砂糖的 80％，吃多了一樣會發胖。就糖尿病人來說，吃蜂蜜和吃砂糖一樣對身體不利。過去曾有人誤解蜂蜜對糖尿病人有益，這是因爲蜂蜜含多量果糖，果糖會延遲葡萄糖的吸收，使血液中的糖分不會馬上上升。

第十六節｜鹼性飲食與健康

科學研究發現，健康人體的體液（主要爲血液）應呈弱鹼性（pH值爲 7.3～7.4）。這樣有利於肌體對蛋白質等營養物質的吸收和利用，並使體內的血液循環和免疫系統保持良好狀態，使人的精力充沛。

營養學家告誡我們，我國多數家庭的膳食結構，長期以來是以米、麵爲主食，並不注意搭配蔬菜等鹼性食物，這就導致體液偏酸，成爲酸性體質。這樣的體質，一方面增加了體內鈣、鎂元素的消耗，另一方面常見青少年兒童發育不良，食欲不振，容易疲勞，上課注意力不集中，出現佝僂病、齲齒、便秘、胃酸過多等症。所以，爲了防病與保健，平時飲食應注意多吃些鹼性食物，酸性食品和鹼性食品之間保持一定比例，維持酸鹼平衡，才有利於各種生理功能的發揮。

那麼，什麼是鹼性食品和酸性食品呢？判斷酸鹼性食物，並非以口感爲據。以番茄爲例，它口感較酸，但其含有豐富的鉀，食用後，其代謝物呈鹼性。人們常食用的醋呈酸味但亦屬鹼性食物，還有山楂、酸牛

奶等均爲弱鹼性食物。雞蛋蛋白用化學測定是鹼性的，但它在人體內的代謝卻是酸性的，故屬酸性食物。酸鹼性食物的區分主要看其所含的成分。我們在日常飲食中所吃的食物，如海帶、菠菜、西瓜、蘿蔔、香蕉、梨、蘋果、胡蘿蔔、草莓、萵苣、馬鈴薯、南瓜、黃瓜、洋蔥、藕、紅薯、大豆等蔬菜，水果，茶葉，牛奶等，所含的鹼性元素（鉀、鈉、鎂）比酸性元素（氯、磷、硫）的比例大，在體內的最終代謝產物呈鹼性，故稱爲鹼性食品。葡萄、柑橘類水果食物吃的時候口感是酸味，這種酸是有機酸，在人體內可完全代謝成二氧化碳和水，對體液酸鹼性無大影響，原來與有機酸結合的鉀、鈉、鎂等在人體內最終代謝爲帶陽離子的氧化物，體液呈鹼性，故仍屬鹼性食品。椰子、李子、桃、板栗等產生鹼性成分，亦屬鹼性食品。而糧食穀類、禽畜肉類、蛋類、魚類，還有白糖、甜食、白酒、啤酒等含磷、硫、氯等酸性元素較多，在體內經消化和代謝，其最終產物呈酸性，故稱爲酸性食品。

鹼性食品不僅可爲肌體提供鈣、鎂、鉀、鈉等無機鹽，還可提供人體所需的多種維生素、微量元素和膳食纖維。膳食纖維在促進腸蠕動、防止便秘、減少腸道致癌物，及有毒物質的吸收、降低血液膽固醇等方面都起著相當重要的作用。因此，要想身體健康，袪病延年，須注意飲食的酸鹼平衡。

第十七節 ｜ 「鮮」食品誤區

很多人都喜歡購買鮮嫩油綠的新鮮蔬菜，回家後趁著新鮮勁兒立即烹調食用。而科學家們的研究表明，新鮮並不一定意味著更有營養，大多數蔬菜存放一週後其營養成分的含量與剛採摘時是相同或相差無幾的，而剛剛採摘的蔬菜往往還帶有多種對人體有害的物質。

　　另外，現在大量使用化肥和其他有機肥，特別是爲防治病蟲害，經常施用各種農藥，有時甚至在採摘的前一兩天還往蔬菜上噴灑農藥，這些肥料和農藥往往是對人體有害的。食用時最好是略做存放，待殘留的有害物質逐漸分解衰減後再吃不遲。

　　除蔬菜外，下列一些飲品或食品，也不宜過分追求新鮮——

　　· **桶裝水**　市售的桶裝水，不論是蒸餾水、逆滲透水、礦泉水，或其他純淨水，在裝桶前大多要用臭氧做最後的消毒處理，因此剛灌裝好的桶裝水裏都會含有較高濃度的臭氧。對人而言臭氧是毒物，如果你趁新鮮喝，無疑會把毒物一起攝入。若將這些桶裝水再放 1～2 天，臭氧會自然消失，這時再喝就無飲毒之慮了。根據規定，生產的桶裝水必須經檢驗合格後方可出廠，而這個過程需 48 小時，故而喝按規範檢驗出廠的桶裝水，才是安全的。

　　· **茶葉**　許多人認爲茶葉是越新鮮的越好，剛剛從茶樹上摘下來的茶葉是最好的。其實呢？這種認識是不正確的。從營養學角度來講，最新鮮的其營養成分不一定是最好的，因爲所謂新茶是指採摘下來不足一個月的茶葉，這些茶葉因爲沒有經過一段時間的放置，有些對身體有不利影響的物質，如多酚類物質、醇類物質、醛類物質，還沒有被完全氧化，如果長時間喝新茶，就有可能出現腹瀉、腹脹等不舒服的反應。太新鮮的茶葉對病人來說更不好，比如一些患有胃酸缺乏的人，或者有老年性慢性胃潰瘍的老年患者，更不適合喝新茶。新茶會刺激他們的胃黏膜，使他們產生腸胃不適，甚至還會加重病情。

　　· **黃花菜**　又名金針菜，未經加工的鮮品含有秋水仙鹼，秋水仙鹼本身無毒，但吃下後在體內會氧化成毒性很大的二秋水仙鹼。據實驗推算，只要吃 3 毫克秋水仙鹼就足以使人噁心、嘔吐、頭痛、腹痛，吃的量再大可出現血尿或便血，20 毫克可致人死亡。乾品黃花菜是經蒸煮加工的，秋水仙鹼會被溶出，故而無毒。

　　· **木耳**　鮮木耳含有一種卟啉的光感物質，食用後若被太陽照射

可引起皮膚搔癢、水腫，嚴重的可致皮膚壞死，若水腫出現在咽喉黏膜，會出現呼吸困難。乾木耳是經曝曬處理的成品，在曝曬過程中會分解大部分，而在食用前，乾木耳又經水浸泡，其中含有的剩餘毒素會溶於水，使水發的乾木耳變得無毒。

・**海蜇**　新鮮的海蜇含水多，皮體較厚，還含有毒素，只有經過食鹽加明礬鹽漬三次（俗稱三礬）使鮮海蜇脫水三次，才能讓毒素隨水排盡。三礬海蜇呈淺紅或淺黃色，厚薄均勻且有韌性，用力擠也擠不出水，這種海蜇方可食用。

・**鹹菜**　新鮮蔬菜都含有一定量的無毒的硝酸鹽，在鹽醃過程中，它會還原成有毒的亞硝酸鹽。一般情況下，鹽醃後 4 小時亞硝酸鹽開始明顯增加，14 ～ 20 天達高峰，此後又逐漸下降。因此，要麼吃 4 小時內的暴醃鹹菜，要麼吃醃 30 天以上的。亞硝酸鹽可引起青紫等缺氧症狀，還會與食品中的仲胺，結合形成致癌的亞硝胺。

第十八節│吃綠色食品

隨著化學物質的濫用，蔬菜和水果的污染日益嚴重，這些化學物質如果不能徹底清除乾淨，對人體健康會造成難以估量的傷害。因此，隨著人民生活水準的不斷提高，廣大消費者也開始注重起食物的自然生長和「無化學成分」，在飲食上開始追求高品質、健康化，綠色食品消費日漸火爆。

綠色食品是指無污染、安全、優質的營養類食品。綠色食品種類繁多，涉及到酒、肉、菜、奶、水果、罐頭、飲料、糧食、蛋品、調料等。

綠色食品的環境品質標準、生產操作規程、產品品質和衛生標準構成了綠色食品的完整的品質標準體系。綠色食品對生態環境有嚴格的要

求，農業初級產品或食品的主要原料，其生長區域內不能有工業企業的直接污染，水域、上游、入口沒有污染源等等。綠色食品的生產操作規程涵蓋種植業、畜牧業、水產養殖業，和食品加工業諸領域，總體要求是在生產加工過程中，禁止使用或嚴格限制化學肥料、農藥，以及其他化學合成物質的使用，以確保食品的安全，保護和改善生態環境。綠色食品的產品標準普遍高於現行國家食品標準，部分與國際標準化組織推薦的標準直接接軌，比如：常規糧食產品只有 10 項檢測指標，而糧食類綠色食品有 21 項；一般奶粉衛生指標只有 3 項，而全脂奶粉綠色食品檢測指標有 15 項。

綠色食品生產實施「從土地到餐桌」全程品質控制，以保證產品的整體品質。全程品質控制技術措施的核心，是將中國傳統農業的優秀農藝技術，與現代高新技術有機地結合起來，制定具體的生產和加工操作規程，指導推廣到每個農戶和企業，落實到食品生產、加工、包裝、儲藏、運輸、銷售的各個環節，改變僅以最終產品的檢驗結果，評定產品品質優劣的傳統觀念。

需要說明的是，綠色食品只是我國的提法，國外則把此類食品稱為有機食品或生態食品。綠色食品與非綠色食品的區別之一是包裝上有特殊標誌。這是由太陽、葉片和蓓蕾組成的圖案，標誌形狀為圓形。真正的綠色食品，包裝上還同時印有商品標誌、文字和批准號，標誌和「綠色食品」四個字為綠色襯托的白色圖案，除包裝標籤上的印製內容外，還貼有中國綠色食品發展中心的統一防偽標籤，該標籤上的編號應與產品包裝上的編號相一致。

綠色食品與普通食品相比有三個顯著的特徵：一、產品出自最佳生態環境；二、對產品實行全程品質控制；三、對產品依法實行標誌管理。真正的綠色食品是無污染、安全、優質、富有營養的，比普通食品更有益於身體健康。

在購買綠色食品時，還應該警惕一些不法商家的騙人伎倆——

· **超期使用綠色食品標識** 廠家在申請使用綠標後使用期爲三年。

· **超範圍使用綠色食品標識** 所謂超範圍使用綠標，是指企業只申請一種規格的產品使用綠標，在沒申請其他品種使用前將已申請的綠標用於其他產品。這種行爲嚴重誤導欺騙了消費者。

· **違規使用綠色食品標識** 對綠標的印刷使用不符合「四位元一體」（綠色食品標誌圖形、綠色食品文字、編號及防僞標籤）的原則，四項標識不全，違背《綠色食品標誌管理辦法》。

產品綠色食品標識規格參差不齊，圖形、字體大小、間距等各異，令消費者很難區分眞假。

第十九節｜黑色食品辨證地吃

營養學家研究認爲——黑色食品不僅營養價值高，而且對人體有較強的保健作用。黑色動、植物食品中蛋白質的含量比較豐富。

黑色植物食品脂肪含量較高，且含多價不飽和脂肪酸，有利於營養腦細胞，防止血膽固醇沉積，還含較豐富的維生素B群，特別富含我國膳食結構中容易缺乏的核黃素。

此外，大部分黑色食品的獨特優點是所含的鈣、磷比例合理，如黑木耳、黑芝麻、髮菜、紫菜、海帶、青魚等，常吃這些食物對糾正膳食中鈣、磷比例失調大有益處。比如，黑米中含有人體所需的18種氨基酸，還含有很多的鐵、錳、鈣、鋅等多種微量元素，及各種維生素，其營養成分遠遠高於普通稻米。黑豆中所含的皂甙，有抑制脂肪吸收並促成其分解的作用，因此有預防肥胖和動脈硬化的功效，也是上等的美容佳品；黑芝麻含有豐富的油酸、亞油酸、卵磷脂、維生素E和蛋白質及鈣、鐵等物質，其含油量高達50%以上，尤其是維生素E含量爲植物

食品之冠，能防止過氧化脂質對人體的危害，抵消或中和細胞內衰老物質「游離基」的積聚，有延緩衰老、延年益壽之功效，此外還有減少血液凝塊，防止動脈粥樣硬化，及冠心病的作用。

黑木耳在補血的同時，又有涼血止血作用，對婦女月經過多和咯血、吐血、血衄、痔瘡出血等病症，具有標本同治的效果。黑木耳的膠體吸附力較強，能消化纖維一類物質，吸附腸內殘渣，起到清滌胃腸的作用。黑木耳含有核酸及其所含脂類成分中的卵磷脂，經近代科學研究表明具有健美美容、延緩衰老、延長青春的功效。黑蘑菇具有抗老年骨質疏鬆症、降血脂作用。

但營養專家同時指出，「食黑族」千萬不能進入誤區，以為吃黑色食品就能達到減肥、美容、延年的功效。一般來講，黑木耳、黑芝麻、黑米等食品，確實比一般的食品含有更多的礦物質等營養成分，但是要獲取比較充足的營養，關鍵在於合理的食品組合。如果均以黑色食品為主要攝取食物，絕對屬於偏食，對身體並沒有好處。其實從營養學角度看，沒有不好的食物，只有不好的搭配，進食還是要講究多樣性。

第二十節 | 苦味食品 —— 夏日保健佳品

生活中，一般人很難把「苦」和「補」聯繫起來，其實苦味食物中含有氨基酸、維生素、生物鹼、甙類、微量元素等，具有抗菌消炎、解熱去暑、提神醒腦、消除疲勞等多種醫療、保健功能。苦味食品中所含有的生物鹼具有消暑清熱、促進血液循環、舒張血管等藥理作用。熱天適當吃些苦味食品，不僅能清心除煩、醒腦提神，且可增進食欲、健脾利胃。

某些苦味的植物，是維生素 B$_{17}$ 重要來源。維生素 B$_{17}$ 的主要成分

是氰化物、苯甲醛和葡萄糖。其中的氰化物，它的化學性質並不活潑，對於正常的人體細胞，它是不起破壞作用的，但對癌細胞卻能產生較強的殺傷力。

此外，苦味食物能解濕除燥，促進分泌。當熱天人體消化酶功能出現障礙、味覺衰退和減弱時，吃點苦味食物就會使之恢復正常。

鑑於苦味食品對人體健康有如此多益處，健康專家建議，夏日不妨多吃點「苦」。常見的苦味食品如下——

・**杏仁**　杏仁富含維生素Ａ、Ｂ、Ｃ和鈣、磷、鐵等多種礦物質，能加強記憶力，減輕憂鬱失眠，防止貧血，長久食用可強健體魄，潤膚駐顏，延緩衰老。杏仁中還含有苦杏仁貳，是一種天然的抗癌活性物質。

・**苦瓜**　苦瓜中含有一種名為「多肽－ｐ」的物質，具有降低血糖的作用，「多肽－ｐ」可使嚴重糖尿病動物的血糖下降，而且不論注射還是口服均具有療效，因而營養學家和醫生把苦瓜推薦為治療糖尿病的良藥。經過分析，科學家發現苦瓜中存在一種具有抗癌生理活動的蛋白質，這種蛋白質能夠激發體內免疫系統的防禦功能，增加免疫細胞的活性，清除體內的有害物質。

・**茶葉**　茶葉，味甘苦，性微寒，能緩解多種毒素。研究證明，茶葉中含有一種豐富的生物活性物質——茶多酚。茶多酚能將重金屬離子沉澱或還原，並通過與蛋白質的結合抑制細菌和病毒，還對多種致癌物有相應的抑制作用。此外，茶多酚還能提高肌體的抗氧化能力，降低血脂，增強紅細胞彈性，防止血栓形成，緩解或延緩動脈粥樣硬化和高血壓，保護心腦血管的正常功能。

・**苦菜**　野菜中的苦菜，含有蛋白質、脂肪、胡蘿蔔素、維生素、甘露醇、生物鹼等十幾種營養物質，性味苦寒，有安心益氣、清熱解毒的功效。

・**蒲公英**　蒲公英是一種菊科植物。蒲公英帶根的全草，可作為蔬菜充饑（多用嫩葉，涼拌、烹煮即可），還可以起到清熱、解毒、緩

瀉、利膽、保肝、健胃、降血壓、提神醒腦、抗菌抗癌的功效。

‧**啤酒** 啤酒是用大麥和啤酒花爲主要原料，經酵母發酵而製成的。它含有豐富的氨基酸、蛋白質、糖、礦物質，及其他有利於人體健康的成分，素有「液體麵包」的美譽。其清爽可口的苦味，有幫助消化、滋補身體的功效。喝適量啤酒可起到健胃、清目、散熱、解渴、降血壓、止咳、利尿、鎮靜、消除疲勞、恢復精力等作用。

‧**苦筍** 苦筍味道苦中帶甜，性涼而不寒，具有消暑解毒、健胃消積等功效。

‧**蕎麥** 蕎麥含的苦味素有清熱、降火、健胃的功效，能消食化滯，除濕解表，治療腎炎、燒心和便秘。蕎麥中還含有蘆丁、多種維生素和微量元素，長期食用，能保護視力，對糖尿病、肥胖病和高血壓病病人具有醫療保健作用。

應特別注意的是，食用苦味食品不宜過量，否則可能引起噁心、嘔吐等症狀。

第17章
排便與健康息息相關

第一節 | 排便的生理過程

人類的排便功能主要是在大腸完成的。大腸雖屬消化管的末端，但是，人類大腸實際上無消化功能，主要是吸收水分，為食物殘渣提供暫時貯存場所，直至形成糞便，排出體外。

一、大腸的運動

大腸運動的主要特點是少而緩慢，因而食物殘渣在大腸停留時間可達 10 小時左右，有利於水分的吸收和糞便的形成。當食物經胃消化後進入十二指腸時，可反射性地引起大腸一種進行很快且推進很遠的蠕動，稱為集團運動。集團運動每日只發生數次，能將一部分大腸內容物推送至降結腸、乙狀結腸，以至直腸。當腸內容物被推入直腸時，就產生便意。

二、糞便的組成與排便

1. **糞便的組成** 正常糞便主要包含：（1）食物中不能消化吸收的

殘渣,如纖維素。(2)腸道排泄物,如膽色素、無機鹽。(3)細菌及其發酵、腐敗的產物。

2. 排便反射及便秘　正常人直腸內平時是沒有糞便的,當糞便被集團運動推入直腸後,刺激直腸壁壓力感受器,衝動沿盆神經和腹下神經傳至脊髓腰骶部的初級排便中樞,由此發出衝動由盆神經中的副交感纖維傳出,引起降結腸、乙狀結腸和直腸的收縮,肛門內括約肌舒張,同時抑制陰部神經,使肛門外括約肌舒張,糞便便得以被排出。

排便反射正常受大腦皮層控制,直腸充盈時衝動也同時傳至大腦皮層,產生便意。大腦皮層根據具體情況,向下發放衝動,易化或抑制初級排便中樞,促進或抑制排便活動,若經常有意識地抑制排便,直腸壁壓力感受器的敏感性就會降低。糞便在腸腔停留時間過久會因水分的吸收而變得過硬,引起排便困難,導致便秘。此外,食物過於精細,殘渣太少,不能形成足夠強度的刺激時,亦會產生便秘。

首先,沒有任何「硬性規定」每天大便的情形必須都一成不變。每個人的排便狀況不僅因人而異,而且也隨著每個人所吃食物多少、吃的時間、個人新陳代謝的狀況、從小養成的排泄習慣、喝了多少水,或是曾經服用過什麼藥等情況,而有所不同。有些健康狀況良好的人,可能有規則且正常地每兩天排便一次,有的人則是一天兩次,而大部分的人都是每天一次。

因此,「便秘」現象的定義是指排便習慣發生改變的狀況。比如說,有人多年來都習慣在早餐後準時排便,但是突然這種習慣有了變化,有時數天才會排便,糞便變成小球狀且堅硬,或失去原有正常的外型尺寸而變成絲條狹長的形狀,這樣則可算是有便秘的症狀了。

突然改變飲食習慣,尤其是減少纖維素的攝取量時,也會引起便秘症狀。有的人為了減肥而嘗試不吃早飯,兩個星期內確實減輕了一兩千克(公斤)體重,可是後來卻開始患有便秘的毛病。這是因為多年來早餐促進腸胃的蠕動,現在則必須等到午餐之後,這種刺激腸胃蠕動的情

況才會發生，等到了想上廁所的時候，卻因為工作緊張，根本沒有時間，只好忍著不去，等到休息方便的時候再去排便，最後就變成便秘了。

缺乏運動或是基於種種原因必須長臥在床的人也會有便秘的現象。如果非得臥床不起時，可以服用一些使糞便變軟的藥物，直至恢復到能正常下床走路為止。

腸蠕動有任何改變都表示身體有異常的現象，也許是輕微而短暫的狀況，但也可能是嚴重且會造成永久性傷害的病症。例如，腸蠕動可能是某些疾病發生（如甲狀腺功能減退）或是藥物引起的反應（如止咳糖漿裏所含的可卡因）而變得遲緩，這樣，腸內的殘留物質會非常緩慢地向下移動，造成一天之內都沒有排便的情形。假如個人有脫水的現象，糞便就會因為缺乏水分而變得乾燥、破碎不整，聚集成小球狀。此外，大腸裏有衍生組織生成，阻塞排便的通道，也會導致便秘，同時使糞便的形狀變得細窄。還有一些人經常忍著不上廁所，長此以往，直腸上的神經反應就將變得遲鈍，必須要等直腸膨脹到更大時，才會發出排便的訊號。

平時雖不需要費太多心思用在自己的排便習慣上，但是一旦有任何明顯而持續存在的變化時，都絕不可掉以輕心。

婦女的子宮、輸卵管、卵巢等內生殖器官位於骨盆腔內，前與膀胱為鄰，後面及左右兩側靠近腸管，特別是右側輸卵管挨著闌尾、盲腸，而左側輸卵管則與乙狀結腸和直腸靠近。

長期便秘，停留在腸管內排泄物中的各種細菌、病毒、黴菌等病原體，便可通過毛細血管、淋巴管直接侵犯到左側輸卵管及卵巢，引起炎症。輕者病變進展緩慢症狀不明顯，重者常伴有下腹痛、腰酸痛、白帶多、月經過多、經痛和性交疼痛等症狀。

臨床上長期便秘還容易引發左側輸卵管炎。因為輸卵管是精子和卵子相會的交通要道，管腔較細，一旦被炎症堵塞，就會阻礙精卵相遇，造成不孕。

便秘者應力求改正不良習慣，每天早晨堅持喝一杯蜂蜜水，並養成經常喝水的習慣，每天至少 6～8 杯，平時要經常吃一些粗糧和蔬菜、水果等，尤其是多吃些含纖維多的食品，同時要養成定時排便的習慣。

三、排尿

尿液是由腎臟所製造的；排尿的目的是為了維持體內化學物質的均衡。腎臟，在身體左右兩側各有一個，它能過濾流經腎臟的血液，將身體所需要的物質留下來，而排出其餘不需要的物質。在一天 24 小時裏，有 2000 升的血液會不斷循環地流經我們的腎臟，但卻只會形成 1.5～2 升的尿液。

健康的腎臟不會讓任何身體所需的成分流失，所以它會不斷重複地從流經它的血液裏吸收其中所含的糖分、某些礦物質、蛋白質、紅血球、白血球，以及其他維持生命所需的物質。檢查尿液，就可以看出尿液裏是不是出現了不應該出現的物質，以此來診斷體內的疾病。

第二節 ｜ 排便異常與疾病

一、便秘與疾病

從下面幾種不同的狀況，你可以了解自己便秘時的症狀，以及其所代表的意義。

· **如果便秘和腹瀉交替出現**　應將情況向醫生報告，醫生會檢查是否有通道阻塞的情況，有可能是結腸裏有息肉或腫瘤形成。雖然這種便秘與腹瀉同時交替發生的現象大多是一種惡兆，但糖尿病患者或有敏感性腸疾的人，也可能會有這樣的症狀出現。

· **便秘的時候，是否能排得出氣來**　如果不行，則表示腸子已被

阻塞，一定要馬上動手術急救才行。不過，如果眞是這種情況，則患者會有很劇烈的腹痛，和腹部嚴重膨脹的現象。

・**如果便秘的現象存在很久，且不斷反覆出現**　則可能是自己平日飲食中缺乏纖維素，或是平時水分補充不夠所致。這種情形大都是因爲不斷服用過量的瀉劑引起的，故又稱之爲瀉劑性大腸症。只要減少瀉藥的劑量，就能解除這種症狀。當然，敏感性腸疾也可能是病因。

・**便秘症狀出現期間亦有體重增加的現象時**　可能是甲狀腺機能減退所致，由於新陳代謝的速度變慢，使得腸道蠕動收縮的速度也跟著變慢，因而增加營養吸收量，使體重增加。

・**如果便秘發生的同時有體重下降的現象**　最先要注意的是，自己身上是否有腫瘤形成？但是，不可太過於驚慌。一般人在緊張焦慮的情緒下，也會使排泄習慣改變，同時也會影響食欲，造成體重減輕。

・**如果便秘且同時有尿頻的現象**　這可能是直腸裏的腫瘤壓迫到附近的膀胱，使自己產生尿意，即使在生理狀況根本還不需要排尿時，卻仍急著想小便。

・**如果便秘發生的同時，排尿的次數也比正常的情形要少**　這可能是脊椎患有某種病變造成的，這種病變影響到胃腸功能和膀胱的收縮作用。

二、便秘、糞便異常與排便感覺

除了有便秘的現象之外，如果糞便持續變細變窄，看起來像是絲帶般，這表明腸道較低的位置有受阻的現象。但單純的過敏性腸疾也會使糞便的形狀改變。

發現自己有便秘的情形時，要注意看看糞便的顏色。若糞便表面有血絲出現，則表示患有痔瘡或肛門部分有裂傷。要特別注意的是，癌症有時也會產生帶血絲的糞便。糞便有黏液附著而沒有血跡時則表示是結腸受了刺激，如果整個糞便裏都混雜著血跡，那麼就可能是有腫瘤形成；

如果糞便呈現黑色膠狀，則表示消化道上端有出血狀況發生，像攝取酒精、服用過量的阿斯匹靈，或這一類的藥物而導致潰瘍或是胃壁受到了侵蝕。

如果排便的時候會覺得疼痛，可能肛門附近長了大痔瘡，或是肛門附近的皮膚裂傷了。

在排便結束之後，覺得仍有糞便殘留在腸子裏，大多是因為長期便秘，以及過敏性腸疾所造成的症狀，但也可能會感覺到在腸子較低的位置或是直腸裏似乎有腫瘤形成。

三、腹瀉

（1）有些嬰兒會因為吃進去的食物不經消化就直接排出體外而長期不斷地腹瀉，這時他（或她）可能是罹患了某種像「粥狀瀉」之類的腹部病變，使得食物進入腸內時，因腸壁功能異常，無法吸收營養，食物就直接流出體外。

（2）如果腹瀉的現象是長期存在且間歇地發作，有些天排便正常，而有些天卻會拉肚子，此時病因通常是結腸受到刺激、腸部患有發炎性病變，或是對某些食物無法適應。

（3）如果腹瀉和便秘的現象交替出現，而自己又不是瀉藥的慣用者，那就非常有可能是結腸內有腫瘤生成，必須儘快接受檢查，及早治療！請記住，敏感性結腸病症或是慢性糖尿病患者，也會有腹瀉和便秘交互出現的症狀。

（4）如果腹瀉的症狀從未有改善的跡象，而且很少排硬便，那麼可能是甲狀腺機能亢進所導致的現象，在這種情況下，還會出現一些其他的症狀：神經質、易受刺激而興奮或發怒、心跳過快（心悸亢進）、失眠、怕熱且流汗甚多等。長期腹瀉的情況若發生在青少年身上時，則多半是因為發炎性的腸部病變、腸部受到感染或吸收功能發生障礙所引起的。

（5）如果腹瀉時的排泄物呈現油膩狀、有惡臭而且浮在水面上，這就表示是小腸無法正常地吸收油脂，而使得糞便裏帶有過多的油脂所導致的。

（6）糞便裏有清澈的黏液表示結腸遭到刺激了，則可能是潰瘍性結腸炎，甚至還可以發現裏面有膿存在。一旦糞便裏有血跡出現，不管裏面有沒有黏液，則從過敏性腸疾或發炎性腸部病變等較輕微的病症，到慢性痢疾、癌症、息肉或息室炎之類較嚴重的病症都是有可能的。

（7）如果糞便裏既沒有膿也沒有血跡出現，那麼只是敏感性腸病所引起的而已。患者可以從上廁所的次數來判斷可能的病情：一天少於6次的話，問題可能是出在腸道較前端，也許是小腸吸收不良；如果超過6次，則表示問題是在較後段的腸道上，在大腸或直腸裏，尤其是每次都得用衝刺般的速度上廁所才來得及的話，這種可能性就更大了。

（8）如果腹瀉的症狀多半發生在早上，那可能是敏感性腸疾或腸胃緊張所引起的。假使是發生在夜晚，則是因為甲狀腺機能亢進、糖尿病、潰瘍性結腸炎，或局部性迴腸炎所造成的。

（9）體重也是可靠的病情指標之一，假使已經持續腹瀉了一段時間，可是體重仍然十分穩定，那可能是因體內缺乏乳糖酵素或對某些食物過敏所引起的。如果體重有下降的情形，則可能的病因就包括癌症、甲狀腺機能亢進、發炎性腸部病變等，尤其是腹瀉之前體重已經有減輕的現象時，這種診斷的可能性就更大了。

（10）如果自己的腸胃功能一向都很正常，而在外地出差卻突然發生腹瀉症狀，那可能是上述以外的其他原因造成的了。這種情況不須大費周折地找醫學「名家」來仔細探索病因，因為任何人大概都不難聯想到是自己水土不服，或出國旅遊攝入了某種不易消化的食物所致。如果除了腹瀉之外還有嘔吐和全身酸痛的現象，那可能就是急性食物中毒或是病毒性感染所引起的了。

（11）有很多種藥物都會引起腹瀉的症狀。最常見的有輕瀉劑、抗

生素（殺死寄居在腸裏的細菌，卻因此使腸子沾染上其他的細菌而導致腹瀉）、洋地黃類藥劑、奎寧丁類、降低血糖的口服藥劑、制酸劑、降低高血壓的藥、降膽固醇藥、抗癌藥劑、秋水仙素（用來治療急性的痛風發作）等，而腸部放射性治療，也是引起腹瀉的原因。

（12）如果吃完東西之後馬上就有腹瀉的情形，則「受到污染的不潔食物」可能是引起腹瀉的真正病因。事實上，並不是細菌本身使人產生病狀的，而是細菌釋放出來的有毒物質進入腐壞的食物中，才引起腹瀉的。如果是和朋友一塊出去用餐之後發病的，要及時詢問那些朋友，看看他們是不是也有相同的症狀。如果是進餐至少 12 個小時後腹瀉症狀才發作的，那麼應該是食物中毒所引起的腹瀉病狀。如果自己實在想不起來到底是吃了什麼東西才拉肚子的，那就可能是病毒引起的腸胃炎所造成的症狀。一般來說，這種病毒性腸胃炎所引發的腹瀉往往是很短暫的，且不管患者是否加以理會，症狀在一兩天後就會自動消失。也曾經有人是喝了些酒之後，才有腹瀉的情形發生。

（13）腹瀉時，糞便的外貌也可以作為診斷的參考。舉例說：有黏液出現時，不管有沒有血跡，都可能是腸部受到某種感染所引起的。如果糞便帶有大量的水分時，若不是病毒感染，就是受到梨形鞭毛蟲感染所引起的症狀。多年前，前蘇聯列寧格勒市的公共用水裏就因為含有這種蟲而喧騰一時，這種蟲現在還出現在全世界的某些鄉村或都市社區裏。如果糞便呈現綠色，那就可能是沙門氏桿菌感染所引起的腹瀉。梨形鞭毛蟲也可能使糞便變成綠色。美國境內就曾經因為對家畜施打抗生素以加速其生長時，而引起沙門氏桿菌感染的大問題。經過長期抗生素治療後，這種對牲畜無害的細菌就會對抗生素產生免疫性。一旦沙門氏桿菌進入人體的消化系統內，就會引起腹瀉的症狀，而且很難治癒。

（14）腹瀉發生的同時也有發燒的現象，通常表示是感染造成的，因為緊張而拉肚子時，通常是不會發燒的。

（15）如果一直拉肚子，長久不見好轉時，千萬別自作主張服用某

些止瀉藥劑，自以爲這種症狀一定會因此而自動消失。應該找醫生好好診察一下，腹瀉的時間一旦持續達兩三個星期以上，則導致這種腹瀉的元兇可能就有很多種。名列前茅的就是發炎性的腸部病變、細菌感染、某些藥物反應，另外還有蠕蟲、阿米巴變形蟲或其他寄生蟲病等。在反覆測檢糞便之後必能找出病源，對症下藥，腹瀉的現象就會痊癒。

第三節｜檢查自己的尿液

檢查尿液最初步且最簡單的方法就是用眼睛觀察。

一、顏色較深或混濁的尿液

發現尿液顏色較深或是混濁的時候倒不需要驚慌，這可能只是吃的食物或是肉類裏所含的磷酸鹽成分所造成的。女性平時的陰道分泌物常常也是使尿液變得混濁的原因之一。如果天氣很熱，自己流了不少汗，卻沒充分補充水分，那麼尿液就會濃縮而呈現出較深的顏色。

事實上，尿液的顏色大多和自己究竟喝了多少水有關係，尿液裏含有越多的水分，顏色就越被稀釋成淡黃色。發生脫水現象時，尿液會呈現較深的黃色。

二、茶色或紅褐色的尿液

如果尿液呈現茶色或是紅褐色，這表示可能有膽汁混在裏面。檢查的方法是倒一些尿液到容器裏（一定要有蓋子），蓋好蓋子之後猛力搖動，如果尿液起泡沫了，就表示確實有膽汁在裏面。然後請到鏡子前觀察自己是否出現黃疸症狀。這兩個症狀都表示可能患有肝臟方面的毛病，應馬上找醫生。

三、紅色的尿液

紅色的尿液往往代表尿液裏面含有血液，這是泌尿系統罹患癌症、受到感染或是結石等病症的主要危險警訊。在健康的狀態下幾乎是不會出現這種症狀的，這時一定要馬上去看醫生，但是前一天如果吃了紫甜菜，或是喝了甜菜湯也會使尿液變成紅色。此外，輕瀉劑裏所含的酚肽成分也會讓尿液變紅。

四、食物或藥物導致的尿色異常

混在某些糖果、食物或是藥劑裏的色素，也會改變尿液的顏色。曾有人為了防範泌尿道痙攣所吃的藥裏，含有一種無害的色素，而使尿液呈現綠色。某些導致泌尿系感染的細菌會分泌出藍色的色素，和黃色的尿液混合了以後，也會自然變成綠色。

某些鎮定劑會讓尿液變成紅色或是棕色。維生素群，尤其是含有B群成分，會讓尿液變成橘紅色的，而且有一種特別的味道；為減輕膀胱受到刺激時，所引起的疼痛而使用的鎮痛劑，也會讓尿液變成淡橘紅色。泌尿系統裏某處受到感染而產生的膿，則會使尿液變成乳黃色。

還有一種用來治療高血壓的藥物，甚至會讓尿液變成黑色。尿液排出的時候原本是黃色的，一旦碰到馬桶裏的水時就突然變成黑色的，這就是一種名為次氯酸鹽的化學物質所造成的。

五、辨別尿液的氣味

還可以根據氣味檢查尿液。例如，吃了蘆筍之後，不一會兒尿液就會有一種很強烈的氣味，而每一種食物都會導致不同的氣味。因此，如果發現自己的尿液聞起來有怪味，並有些混濁，或是呈現出特別的顏色時，一定要先想想看自己最近是不是吃了或是喝了什麼東西，有沒有攝取足夠的水分，或是否曾服用維生素類藥物等，不要驚惶失措地以為自己得了什麼重病，而導致精神緊張。

第18章
人際交往與健康息息相關

第一節｜人際交往與健康

一、人際關係與健康的關係

人際關係，即人與人之間交往的關係。由於它是通過個人意識和行為體現出來的，所以，人際關係也可理解為人與人之間相互作用的過程。每個人都生活在一定群體中，這樣就在個人與個人之間，個人與集體之間，以及集體與集體之間，存在著種種交往關係，構成了一個錯綜複雜的人際關係系統。

心理學家認為，友誼是人際關係的體現，誠摯的友誼，生活中善於理解別人，並樂於相助的人，自己可獲得蘊藉和欣慰；而對於被援助的人來說，則更會產生情緒上的良好感染與回饋作用，能使人得以安慰、鼓舞。這種精神上的快慰和舒暢，對於機體健康具有重要的意義。

研究發現，注意培養良好的人際關係者，絕人多數身體健康，長壽者居多。

影響人際關係的心理因素有吝嗇、多疑、嫉妒、高傲等，極易形成他人心理上的「劣性定勢」，對自己精神上也是一種無形壓力。這種人

往往伴有一定軀體證候，如煩躁易怒、食欲不振、頭痛失眠；有的鬱悶心悸、胃脘不舒。容易罹患過敏性腸炎、胃腸神經官能症、消化性潰瘍以及心血管疾病等。研究還表明，那些性情孤獨、不願與鄰里及親友往來的人，其死亡率要比喜歡交際的人高出 2.5 倍。

實驗證實，人在情緒平穩時，內分泌活動也處於平穩狀態。人際關係緊張時，隨著情緒的劇烈波動，血液和尿中兒茶酚胺（包括腎上腺素、去甲腎上腺素、多巴胺等）含量明顯升高。腎上腺素是人體重要激素之一，參與人體代謝活動，可使神經系統興奮，並與心臟、血管和其他器官有密切的關係。兒茶酚胺的增高又可促使血脂增高，血管平滑肌細胞增殖形成動脈硬化。大量的兒茶酚胺還會促使血小板聚集，阻塞小動脈，致使心肌梗塞。所以，劇烈的情緒改變，往往會使冠心病、心肌梗塞等突然發作。

二、人緣與健康的關係

21 世紀的新觀念是：人緣好也是健康的標準。你人緣不好，可能是軀體，尤其是心理上出了問題。一般軀體健康、心理健康的人，總能獲得良好的人際關係。

下面列出幾種人際交往模式供你檢查對照——

· **客多心煩**　人來客往多會影響家庭經濟和正常的家庭生活，這就常會引起家庭矛盾。特別是一方（例如女方）的至愛親朋太多，而另一方卻缺乏接待熱情。另外，在接待客人上有親有疏也會引起矛盾，進而傷害了夫妻感情。

· **怕被拒絕**　這是人際交往中的不安全感所使然。這種人有著一種很強的自我保護意識，處處怕被別人傷害，擔心自己主動與人交往時，會受到別人的冷淡；而另一種則是擔心自己被利用、被欺騙，因此總是不信任別人。

· **不會說「不」**　這類人常以奉獻者角色與人交往。認為別人必

須得到我的幫助，在與人交往時我必須做出犧牲，以使別人歡愉。他們從小到大就沒說過「不」，當善舉沒有得到所期望的回報時，就會感到十分委屈和不平衡。

· **需要依靠** 這種人過分信賴依靠身邊的人，凡事言聽計從，唯唯諾諾，完全失去了自我。如果他只依賴某一個人，就會既不願意，也不允許對方與別人建立親密關係，惟恐自己被拋棄，結果使被依附的對象有一種束縛感，並產生想擺脫這種關係的強烈願望，最終導致親密關係的破裂，而心理脆弱者又難以承受這種打擊，出現心理危機。

與人交往是個實際體驗的過程，如果你有上述問題，首先要認識到這是一種不健康的狀態，心理已有障礙；再客觀地回顧一下你在人際交往中的種種問題，是否是由此而生的。及時提高對人際交往重要性的認識，進行自我調整。

三、十個心理健康的標準

（1）有充分的適應能力；

（2）充分了解自己，並對自己的能力做恰當的估計；

（3）生活目標能切合實際；

（4）與現實環境保持接觸；

（5）能保持人格的完整和諧；

（6）有從經驗中學習的能力；

（7）能保持良好的人際關係；

（8）適度的情緒發洩與控制；

（9）在不違背集體意志的前提下，有限度地發揮個性；

（10）在不違背社會規範的情況下，個人基本需求能恰當滿足。

第二節｜保持最佳、主動的狀態

一、要做到知人明己

「知人者智，自知者明」。「自知」，就是認識自己與外界的關係。加強自我修養，完善自己的人格，自覺地調整好個人與他人、個人與社會的關係。居於領導地位時，更要重視自我修養，不要放任，不要自我膨脹。要尊重別人，關心下屬，在敏感問題上，如：用人、調薪等要一視同仁，先人後己。要懂得「欲人之愛己也，必先愛人；欲人之從己也，必先從人」。正確認識自己是搞好人際關係的重要前提，也是保證身心健康的重要條件之一。「明人」，也就是了解人。在交往中多看別人長處，取長補短。對人要禮貌熱情，平等待人，多尊重，少苛求。「愛人者，人恒愛之；敬人者，人恒敬之。」只有尊重別人，才能受到別人尊重。

二、適時調整「角色變化」

當角色改變時，諸如職務變化、家庭變化等，要審時度勢，保持心境輕鬆平穩。唐代著名醫學家孫思邈在《孫真人衛生歌》中說：「世人欲知衛生道，素樂常有嗔怒少；心誠意正思慮除，順理修身去煩惱。」在角色變化時，能做到順理修身，就能使心境處在平穩、樂觀狀態。氣血調和，精神內守，生命發條就能穩定在最佳狀態，少得病或不得病。

第19章
運動與健康息息相關

第一節 | 健康需要體育運動

相信不少中年人都有這樣的同感：儘管我們的生活日漸富足，吃得越來越好，飲食結構也越來越接近合理，但是，我們的身體卻沒有以前那麼好了。這到底是為什麼呢？

的確，大多數人都很關注自己的營養，但卻忽視了體育鍛鍊。

科學家們經過大量研究，發現了體育運動能使身體保持健康的奧祕如下：

1. **抑制癌症** 研究發現，癌症的發生與體內雌激素水準有關，雌激素偏高的女性易患某些癌。近代研究顯示，運動能降低雌激素水準，經常進行體育鍛鍊的女性，其體內雌激素水準明顯降低。美國有人對經常參加體育鍛鍊的女性與不愛運動的女性進行調查發現，不經常參加體育鍛鍊的婦女比同齡組愛運動的婦女患子宮癌、乳腺癌的機率多 2.3 倍。初步認為是因為運動降低了雌激素水準，從而減少了癌症的發生。

2. **降低血脂** 人體血液中的脂肪能通過動脈血管壁中的許多微小孔被排出血管。但排出的前提是血管中的脂肪必須與高密度脂蛋白結合

後，才能穿過這些小孔，高密度脂蛋白含量越高，脂肪就更能有效地被排出。英國倫敦有關專家發現，運動能增加血液中高密度脂蛋白的含量，從而降低血脂。人在進食富含脂肪的飲食1～2小時後，做一些適當的運動，體內的高密度脂蛋白含量明顯增加，血液中的脂肪在未沉積於血管以前，就能被排出，血管中的血脂含量大大減少，這對防止或減緩血管粥樣硬化，避免心腦血管疾病的發生，極爲有效。

3. 提高免疫功能　研究發現，體育運動能增加肌體的免疫功能，增加抵抗力，從而免除一些感染性疾病。有人測出長期參加體育鍛鍊的65歲以上的老人，其體內4淋巴細胞百分率、淋巴細胞轉化率等與青壯年對比，均無顯著差別。但是，運動必須持之以恆，否則遠期效果並不理想。

4. 保持耐力　運動能加強新陳代謝功能，促進腸蠕動功能，有助於提高營養物質吸收利用率。經常有規律地進行體育鍛鍊的人，其動物澱粉含量比不愛運動的人動物澱粉含量增加一倍多。動物澱粉含量的增加可提高人的耐力，使人勞動或運動久而不覺得累。

5. 鎮靜　人體帶有一定量的電荷，電荷量的多少與運動有關，運動少的人電荷特別強。帶有強電荷的人常常感到神經緊張，有的出現類似神經質的症狀。研究發現，長期體育鍛鍊的人能減少電荷，使人消除疲勞，緩解精神緊張，而精力充沛。體育鍛鍊還能刺激腦下垂體，使之釋放5－羥色胺物質，有助人們酣睡。

體育運動是人類自然性的一個重要表現，只要我們承認自己有自然性，就必須鍛鍊身體。在工作了一段時間之後，我們必須讓身體進行鍛鍊，如同讓饑餓的身體補充養料。現代人的生活節奏越來越快，工作壓力越來越大，而鍛鍊的時間越來越少，我們的健康也越來越不好，儘管我們的身體看起來還算是很健康，但其實是處於一種亞健康的狀態。因爲我們的心臟越來越脆弱，血液濃度越來越高，血脂越來越高，膽固醇越來越高，疾病隨時就會侵襲我們的身軀。因此，我們應該時時注意科

學的鍛鍊，使身體保持健康的狀態。

第二節｜合理運動促進健康

一般民眾往往根據自己的興趣選擇運動方式，結果並不適合自己，而造成更大的傷害。健康專家認為，不同人群應該根據自身特點，選擇不同的運動方式，即所謂的「運動處方」。

量體裁衣制定「運動處方」，首先需要到醫院體檢，確定自己屬於哪類人群。第二步是通過踩腳踏車、上階梯等耐力運動，做一次肌體功能評定。最後請醫生按個體差異，為自己設計一個「運動處方」，以確定合適的強度。

「運動處方」要求循序漸進地進行持續、緩慢、長時間、有耐力性的運動，並將心律、血壓、呼吸頻率等資料記錄在案，定期去醫院進行復診，修改「運動處方」使之趨於完善。如果運動後肌肉疼痛感持續兩三天仍未恢復正常，說明關節、肌肉承受的力量已經超過負荷，那就應該減少運動量。通常情況下，每天運動時間不應少於 30 分鐘。

對於年過 40 歲，或有心臟病、高血壓或糖尿病等家族病史者，在從事規律且持續的運動計畫前，尤其應該先由醫生評估其健康情形與體能水準，來選擇合適的「運動處方」。若任何部位曾有或現有疼痛、拉傷、扭傷、肌腱炎與肌肉僵硬或發炎等問題，都要經醫生檢查後建議屬於個人的「運動處方」，才能避免運動後疼痛加劇，甚至可以通過正確的運動逐漸減緩疼痛，達到復健訓練的效果。

健康專家認為，以健身房中使用率最高的跑步機與固定式腳踏車來說，並不適合患有脊椎軟骨突出、膝關節炎、踝關節扭傷、跟骨肌腱炎，以及足底筋膜炎的人，因為長期的跑步可能會有加重慢性扭傷的情形，

或加速膝關節的退化。

　　至於可以鍛鍊出健美肌肉的重量訓練器材，健康專家特別提醒，患有頸椎退化性關節炎的人，或是已出現肌筋膜疼痛症候群的上班族，千萬不要再去從事肩部推舉或是舉重等運動，否則會對頸部造成更大的壓力。對於許多有腰酸背痛症狀的人，包括坐骨神經痛、脊椎或腰椎軟骨突出，及腰部肌肉疼痛等患者，垂直式重量訓練更是完全碰不得的，否則會增加神經的壓迫而使症狀更爲嚴重。

　　此外，在手肘、手腕方面有問題的人，如網球肘、高爾夫球肘、伸腕肌疼痛，以及電腦族常見的腕隧道症候群等患者，最好避免舉啞鈴訓練手肌，因爲如果經常舉啞鈴的話，會使得手腕承受的壓力增加，還可能進一步造成手指的酸麻。

　　如果選對了健身器材，運動和復健其實是可以一舉兩得的。例如滑輪下拉訓練機，就可以幫助肩部和背部疼痛的患者，達到復健的效果；腿部伸張機則可以改善膝關節方面的問題；若有全身肌肉僵硬或是腰部肌肉疼痛的患者，跑步機則是很好的訓練器材，只是使用上最好採用走步的方式爲宜；而健身房中使用率排名第二的固定式腳踏車，由於一般不會對關節面造成傷害，因此對於膝部、足踝與腳底疼痛的患者來說，是很不錯的健身器材。

　　健康專家同時指出，慢走、游泳、騎自行車都是很好的傳統運動項目，能收到鍛鍊全身的效果。而像保齡球甚至蹦極（bungee jumping 高空彈跳）這類新興的運動，娛樂的成分更多一些。無論「運動處方」選擇哪些項目，都必須堅持一個理念：生命不僅在於運動，更在於科學運動。

第三節 | 「輕體育」與健康

「輕體育」也稱「輕鬆體育」或「快樂體育」，是歐美體育學者新近提出的一種大眾健身運動形式，它最主要的特點就是因地制宜、因時制宜、因人而異。

「輕體育」宗旨是靜不如「動」，這是「輕體育」概念的精髓所在。「輕體育」概念提倡利用一切可以利用的時空，讓身體獲得輕度的運動。崇尚「輕體育」概念的人認為，動比靜好，輕度運動比中、重度運動好。美國一位體育學教授通過研究輕體育運動者和中度體育運動者的血液樣本發現，輕度運動對於身體免疫功能的促進效果，比中、重度運動要好。

「輕體育」幾乎沒有什麼約定俗成的固定運動方式，它更像一種概念，引導你利用一切可利用的時間、地點，自己添加一點運動量。

慢走，是其中最讓人樂於接受的方式之一。你不必特意為它安排時間，在你出去買東西、外出辦事、逛街時，你就可以順便完成慢走鍛鍊。

聽音樂時，你可以隨節奏輕輕搖擺；站著說話時，你可以順便做做擴胸運動。只要你領悟了「輕體育」的靈魂，任何運動形式都可以成為一種有效的健身方式。

「輕體育」不追求運動量，而強調以調節身體功能為主；不要求大段完整的時間，土張利用茶餘飯後的零散時間，見縫插針地活動身體的關節部位，時間可長可短，完全依具體情況而定。而且，「輕體育」對技術和器械的要求極低，哪怕毫無運動基礎的人，只要有健身願望，就可以立即進入角色，然後只須按照自己的意願運動就足夠了，又沒有什麼經濟負擔可言。你可以單獨活動，自己一個人靜悄悄地進行，也可以在音樂的伴奏中活動，當然也可以集體活動。

健康專家認為，下列一些「輕體育」運動對人的健康非常有益，大

家不妨試一試：

1. 赤足原地跑　地上放一塊洗衣板或舊塑膠澡盆，鋪上一些小石子（鵝卵石），光腳在上面慢速原地跑，天冷可穿軟底鞋或厚襪子。人的腳底有成千上萬的神經末梢，與大腦緊密相連，以卵石或洗衣板的凸出部位刺激雙腳底，有較好的健身效果。

2. 原地高抬腿　站立原地後，雙手握虛拳，雙腳輪流提起，雙臂隨之自然擺動，可根據身體狀況，選擇提腿的高度和跑步的速度。

3. 旋轉慢步跑　先在原地練習順時針和逆時針旋轉，不求快速只求勻速。一般能習慣於順逆時針各轉三圈即可在跑步過程中不時旋轉，並逐步增加旋轉的頻率和速度及圈數。旋轉慢跑可產生一種離心力，可明顯改善全身血液循環。

4. 踮腳退步跑　先測量來回的步數，然後背向目標，目視前方，頭正身直，雙手握虛拳置於腰間，踮起雙腳，小跑步向後退去，同時擺動雙臂，默數步數。此法對腰肌勞損、腰椎病，以及腰、腿、腳骨質增生等患者，尤有益處。

5. 強力登樓跑　以力所能及的速度不用扶手上下樓，下樓時亦可退行，但每次只能跨一節臺階，此法可增強人的肺活量，增大髖關節的活動幅度，使下肢肌肉得到鍛鍊，且能加強腰腹的肌肉活動，有消除贅肉、強筋壯骨之功效。

總之，只要你在有意識地輕微地「動」你的身體，你就已經在從事「輕體育」運動了。如果你能以「不以善小而不為」的態度持之以恆，在不知不覺中，就已經輕鬆愜意地完成了一項鍛鍊。

第四節 │ 步行亦是一種鍛鍊方式

步行，也就是通常所說的散步，但又與散步有一點區別。這種步行有一定的步幅、速度和距離要求，既不同於散步，又不同於慢跑，簡便易行，效果顯著，被認為是中老年人和體弱者的一種最適宜的健身養生方法。在國外，它已成為增強心血管系統的功能，和心肌梗塞症康復醫療的重要手段之一。許多心臟病患者就是從「走」開始通向健康道路的。

目前步行的方式一般分為四大類：競技步行（體育的競走）、普通步行、負重步行，以及醫療步行。運動醫學專家研究發現大步疾走，即快走是最好的有氧運動，健身效果最好。它的步行速度一般認為應是每分鐘 133 米（約每小時 7 公里），心率達到最大心率的 70%。

那麼，步行鍛鍊對中老年人究竟有哪些好處呢？健康專家和運動專家概括為下面幾點——

· **步行是增強心臟功能的有效手段之一**　步行時由於下肢大肌肉群的收縮，可使心臟跳動加快、心每搏血液輸出量增加、血流加速，以適應運動的需要，這對於心臟是一種很好的鍛鍊。如果心率能達到每分鐘 110 次，保持 10 分鐘以上，就能大為增進心肌與血管的韌性與強度，同時也可以改善冠狀動脈的血液循環，從而可減少患心肌梗塞與心臟衰竭的機會。

· **步行可以起到減肥的效果**　長時間大步疾走可增加能量的消耗，促進體內多餘脂肪的燃燒。那些因多食少動而肥胖的中老年人，如果能堅持每天鍛鍊，通過運動可多消耗 1255.65 千焦耳（300 千卡）熱量，再適當控制飲食，就可以避免發胖。這一運動量相當於步行 4～5 公里，或慢跑 20～30 分鐘，或騎自行車 45 分鐘。

· **步行使人體態勻稱**　一項研究表明，一組中年婦女在醫生指導

下進行 8 週逐漸加量的步行運動，平均脂肪減少 6 公斤，肌肉增加 3.6 公斤，體重下降 2.4 公斤，參加者普遍感到神清氣爽、心情愉快，和從未有過的充沛活力。

‧**步行有助於促進糖類代謝正常化** 飯前飯後散步是防治糖尿病的有效措施。研究證實，中老年人以每小時 3 公里的速度散步 1.5 ～ 2 小時，代謝率提高 48%，糖的代謝也隨之改善。糖尿病患者經一天的徒步旅行後，血糖可降低 60 毫克 / 升。

‧**步行能延緩和防止骨質疏鬆** 步行是一種需要承受體重的鍛鍊，有助於延緩和防止骨質疏鬆症。又因為運動能延緩退行性關節的變化，步行能夠預防或消除風濕性關節炎的某些症狀。

‧**輕快的步行可以緩和神經肌肉的緊張** 步行是一種積極性休息的良好方式。美國著名心臟病學家懷特說：「輕快的步行（至有疲勞感），如同其他形式的運動一樣，是治療情緒緊張的一服理想的鎮靜劑。」每天應至少步行 1 小時作為保持心臟健康的一種手段。如果以每分鐘平均走 100 步（中速）計算，步行 1 小時可走 6000 步。運動醫學博士賴維說：「輕快散步 20 分鐘，就可將心率提高 70%，其效果正好與慢跑相同。」

通過上面的介紹，我們可以了解到，走路不僅是人體的基本活動形式，還是一種鍛鍊身體、延年益壽的最佳途徑。俗話說：「走為百練之祖。」步行的優點是任何人，在任何時間、地點都可以進行，而且動作緩慢、柔和，不易使人受傷，因此特別適合年老體弱、身體肥胖，和患有慢性病的人的康復鍛鍊。

步行作為一種日常的保健運動也應注意科學性，才能收到較好的效果，也就是在運動的強度、頻度，和時間方面都有一定的要求。

步行的形式不同，對增進健康的效果也不一樣。如：在步行的過程中，可以根據路況的變化，來改變運動的強度，像斜坡路段可提高步行的強度，坡路對鍛鍊腰、腿部最有效；在沙地上步行很費力，也會起到同樣的作用。

步行速度與步行時間決定運動量大小，可快慢走交替進行。因為，普通步行是一項輕微運動，至少需要持續 20 分鐘，才能對身體各器官形成代謝刺激，產生效果。

總之，各人體質不同、病情輕重不同，因此應按具體情況酌情掌握，必要時應在醫生指導下進行。

第五節｜有氧運動於健康最合理

有氧運動是通過一定量的全身運動增加氧的吸入量，全面提高人的機能，進而改善人的身體素質的一些運動方式的總稱。

有氧運動的全名是有氧代謝運動，它必須具備三個條件：

（1）運動所需的能量主要通過氧化體內的脂肪或糖等物質來獲得。

（2）運動時全身大多數的肌肉群（2 / 3）都參與。

（3）運動強度在低到中等之間，持續時間為 15 ～ 40 分鐘或更長。

有氧運動特點是強度低、有節奏、不中斷和持續時間長。同舉重、賽跑、跳高、跳遠、投擲等具有爆發性的非有氧運動相比較，有氧運動是一種恒常運動，是持續 5 分鐘以上還有餘力的運動。

有氧運動的形式很多，如：快走、慢跑、做健身操、游泳、騎自行車等。有氧運動更適合於全民健身。

美國田納西州健康科學中心的研究人員調查發現，包括慢跑在內的一些有氧運動，有助老年人長壽，並推遲生活不能自理的發病時間。此外，經常進行適度身體鍛鍊的老年人患惡性癌症、心臟病，以及腫瘤的機率也低於同齡人，這意味著有氧運動可以使老年人的晚年生活品質更高，生活方式也更健康。

研究還發現，經常參加有氧運動的老年人，因為患上心臟病而死亡

的機率，僅僅是同齡人的 1/4。另外，研究人員稱，哪怕是從中年才開始進行有規律的身體鍛鍊，也會對人體產生積極的影響，這一點在女性身上更爲明顯。

確實，有氧運動並非老年人的專利，中青年人長期進行有氧運動，同樣能獲得理想的效果。那麼，有氧運動具體來說有哪些好處呢？

1．**有氧運動是最好的減肥運動方式**　它能直接消耗脂肪，使脂肪轉化成能量被肌體組織消耗掉。據醫生長期觀察發現，減肥者如果在合理安排飲食的同時，結合有氧運動，不僅減肥能成功，並且減肥後的體重也會得到鞏固。

2．**有氧運動促進人體代謝活動**　有氧代謝運動使人體肌肉獲得比平常高出 8 倍的氧氣，從而使血液中的蛋白質增多，供應全身營養物質充足，使人體內免疫細胞增多，促進人體新陳代謝，使人體內的致癌物及其有害物質、毒素等及時被排除體外，減少了肌體的致癌因子和致病因子，保證了健康。

3．**有氧運動延緩了人體組織衰老**　有氧代謝運動可明顯提高大腦皮層和心肺系統的機能，促使周圍神經系統保持充沛的活力，並且使體內具有抗衰老的物質數量增加。推遲肌肉、心臟以及其他各器官生理功能的衰老和退化，從而延緩了肌體組織的衰老進程。

4．**有氧運動提高身體機能素質**　它可以提高人體耐力素質，發展練習者的柔韌、力量等身體素質。

有氧運動對於腦力勞動者非常有益：加拿大多倫多大學健康教育家萊斯通過對 800 人的長期觀察，和 300 多個有關實驗發現，當人們感到大腦疲勞時，到室外跑步，可以使大腦的功能恢復到 58%，而不做運動改吃藥的話，大腦的功能只能恢復到 40%～ 50%。有人便總結說：慢跑是最佳有氧運動，對醒腦有奇效。

5．**有氧運動具備恢復體能的功效**　這是一種積極的恢復方式。如果人們在非常疲勞的時候，加入到一個令人興奮的健康群體裏進行健身

運動，對未來的情緒及體力的調整最爲明顯。例如在健身房中伴著優美的音樂，做有節奏的健身運動等。

運動量究竟要多大才算適宜呢？最簡單的方法是測每分鐘心跳的次數，以170減去你的年齡數，如你40歲，運動量應該是心速每分鐘130次。

採用有氧運動健身，可因地制宜，量力而行。運動時間可每週3次，每次20～30分鐘或更長；強度則因人而異，20～30歲的人，運動時心率維持在每分鐘140次左右，40～50歲的人心率每分鐘120～135次，60歲的人心率每分鐘100～120次爲宜。

隨著生活水準的提高，人們追求健康、提高生活品質的願望更加迫切。而保持健康的鑰匙就掌握在我們自己手中，這就是有氧運動。

第六節 ｜ 惡劣天氣更要堅持鍛鍊

多夏季節，由於氣候的特殊原因，許多人對體育運動望而卻步，放棄了體育鍛鍊，應該指出，這樣做是很不合適的。俗話說：「冬練三九，夏練三伏」，意思是不管天氣多冷或多熱，都應堅持體育鍛鍊。逃避體育鍛鍊的人，越不活動，肌體適應外界環境的能力就越差，只有堅持鍛鍊才能使身體更好地獲得「順四時，適寒暑」的能力。

其實，在炎熱的夏季，在炎熱環境下鍛鍊，能使皮下毛細血管擴張，汗腺開放加速，散熱能力得以提高，使肌體有更高的調節體溫能力。所以應該「夏練三伏」。

醫學專家們研究認爲，輕鬆愉快的健身運動對有效預防和緩解「苦夏」症，至少有下列益處——

(1)盛夏從事適宜的輕快運動，可明顯提高大腦皮層中樞神經系統

的機能，使得植物神經系統（自律神經）功能出現的暫時失調和紊亂，均得到良好的調節和改善，以儘快消除循環系統、消化吸收系統及其他感官，因「苦夏」所帶來的生理不適。

（2）炎熱之時進行各項體育運動鍛鍊活動，可使大腦體溫調節神經中樞——下丘腦的生理功能更加完善，產熱與散熱機能更加靈活。一旦人體受到熱環境的刺激，其大腦體溫調節中樞就能更快、更準確地調節肌體的產熱與散熱過程，以維持人體體溫的生理平衡，這對有效預防「苦夏」頗有益處。

（3）持續的健身運動可使一些人懶散、停歇的汗腺開始工作，恢復正常生理功能。如使排汗量驟增，汗腺分泌加快、通暢，汗液排泄帶走了大量的熱量，也使「苦夏」症隨著汗水一起流失。

（4）除此之外，適宜的運動鍛鍊還可改善內分泌和組織的新陳代謝，使人食欲增加、精力充沛。實際上，輕快的體育活動最能促進人體內釋放一種「欣快物質」——內啡肽，該物質可使人心情舒暢、精神愉悅、情緒高漲，這對消除「苦夏」症給人們所帶來的不良心境（如煩躁、焦慮、痛苦、擔憂等），緩解心理上的壓力，使人正確對待「苦夏」症狀並給予積極的防治，均起著非常重要的作用。

當然，並非越熱越要鍛鍊，還應注意防中暑。正常人體在下丘腦體溫調節中樞的調控下，肌體產熱和散熱總處於相對平衡狀態，體溫維持在 36.5℃左右。當運動時，體內代謝加速，產熱增加，同時，皮膚血管擴張，血流加速，汗液分泌增多，呼吸加快，使體內產生的熱能通過輻射、傳導、對流，及蒸發等方式散熱，以保持體溫的恒定。但若天氣非常悶熱，身體正常的調溫功能發生障礙，體溫不斷上升，就會發生中暑。為避免中暑，不宜在炎熱的中午進行鍛鍊，運動時間不宜過長，運動量不要過大，衣著應利於散熱，需要補充足夠的淡鹽涼開水，還應保證有充足的睡眠。一旦遇到頭痛、頭暈及胸悶等中暑先兆，應立即在陰涼通風處歇臥，或求醫診治。

　　夏季日光浴對身體很有好處，但應注意適量，過多的日曬能損傷皮膚，導致皮膚衰老甚至致癌。有病者，最好徵得醫生同意後再進行日光浴。日光浴最佳時間為上午 9 ～ 11 時，下午 4 ～ 6 時；氣溫不宜太高，頭、眼不可行日光浴。時間以 5 ～ 8 分鐘為宜，也可酌情延長一點。

　　游泳是夏季最好的鍛鍊項目之一，能使心、肺、皮膚和肌肉得到全面鍛鍊。在游泳中，要注意防止抽筋。下水前應做好準備活動；大汗淋漓、身體疲乏或飽飯後，不要立即下水；下水前先用涼水撩沖身體，以使身體儘快適應冷刺激；游泳的時間不宜過長；應注意補充鹽分。如在水中發生抽筋（通常為小腿抽筋），應鎮靜，蹺勾腳尖並用力伸直膝關節，讓別人用力扳腳，使小腿三頭肌被動拉長，一般即能很快緩解。必要時，可求助於他人。

　　因此，為了能有效預防「苦夏」症的發生，運動者應根據自身的健康狀況、身體條件、體質及興趣、習慣，來合理選擇那些無拘無束、輕鬆舒適的輕體育活動。如：散步，打網球，保齡球，門球，練太極拳，水上運動，跳健美操，舞蹈，登山等。值得提醒的是，運動中應量力而行，切勿疲勞過度，更不可單獨在烈日下或高溫環境中從事鍛鍊，以免發生意外。

　　冬天，因為氣候寒冷，許多人不願意參加體育運動，但正如俗話所說：「冬天動一動，少鬧一場病；冬天懶一懶，多喝藥一碗。」這些都說明，冬季堅持體育鍛鍊，非常有益於身體健康。

　　事實證明，冬季到戶外參加體育運動，身體受到寒冷的刺激，肌肉、血管不停地收縮，能夠促使心臟跳動加快，呼吸加深，體內新陳代謝加強，身體產生的熱量增加。同時，由於大腦皮質興奮性增強，體溫調節中樞的能力明顯提高，有利於靈敏、準確地調節體溫。這樣，人的抗寒能力就可明顯增強。據測定，參加冬季鍛鍊與不參加冬季鍛鍊的人的抗寒能力，有時相差 10 倍以上。

　　此外，由於不斷受到冷空氣的刺激，人體造血機能也發生變化，血

液中的紅、白細胞，血紅蛋白及抵抗疾病的抗體增多，從而大大提高人
體對疾病的抵抗力，有助於預防感冒、氣管炎、貧血，和肺炎等疾病。

第七節｜體育鍛鍊要從小養成習慣

運動對人的健康這麼重要，那麼從什麼時候開始運動效果最好呢？
健康專家認為，應該從小開始，只要孩子可以參加運動，就應該及時培
養他們的運動習慣。

少年時期，是一生中生長發育最旺盛的時期，這時注意科學地鍛鍊
身體，不僅對於當時的體質增強有重要作用，而且對一生的健康水準也
影響深遠。

少年的骨骼肌肉處在迅速生長階段，科學的體育鍛鍊，能加速血液
循環，增加對骨骼的血液供應，使孩子的骨骼獲得更多養料，加上運動
時跑跳等活動對骨骼有一定的機械刺激作用，能夠促使骨骼長得更長，
更堅固。

心臟的生長發育有兩個高峰，從出生至五歲是心臟生長發育的第
一個高峰，青春發育期是心臟生長發育的第二個高峰。在這兩個高峰階
段，心臟生長發育特別快，如果在這兩個高峰期注意科學鍛鍊身體，成
年後心臟功能將會達到一個較高的水準。

從小鍛鍊，還對少年的消化吸收和呼吸功能都有良好影響，能促進
對食物營養的消化吸收，為生長發育旺盛的身體提供足夠的原料；呼吸
功能的增強使身體吸氧能力改善，讓新陳代謝得到更多氧氣，使生長發
育達到更高的水準。

其實，讓孩子經常到戶外在新鮮空氣和陽光中進行鍛鍊，不僅活躍
了他們體內的代謝過程，增強了體質，而且對智力的發展也會產生積極

的影響。美國生理學家在對幼鼠做的一個實驗中證實，運動刺激可有效地增強大腦的重量與皮質的厚度。有位專家通過調查發現，在舉行運動會的季節，孩子們完成各種作業的速度和品質，都明顯地提高。

研究發現，體育運動促進了血液循環和呼吸，使腦細胞得到更多的氧氣和營養物質的供應，使代謝加速，腦的活動也就越來越靈敏，再加上鍛鍊時，肢體動作千變萬化，也會促使大腦各個不同部位快速做出相應的機能反應，這猶如大腦神經在做各種各樣的「健腦體操」。此外，每天有適當的戶外活動時間，還能幫助孩子提高睡眠品質，增強記憶。

可見孩子們從小注意鍛鍊身體，對孩子的健康及智力發展都有重要的影響。因此，孩子從小就要養成鍛煉身體的習慣，才能受益無窮。

造成體力活動減少的主要原因是靜坐不動的生活方式。例如只有少數兒童走路或騎車上學，而大多數兒童把大量時間花費在看電視、玩電腦遊戲和上網等等。

生活方式多形成於人的生命早期並影響人的一生。兒童和青少年時代養成的體育鍛鍊模式很可能會終生保持，因此也就為積極健康的生活奠定基礎。相反，年輕時養成的不健康的生活方式，包括不愛運動、偏食和濫用藥物等，也有可能會伴隨他們一生。

當然，要讓孩子們完全自覺地養成多進行體力活動的好習慣，太為難他們了。健康專家認為，父母的幫助十分重要。那麼，家長怎樣培養孩子鍛鍊身體的習慣呢？健康專家建議——

1. 要從小培養孩子鍛鍊身體的興趣　興趣是最好的老師，孩子一旦對體育鍛鍊發生了興趣，就較容易主動去參加各種體育活動。培養孩子體育鍛鍊的興趣，可以從體育遊戲開始，也可以讓孩子去觀看、欣賞各種體育比賽。

2. 要教給孩子鍛鍊身體的方法　孩子年齡不大，體質幼嫩，又缺乏體育鍛鍊經驗，因此，家長要教給孩子體育鍛鍊的方法。在開展體育鍛鍊的時候，應講明活動要領，還要做好示範動作，加強對孩子的指導

與保護,防止發生意外事故。

3. **要根據孩子的年齡和體質來安排活動專案**　體質好、喜歡活動的孩子,可以讓他直接參加一些體育專案的鍛鍊;體質較差、不愛活動的孩子,可以先讓他參加一些體育遊戲,待他有了興趣,再讓他參加跑跳、投擲、球類等體育活動。另外,要根據孩子的實際情況來安排運動量,年齡小的孩子宜多做些較爲緩和的、活動性比較強的運動,不宜做用力過大、憋氣、負重的練習項目。

4. **要鼓勵孩子持之以恆地鍛鍊**　體育鍛鍊只有持之以恆,才能形成習慣,才會有效果。因此應該幫助孩子制定鍛鍊計畫,並督促孩子天天堅持運動。

第20章
睡得好，才會健康

第一節｜睡眠與健康

一、睡眠不足是亞健康狀態的禍首

除了錢，忙碌的現代人最需要的是什麼？相信許多人會回答——「是睡覺」。雖然我們有能力和條件為自己創造更為舒適的睡眠環境，但實際情況卻是越來越多的人如今無法「安然入睡」，還有更多的人叫喊「我想睡覺」。睡眠衛生專家說，現代人正在被各種形式的睡眠障礙所困擾。美國就在流行睡眠病，包括夢遊症、磨牙症、夜間尖叫，或呼吸暫停、嗜睡病等80多種睡眠異常，成為7000萬公眾的常見疾患。不良睡眠，已嚴重影響了現代人的身心健康和生活品質。

專家介紹，失眠是最常見的一種睡眠障礙，失眠者難以入睡或熟睡醒後，不能精神振作恢復精力。精神壓力過大，長期緊張疲勞，使失眠症呈上升趨勢。在過去的一年裏，至少有35%的人失眠，其中17%的人失眠症狀很嚴重；老年人失眠占60%。少則數年、多則數十年的失眠症，帶給健康的危害是不言而喻的：衰老速度是正常人的2.5～3倍。

與失眠相比，睡覺時愛做惡夢、容易驚醒、醒得過早等睡眠現象，

則被許多人所忽視。可這些現象在專家眼裏被視爲「淺睡眠現象」，它們反映了現代人睡眠品質的不佳。

專家說：淺睡眠對人體衰老、智力，以及免疫力的危害，與失眠造成的危害幾乎相當。從某種意義上講，睡眠障礙的危害程度已經大大超過了吸煙。

據最新的調查統計結果，淺睡眠現象在人群中的比例高達 77.3％。

眞想美美地睡一覺，這似乎成了現代人的一大奢望。普遍存在的睡眠不足和嗜睡，同樣反映出當今人們不良的睡眠狀態。尤其是前者，不良後果極爲明顯。

有關文獻顯示，一天的睡眠不足，就可以導致第二天的免疫力下降，其中76％的人呈大幅度下降，而長期維持每晝夜不足 6.5 小時睡眠，則會形成「睡眠赤字」和「健康透支」，縮短壽命。

睡眠不足是導致人體處於亞健康狀態的主要原因之一，對人體危害甚大，切莫等閒視之。

睡眠不足的主要危害體現敘述如下——

1. 影響大腦的創造性思維 曾有科研人員把24名大學生分成兩組，先讓他們進行測驗，結果兩組測驗成績一樣。然後，讓一組學生一夜不睡眠，另一組正常睡眠，再進行測驗。結果沒有睡眠組學生的測驗成績大大低於正常睡眠組學生的成績。由此，科研人員認爲，人的大腦要思維清晰、反應靈敏，必須要有充足的睡眠，如果長期睡眠不足，大腦得不到充分的休息，就會影響大腦的創造性思維和處理事物的能力。

2. 影響青少年的生長發育 現代研究認爲，青少年的生長發育除了遺傳、營養、鍛鍊等因素外，還與生長素的分泌有一定關係。生長素是下丘腦分泌的一種激素，它能促進骨骼、肌肉、臟器的發育。由於生長素的分泌與睡眠密切相關，即在人熟睡後有一個大的分泌高峰，隨後又有幾個小的分泌高峰，而在非睡眠狀態，生長素分泌減少。所以，青少年要發育好，長得高，睡眠就必須要充足。

3. 影響皮膚的健康 人的皮膚之所以柔潤而有光澤，是依靠皮下組織的毛細血管，來提供充足的營養。睡眠不足會引起皮膚毛細血管瘀滯，循環受阻，使得皮膚的細胞得不到充足的營養，因而影響皮膚的新陳代謝，加速皮膚的老化，使皮膚顏色顯得晦暗而蒼白，並造成眼圈發黑，且易生皺紋。

4. 導致疾病發生 越來越多的睡眠問題專家認為，現代人睡得越來越少，就是各種現代疾病頻發的主要原因。

眾所皆知，睡眠週期與晝夜更迭週期存在著密切的聯繫。古代人過著「日出而作，日落而息」的生活，就是對這種規律的適應。當電燈被發明之後，這種格局就被嚴重破壞了。特別是自 20 世紀 70 年代以來，人們的睡眠時間都花在夜生活、電視和網路上。

經常缺乏睡眠會使人體處於亞健康狀態，得不到恢復，就會引起感冒、抑鬱症、糖尿病、肥胖、中風、心臟病和癌症等疾病。睡眠不足還與精神錯亂之間存在著密切的聯繫。

英國最近的一項研究顯示，經常上夜班者患心臟病的危險是正常人群的 3 倍。睡眠不足的直接影響，短期內表現為白天昏昏欲睡，思路不清晰，不能明確表達自己的意思，注意力無法集中，動作無法協調，情緒不穩定，易怒，莫名其妙地發脾氣……人們過去關注較多的只是睡眠不足引起的這些短期影響，認為這種影響只是暫時的，好好睡上一覺後就會恢復正常。其實，事實並非如此，越來越多的證據表明，睡眠不足的影響會累加起來，最終嚴重危害人們的健康乃至壽命。

睡眠時有呼吸暫停現象的人患中風的可能性，是正常人的 3 倍，患心臟病的危險也大大增加。如果持續兩個晚上不睡覺或睡不好覺，血壓就會出現較大幅度的升高。如果每天晚上只睡 4 個小時，胰島素的分泌量會減少，僅在一週內，就可以令健康的年輕人出現糖尿病前驅症狀。睡眠不足還會導致肥胖，因為控制脂肪和肌肉的生長激素大多是在睡眠狀態下產生的，而充足的睡眠可以保證這種分泌處於一個穩定而平衡的

狀態。睡眠不足,則會打破這種平衡,使人變得大腹便便。缺乏睡眠還會嚴重影響人體免疫系統功能的發揮。人體的免疫系統在經歷了一天的鬥爭之後,需要在睡眠的狀態下進行自我修復和調整,以利於其功能的正常發揮。而睡眠不足,就會大大縮短這個過程,使得未經完全修復的免疫系統倉促上陣。久而久之,就會使人罹患各種疾病。睡眠時間少於6個小時的人的壽命,比每天保證6～8小時的人要短。一般說來,不同年齡的人每天所需的睡眠是:中小學生每天8～9個小時,成年人每天7～8個小時。

二、睡眠的作用

睡眠對我們的重要性是不言而喻的,但是你知道睡眠對我們到底有什麼樣的作用嗎?其實睡眠的作用概括起來大體上有以下幾個方面——

1. 消除疲勞,恢復體力 睡眠是消除身體疲勞的主要方式。因為在睡眠期間,胃腸道功能及其有關臟器合成並製造人體的能量物質,以供活動時用。另外,由於體溫、心率、血壓下降,呼吸及部分內分泌減少,使基礎代謝率降低,從而使體力得以恢復。

2. 保護大腦,恢復精力 睡眠不足者,表現為煩躁、激動或精神委靡、注意力渙散、記憶力減退等;長期缺少睡眠則會導致幻覺。而睡眠充足者,精力充沛,思維敏捷,辦事效率高。這是由於大腦在睡眠狀態下耗氧量大大減少,有利於腦細胞能量貯存。因此,睡眠有利於保護大腦,提高腦力。

3. 增強免疫力,康復機體 人體在正常情況下,能對侵入的各種抗原物質產生抗體,並通過免疫反應而將其清除,保護人體健康。睡眠能增強機體產生抗體的能力,從而增強機體的抵抗力;同時,睡眠還可以使各組織器官自我康復加快。現代醫學中常把睡眠做為一種治療手段,用來幫助患者渡過最痛苦的時期,以利於疾病的康復。

4. 促進生長發育 睡眠與兒童生長發育密切相關,嬰幼兒在出生

後相當長的時間內，大腦繼續發育，這個過程離不開睡眠；且兒童的生長在睡眠狀態下速度增快，因爲睡眠期血漿生長激素可以連續數小時維持在較高水準。所以應保證兒童充足的睡眠，以保證其生長發育。

5. 延緩衰老，促進長壽　近年來，許多調查研究資料均表明，健康長壽的老年人均有一個良好而正常的睡眠。人的生命好似一個燃燒的火焰，有規律地燃燒則生命持久；若忽高忽低燃燒則使時間縮短，使人早夭。睡眠時間恰似火焰燃燒最小的程度，因此能延緩衰老，保證生命的長久。

6. 保護人的心理健康　睡眠對於保護人的心理健康與維護人的正常心理活動是很重要的。因爲短時間的睡眠不佳，就會出現注意力渙散，而長時間者則可造成不合理的思考等異常情況。

有利於皮膚美容在睡眠過程中皮膚毛細血管循環增多，其分泌和清除過程加強，加快了皮膚的再生，所以睡眠有益於皮膚美容。

第二節　影響睡眠的不良生活習慣

其實我們已經知道了睡眠的重要性，眞的很想提高睡眠的品質，但爲什麼還是有很多人爲了睡眠而煩惱呢？那是因爲我們缺少正確的睡眠知識。有時候你正在堅持的「睡眠理論」未必是科學的，而有時候你不屑一顧的方法，還眞是有效的。在此我們列舉了幾個你或你身邊的人，經常沿襲的「睡眠理論」，讓睡眠專家們告訴你正確與否吧！

1. 睡眠惡補型　「睡眠狀態」：平時工作很辛苦，有時加班到了凌晨，但第二天還是得六七點爬起來去上班。睡眠嚴重不足，怎麼辦？週末在家惡補睡眠，睡它個 20 小時，誰又管得了我！**「專家分析」**：每天保持正常的睡眠時間是很重要的，一般成年人應該在6～9個小時。

比如晚上 10 ～ 11 點睡覺，早上 6 ～ 7 點起床，這樣可以使人維持一個較穩定的生物節律，對人體身心都是有益的。但如果平時不能保證，在一定階段內進行調整，也是沒有辦法中的辦法，雖然不提倡，但總比不補強。

2. 途中瞌睡型　「睡眠狀態」：昨天晚上又熬夜了，好在公司與家距離甚遠，無論是坐地鐵，還是坐公車，只要一坐下來就瞌睡，一路睡到公司。自以爲聰明得不得了，沒影響工作，又不耽誤睡覺！**「專家分析」**：人的睡眠大致分爲「非快速眼動睡眠」和「快速眼動睡眠」兩個階段，在前一個階段中，又可以分爲「淺睡眠」和「深睡眠」兩個過程，這兩個過程在睡眠中循環多次。人們只有在睡眠中經歷了幾個「深睡眠」過程後，才能使疲勞得到充分的消除。但是，在汽車上睡覺、打盹、補覺，容易受到各種因素的干擾，汽車的晃動、光線的刺激、聲音的影響、空間的狹窄……都不容易使人進入「深睡眠」狀態，而在「淺睡眠」狀態下休息，只能使人得到不充分的恢復。我們經常聽到有同事抱怨說，在車裏睡了一覺後，反而覺得腰酸腿疼，疲乏無力。

另外，在車上睡覺，還容易導致生病。比如車上小睡後，最容易落枕和感冒。脖子歪向一邊睡覺，容易使一側的脖子肌肉疲勞，所以很容易落枕。還有，在車上睡覺，車門關閉，風扇吹動，一不小心就容易著涼。個別的還能導致面癱，有些人面癱短時間內可自然恢復，有些就再也不可逆轉了。

最後，專家稱，白天疲勞的時候小睡一段有助於體能的恢復，但是儘量不要選擇在車上睡。

3. 保證睡眠型　「睡眠狀態」：今天聽說 8 小時睡眠足夠，明天聽說 7 小時睡眠長壽，到底多少小時睡眠較好，自己也搞不清楚。不過充足的睡眠既美容又養顏，那就睡它個 10 小時。有時醒來很清醒了，那也先不起來，原因是還沒睡夠 10 小時！**「專家分析」**：對於睡眠時間的長短，沒有統一的說法。因人而異可以分爲長睡眠型（8 小時左右）

和短睡眠型（6小時左右），其實4～10小時，都屬於正常範圍，主要以第二天醒後精神飽滿程度為準。

實際上，各種人群對睡眠的要求是不同的。一般而言，10～18歲的人群，每天需要8小時的睡眠時間，18～50歲的人群，每天需要7小時的睡眠時間，50～70歲的人群，每天需要5～6小時。特別對於上了年紀的人，睡眠品質比不上年輕人是自然規律，只要不影響生活，少睡點也無妨。

4. 緊張吃藥型 「**睡眠狀態**」：平常很注意睡眠，偶爾有個失眠什麼的，就緊張兮兮地找藥吃，總覺得偶爾吃一兩次藥沒事，雖然沒造成藥物依賴，但實際很多時候吃藥都是多餘的。「**專家分析**」：90%以上的成年人都曾有過失眠的情況，但這並不意味著就得了失眠症，也不一定非要上醫院或進行藥物治療。比如說工作負擔過大、疾病原因、環境原因，或情緒因素等，也可能是時差沒有調過來，或受某一事件的影響，除了自己找原因外，還可以上醫院讓醫生幫忙找。很多失眠都可以通過自我調節來解決。

如果在一定要吃藥的情況下，也應先去醫院做一個簡單的心理測定，找到失眠的原因，在醫生的指導下用藥。像焦慮、抑鬱等，如果不解決好這些「心病」，失眠是肯定看不好的，吃多少安眠藥都無濟於事。而且要提倡間斷服用，也就是一次服藥不超過7天，否則很容易對藥物產生依賴性。

5. 睡前不動型 「**睡眠狀態**」：晚上一有活動，保證睡覺時興奮得睡不著。所以，吃完飯就保證安靜，連一些正常的低運動量活動也拒絕參與。本來白天就在單位裏坐了一天，回家後繼續坐著，坐到睡覺前反而就睡不著了。「**專家分析**」：臨睡前的過量運動，會令人腦興奮，不利於提高睡眠品質。但適量的體育運動，能夠促進人的大腦分泌出抑制興奮的物質，促進深度睡眠，迅速緩解疲勞，並從而進入一個良性循環。特別是腦力工作者，一天下來可能都沒什麼活動，而晚飯後的輕微

活動反而可以有助睡眠。

研究發現，臨睡前做一些如慢跑之類的輕微運動，可以促進體溫升高。當慢跑後身體微微出汗時（一般來講在 20 ～ 30 分鐘爲宜），隨即停止，這時，體溫開始下降，當 30 ～ 40 分鐘後睡覺時，人將很容易進入深度睡眠，從而提高睡眠品質。

第三節｜科學睡眠，提高品質

如果以每天睡眠 8 小時來計算，人的一生有 1/3 的時間是在睡眠中度過的。睡眠的好壞，與人的心理和身體健康息息相關。睡眠有四個要素，對睡眠的品質影響很大。

1. 睡眠的用具　無論是南方的床，還是北方的炕，硬度宜適中，過硬的床鋪會使人因受其刺激而不得不時常翻身，難以安睡，醒後周身酸痛；枕高一般以睡者的一肩（約 10 釐米）爲宜，過低易造成頸椎生理骨刺。在夏季，枕頭要經常翻曬，以免讓病菌進入口鼻，造成肺系疾病增多。

2. 睡眠的姿勢　有心臟疾患的人，最好多右側臥，以免造成心臟受壓而增加發病機率；腦部因血壓高而疼痛者，應適當墊高枕位；肺系病人除墊高枕外，還要經常改換側睡，以利痰涎排出，胃見脹滿和肝膽系疾病者，以右側位睡眠爲宜；四肢有疼痛處者，應力避壓迫痛處而臥。總之，選擇舒適、有利於病情的睡位，有助於安睡眠。

3. 睡眠的時間　睡眠時間一般應維持 7 ～ 8 個小時，但不一定強求，應視個體差異而定。入睡快而睡眠深、一般無夢或少夢者，睡上 6 小時即可完全恢復精力；入睡慢而淺睡多、常多夢惡夢者，即使睡上 10 小時，仍難精神清爽，應通過各種治療，以獲得有效睡眠，只是延長睡眠時間

對身體有害。由於每個人有不同的生理節奏，在睡眠早晚的安排上要因人而異！事實上，不同生理節奏使睡眠出現兩種情況，即「夜貓子」和「百靈鳥」。順應這種生理節奏，有利於提高工作效率和生活品質，反之，則對健康相當不利。

4. 睡眠的環境　睡眠的好壞，與睡眠環境關係密切。在 15 ～ 24℃的溫度中，可獲得安睡。冬季關門閉窗後吸煙留下的煙霧，以及逸漏的燃燒不全的煤氣，也會使人不能安睡。在發射高頻電離電磁輻射源附近居住、長期睡眠不好而非自身疾病所致者，最好是遷徙他處居住。

睡眠的環境包括以下四個方面——

1. 環境綠化　一個良好的環境應該是樹木成蔭、綠草如茵。這樣的環境，能夠使人心曠神怡，精神振奮，有利於提高睡眠品質。這是為什麼呢？其一，綠色植物細胞中的葉綠素，通過光合作用吸收空氣中的二氧化碳，放出氧氣。而人的腦組織對氧的需要量約占全身的 20%。環境綠化得好，就等於增加了空氣中的氧含量。空氣中有充足的氧氣，可使人頭腦清醒，心情舒暢，睡眠品質好，工作效率高，對身體健康有保健作用。其二，綠色植物能防塵，消除噪音，可以淨化空氣，保持環境安靜，還可調節空氣溫濕度，使空氣濕潤，溫度宜人。其三，綠化較好的環境中，除氧氣含量較高外，還有大量陰離子，有助於降低血壓，改善肺功能，對大腦皮層的興奮和抑制有調節作用，從而可使人們睡得深沉香甜。

2. 噪音污染少　噪音不僅損傷聽覺器官，對神經系統、心血管系統，等其他系統也有不良的影響。據研究發現，較強的雜訊長時間作用後，除可導致聽力下降外，還可引起頭暈、頭痛、耳鳴、失眠、乏力、記憶力衰退、血壓波動，及心律失常等症狀。在腦力勞動時，嘈雜擾人的噪音會分散注意力、降低工作效率。過強的噪音還可引起鼓膜出血、神經錯亂、休克乃至死亡。因此，防止噪音污染，保護環境安靜，對保護人們健康的體魄，有著十分重要的意義。

3. 採光通風好　光是人類生存不可缺少的條件，是重要的外界環境因素。光線刺激視網膜產生神經衝動，經視神經等通路達到大腦皮層。通過它的機能活動，影響機體的生理過程物質代謝、全身的緊張狀態，以及睡眠的節律等。日光還可以改善人的一般感覺，提高情緒和工作效率。因此合理的採光照明，既是保證視覺機能的需要，又有助於睡眠品質的提高。

居室通風的好壞，對於睡眠品質的影響也比較大。如果居室通風不好，空氣中的二氧化碳濃度過高，往往會影響人們的大腦功能，白天會使人感到疲倦，工作效率下降。入夜後污濁的空氣中陽離子增多，可使人們睡眠的品質大為下降，即使是深熟的睡眠也總會感到不解乏。因此我們要注意居室內的通風，最好在睡前先打開門窗讓空氣流通一下以後，再關上門窗睡覺。

4. 溫度濕度適宜　溫度在 18 ～ 22℃時，最有利於人們的工作、生活，如果室內外的溫度過高，就會影響人們的大腦活動，增加機體的耗氧量。夏日的居室如果條件允許的情況下，可以安裝空調冷氣或電風扇來調節室溫，從而改善睡眠。空氣的濕度太大或過於乾燥也不利於健康，會使人感到不適，不利於正常的醒睡生活。如果居室的濕度太大，可以通過通風、光照或利用除濕機來調節；倘若是空氣過於乾燥，可以在地板上灑一些水，或在睡覺前取一盆涼水放在床頭，這樣可能會將濕度調節一下。

綜上所述，人們若能掌握科學睡眠的四要素，則能有效地提高睡眠品質，以更充沛的精力投入工作。科學睡眠，是現代生活對人們提出的新要求。

第四節｜改正睡眠習慣

我們的生活中有許多不正確的睡眠習慣，它們已經嚴重地影響到了我們的健康，主要有以下幾種，不知道您注意到了沒有？

1. 飯後立即睡覺 吃完飯後，大量食物在胃裏，為了更好地消化吸收，人體就會增加胃、腸的血流量。而身體裏的血量卻是相對固定的，所以大腦的血容量就會減少，血壓也隨之下降，如在這時睡覺，很容易因腦供血不足而發生中風。所以吃完飯後應先活動活動再睡覺，以免中風的發生。

2. 坐著睡覺 坐著睡覺可以使心率減慢，血管擴張，流到各臟器的血液也就少了。再加上胃部消化需要血液供應，從而加重了腦缺氧，導致頭暈、耳鳴的出現。尤其是老年人，心肌功能較差，就更應該注意別坐著睡覺。

3. 醒後馬上起床 剛剛睡醒覺得心跳比較慢，全身的供血量也比較少，心腦血管就會相對收縮。如果馬上起床，使得心腦血管迅速擴張，大腦興奮性也會加強，這樣就很容易出現腦出血。所以，醒後應在床上養神三五分鐘再起床。老人及有心腦血管疾病的人更應注意這一點。

4. 戴錶睡覺 有人喜歡戴著手錶睡覺，這不僅會縮短手錶的使用壽命，更不利於健康。因為人入睡後血流速度減慢，帶錶睡覺會使腕部的血液循環不暢。如果戴的是夜光錶，還有輻射的影響，輻射量雖微小，但長時間的積累亦可導致不良的後果。

5. 戴假牙睡覺 個別牙缺失而做活動假牙修復者，為防止假牙脫落掉入食道或氣管，睡覺時以不戴為好。裝了全口假牙的人，在形成習慣之前，可以戴著假牙睡覺，以加快習慣過程。使用習慣後，就應在臨睡前摘下假牙，將其浸泡在清洗液或冷水中，早上漱口後，再放入口腔。

6. 手機放枕邊睡覺　有的人爲了通話方便，晚上睡覺時將手機放在枕頭邊。手機在開啓和使用過程中，會有大量不同波長和頻率的電磁波釋放出來，形成一種電子霧，影響人的神經系統等器官組織的生理功能。國外學者的研究還表明，手機輻射能誘發細胞癌變。

7. 戴胸罩睡覺　調查顯示，戴胸罩睡覺易致乳腺癌。其原因是長時間戴胸罩會影響乳房的血液循環，和部分淋巴液的正常流通，不能及時清除體內有害物質，久而久之就會使正常乳腺細胞癌變。

8. 帶妝睡覺　有些女性，尤其是青年女性，她們常常睡覺時也不卸妝。帶著殘妝睡覺，化妝品會堵塞肌膚毛孔，造成汗液分泌障礙，妨礙細胞呼吸，長此以往會誘發粉刺，損傷容顏。所以，睡前卸妝洗臉很有必要。及時清除殘妝對顏面的刺激，讓肌膚得到充分呼吸，不僅可保持皮膚潤澤，還有助於早入夢鄉。

第五節｜走出睡眠的四個誤區

人們對睡眠的一些傳統認識是不科學的，要想獲得一個好的睡眠，就必須樹立正確的睡眠觀念，必須走出四個廣爲流傳的誤區——

第一個誤區是「數羊」入眠

失眠的夜晚，人們常常會使用不知何時開始流傳的「數羊」方法，希望借此可以快速進入睡眠狀態。但科學家最新的研究表明，這一方法對於人們儘快入睡並無良效。

據德國媒體報導，英國牛津大學的一個研究小組將 50 多名失眠症患者平均分成三組進行對比實驗。研究人員讓第一組受試者，在入眠前幻想一些平和放鬆的景象，如秀美的瀑布或者節假日的情景，而第二組

則採用傳統的「數羊」方法，對第三組受試者則沒有任何指導，任其自由思維。平均實驗結果表明，第一組受試者比平常約快 20 分鐘進入睡眠狀態，而其他兩組則都要比平常入睡速度還要略慢一些。研究人員哈威認為，「數羊」太單調，無助於人們排遣焦慮情緒並安然入睡。相對於單調的「數羊」而言，想像一些放鬆的情景更容易幫助人們調整思維，安然入眠。

第二個誤區是打鼾對健康無害

專家指出，偶爾打鼾且鼾聲均勻，對人體的確沒有明顯的不良影響，但如果在 7 小時睡眠中，因打鼾引起的呼吸暫停超過 30 次，每次暫停時間超過 10 秒，就屬於典型的睡眠呼吸暫停疾病，容易誘發高血壓、心臟病、糖尿病等 20 多種併發症。曾有患者在接受監測時，一夜之間呼吸暫停竟然達到 355 次，而且心跳紊亂，血壓多次升高到誘發腦溢血的邊緣值。

第三個誤區是老年人「覺少」很正常

老年人和年輕人一樣需要充足的睡眠，這是健康長壽的一個重要因素。由於老年人睡眠功能退化，夜間較難入睡，所以才會給人造成「覺少」的錯覺，正確的方法是在白天適當補充睡眠時間。

第四個誤區是「打盹無益」論

現代社會、特別是在城市中，人的壓力越來越大，睡眠透支已成為一種都市流行病，這時候打個盹，無疑是個好辦法。國外一些大公司甚至在辦公區內專門設有「打盹區」，以幫助員工在最短時間內恢復體力，保持最佳精神狀態。白天打盹的最佳時間是下午 1 ～ 3 點之間，但夜間入睡困難的人，最好不要在白天打盹。

另外，我國民間習慣上把在睡眠中靜靜去世的老人稱為「無疾而

終」，但科學家認為，在睡眠醫學裏，這些老人多半是被睡眠疾病奪去了生命。國內的一項試驗表明，一位患有嚴重睡眠呼吸暫停疾病的老年人，睡眠中最長的一次呼吸暫停竟超過 3 分鐘，而一個身體強壯的人如果 4 分鐘不呼吸就會死亡。

第六節　一年四季健康睡眠祕訣

一、春天健康睡眠祕訣

古語說「春眠不覺曉」，每到初春時分，想必有不少人變得特別嗜睡，而且睡醒後精神不佳，但是恐怕也有剛好相反的情況，晚上變得難以入眠。想要早點入睡，且睡醒後精神百倍的人不妨試試以下小祕訣。

・**不要錯過入眠時機**　人體到了夜晚，自然會體溫下降，新陳代謝減緩，身體進入放鬆狀態。但是如果體溫太低，身體發冷，反而不容易入睡。因此一般理想的就寢時間是晚間 10 ～ 11 時左右，即使偶爾晚睡最好也不要超過一點或兩點。

・**給自己選一個好枕頭**　睡眠狀態有週期性，剛剛睡著時睡得最深，之後又變淺、再變深，週而復始。最初的熟睡關鍵是枕頭，理想的枕頭是能夠維持頸部與頭部之間的自然曲線，又不會對頸部造成壓力。

・**睡醒的時間帶影響起床後精神**　人體由深睡進入淺睡的睡眠週期通常是 90 分鐘，如果選在淺睡時間帶起床，精神較為煥發，因此固定將鬧鐘調在 90 分鐘的倍數加上入眠所需時間便是理想的起床時間。

・**起床後別忘了為大腦上發條**　起床後喝一杯冷開水，或淋個熱水浴、做個簡單的體操，都有助於讓大腦清醒。

此外，起床後吃點甜食，有助於讓睡眠時下降的血糖上升，一樣有振奮精神的效果。

二、夏季睡眠「四忌」

夏季天氣炎熱，許多人都想盡辦法讓自己的睡眠更涼爽一點，但是下面的幾種做法，雖然會使您的睡眠變得涼爽一點，但是對您的健康卻是巨大的隱患，您注意到了嗎？

1. 入睡後忌開電風扇　有的人喜歡整夜不停地開電風扇睡覺，其實這樣對身體不利。因為入睡後，人體的血液循環減慢，抵抗力減弱，開著電風扇吹風，極易受涼，引起感冒。

2. 忌裸露胸腹　夏天雖然天氣炎熱，仍有不少人因受涼而發生腹瀉腹痛。這主要是因為人體的溫度是通過周身皮膚，特別是通過手掌、腳尖來調節的。雖然皮膚上的溫度不斷變化，以保持身體的恒溫，但人體的腹部和胸部的皮膚上的溫度，幾乎是固定不變的，所以即使是熱得難以入睡的晚上，也常有不少人因受涼發生腹痛腹瀉。要記住，天氣再熱也應把被單蓋在胸腹部，以免受涼而生病。

3. 忌涼水抹席　有人喜在夏季用涼水把涼席、草席、竹床抹濕後睡覺，認為這樣涼快些。其實，在這種濕熱交蒸的環境中很容易生病。炎夏天氣，人們不停地出汗，睡床不乾燥，加上空氣濕度大，若再用濕布抹床，更增加了睡床的濕度，人出汗時，毛孔是張開的，黴菌及其他一些細菌易侵襲人體，使人產生疾病，所以夏季應忌用涼水抹席。

4. 忌室內灑水降溫　炎熱的夏季，一場大雨過後，空氣格外清新涼爽，其中主要原因是因水分蒸發，帶走了地面的熱量。人們為了消除一天的疲勞，希望晚上能夠睡個好覺也照此仿效，在室內地面灑水，以達到降溫之目的，其實這種方法是不科學的，因為水分的蒸發，要依賴空氣的流通。一般家庭居室面積本來不大，加上受牆壁、家具等障礙，室內的通風條件比室外要差得多。室內空氣處於相對靜止的狀態，流通受阻，水分無法向外散發而滯留在空氣中，使室內濕度增大，人們感到更加悶熱難當。室內地面上的細菌和塵埃，隨著水分飄浮在空氣中，造成空氣比灑水前更渾濁，對人身體十分不利。所以，室內灑水降溫之法

不可取。但有的居室通風條件好，可用濕拖把擠乾後擦擦地板，此時應打開門窗，儘量使空氣流通，或打開電風扇，以助空氣流通。

三、秋季睡眠有「八忌」

睡眠是人們恢復體力、保證健康、增強機體免疫力的一個重要手段。秋季氣候涼爽，人們睡眠的氣象條件大爲改善，但如果不適當加以注意，睡眠品質將會大受影響。秋季睡眠應該注意以下幾個方面——

1.忌睡前進食 這將會增加腸胃負擔，易造成消化不良，有害身體，還會影響入睡。睡前如實在太餓，可少量進食，休息一會兒再睡。

2.忌飲茶過度 茶中的咖啡鹼能刺激中樞神經系統，引起興奮，睡前飲過濃的茶會難以入睡，飲用過多的茶會使夜間尿頻，影響睡眠。

3.忌睡前情緒激動 睡前情感起伏會引起氣血的紊亂，導致失眠，還會對身體造成損害。所以睡前應力戒憂愁焦慮或情緒激動，特別是不宜大動肝火。

4.忌睡前娛樂 睡前如果進行過度娛樂活動，尤其是長時間緊張刺激的活動，會使人的神經持續興奮，使人更難以入睡。

5.忌睡時多言談 臥躺時過多說話容易傷肺氣，也會使人精神興奮，影響入睡。

6.忌睡時掩面 睡時用被摀住面部會使人呼吸困難，身體會因之而缺氧，對身體健康極爲不利。

7.忌睡時張口 睡覺閉口是保養元氣的最好方法。如果張大嘴巴呼吸，吸入的冷空氣和灰塵，會傷及肺臟，胃也會因之而著涼。

8.忌睡時吹風 人體在睡眠狀態下對環境變化適應能力降低，易於受風邪的侵襲。故在睡眠時要注意保暖，切不可讓冷風直吹。

四、冬夜睡眠有講究

冬季的睡眠在我們平日生活中的重要性毋庸置疑，有人形象地將睡

眠稱爲「健康充電」。冬季睡眠與臥室環境、被窩的條件密切相關。

· **環境** 睡眠時的外部環境極爲重要，強光或噪音等等都會影響睡眠。其中，噪音對睡眠品質的影響最大。有關專家指出，當外界噪音超過 40 分貝時，睡眠就會受到影響。

· **臥室** 臥室的小氣候直接影響著睡眠的品質。其中，室溫以 20℃左右爲宜。臥室睡覺時的亮度不要太強，以能看清周圍物體的大致輪廓爲宜。室內的氣流應在每秒 0.25 米之內，床鋪最好安放在距窗 50 釐米之外的地方。

· **被窩** 臥床後能否迅速入眠與被窩的溫度密切相關，據研究，最適宜入睡的溫度爲接近體溫時，若溫度過低，身體受到冷刺激則引起大腦皮層的興奮，將會推遲入睡時間，或是造成睡眠不深，影響休息。

冬季最好能經常曬被褥，以保持被褥的乾燥，另外，不要以爲冬季被子越厚越好，被子應該以暖和、輕軟爲宜。

第七節｜男人怎樣提高睡眠品質

睡眠是健康的巨大源泉。男子怎樣才能睡得好呢？首先，要養成按時入睡和起床的良好習慣，遵循睡眠與覺醒相交替的客觀規律。這樣，就能穩定睡眠，避免引起大腦皮層細胞的過度疲勞。嚴格的作息制度對於像睡眠和覺醒這類生理過程來說，意義也是很大的，能使我們的睡眠和覺醒過程——甚至有可能像條件反射那樣——來得更自然，進行得更爲深刻。

另外，睡前不要進行緊張的腦力勞動，避免劇烈的運動或體力勞動。取而代之的應該是在戶外散步，儘量減少主觀上的刺激。性格易於興奮的男人，睡前不宜進行激動人心的談話，不宜看動人心弦的書刊，

不宜觀看使人久久不能忘懷的電影或戲劇。晚飯不要過晚，也不應吃得過飽。應該吃些容易消化的清淡食物，注意多食蔬菜和一定比例的雜糧，以保持大便通暢。調料不宜用得過重。晚上不宜吸煙，不宜飲用濃茶或咖啡等刺激性飲料，也不要喝過多的飲料或流質，因為煙、茶和咖啡等會刺激大腦，使大腦不易進入抑制狀態；而飲服過多流質會導致小便次數增加，不利於再次入睡。眾所皆知，睡前刷牙、洗臉是必要的，但還要養成用溫水洗腳的習慣，這樣能促進下肢血液循環，有利於很快入眠。有條件時，可以用溫水擦身或熱水洗浴。睡前要脫去外衣，內衣要每天換洗，有條件的話，可以穿用寬鬆的睡衣，被褥要保持乾淨，要經常晾曬，以保持乾燥和殺滅細菌。

男子睡前「三宜三忌」。一個男人的一生中，有 1/3 多的時間是在睡眠中度過的。正常良好的睡眠，可調節生理機能，維持神經系統的平衡，是生命中重要的一環。睡眠不良、不足，翌日會使男人頭昏腦脹、全身無力。由此可見，睡眠與健康、工作和學習的關係甚為密切。要想晚間獲得良好的睡眠，注意睡前三宜三忌非常重要。

· 三宜 一宜睡前散步。二宜睡前足浴，「睡前燙腳，勝服安眠藥」，睡前用溫水洗腳 15 ～ 20 分鐘，使腳部血管擴張，促進血液循環，使人容易進入夢鄉。三宜睡前刷牙。

· 三忌 一忌飽食，晚餐七八成飽即可。睡前不要吃東西，以免加重胃腸負擔。二忌娛樂過度。睡前不宜看場面激烈的影視劇和球賽，勿談懷舊傷感，或令人恐懼的事情。三忌飲濃茶與咖啡，以免因尿頻與精神興奮影響睡眠。

此外，要注意夜間環境舒適，臥室整潔，空氣流通，以有益於睡眠。

第八節｜女人怎樣提高睡眠品質

許多很細微的小問題，都會影響女人的睡眠品質，睡眠專家海因博士為提高睡眠品質提出了以下六個好建議。

1. 足部保暖 研究表明，雙腳涼的婦女的睡眠品質，比足部舒適暖和的婦女要差，海因博士建議，穿著厚襪子睡覺。

2. 不開窗 引起人們過敏的物質和影響睡覺的噪音，會通過開著的窗戶進入臥室。海因建議：關上窗戶睡覺。

3. 晚上不打掃衛生 清掃房間使用的噴霧劑和化學清潔劑，都可能刺激呼吸道，從而影響睡眠，海因建議：只在早晨打掃臥室。

4. 臥室裏只能擺放鬱金香

臥室裏不能有花卉，因為它們能引起人們的過敏反應。海因建議：臥室裏只允許擺放鬱金香，鬱金香不會有引起過敏反應的危險。

5. 卸掉化妝品 帶著化妝品睡覺會導致皮膚發炎，夜間抹香水的人，應該考慮到引發哮喘的可能性。

6. 每天多睡 15 分鐘 專家提到了一個新的科學研究成果：婦女每天所需要的睡眠時間要比男子多 15 分鐘。

第九節｜老年人睡眠要注意什麼

合理睡眠是老年人長壽之祕訣，須注意睡足、睡安、睡暖等這三個原則。

1. 睡足 少寐是老年人之大忌，故首先要睡足。老年人睡眠時間

存在著明顯個體差異，難以用一個數字來回答。但總以醒來全身舒適、疲勞消除、精力恢復為準，並根據季節進行有規律的調節：春夏遲睡早起，秋時早睡早起，多日早睡遲起，並以坐臥假寐、午睡、閉目養神等彌補有效睡眠時間的不足。

2. 睡安 老年人難寐，容易驚醒，因此，須採取措施做到睡安。比如，睡前溫水洗腳、思想入靜等。

3. 睡暖 老年人睡眠宜注意保暖，可以用棉布兜肚護臍，內裝一些溫性藥物如乾薑、肉桂、麝香，即使夏日睡時也不必解下。老年人氣血不足，睡時肩頸容易受涼，可置一保暖披肩，以保護肩頸項背，可預防肩關節周圍炎、頸椎病。

另外老年人由於年齡的原因，睡眠不像年輕時那樣容易，而且睡眠時會有許多要注意的地方，主要表現在以下方面——

1. 忌臨睡前吃東西 這樣會加重腸胃負擔，不但影響入睡，還會因為胃腸撐脹，消化障礙而有損於健康。

2. 忌睡前用腦過度 睡前必須靜心思睡，不可憂慮煩事，否則會導致大腦處於興奮狀態，即使躺在床上也難以入睡。

3. 忌睡前情緒激動。

4. 忌睡前說話。

5. 忌睡前飲濃茶、喝咖啡。

6. 忌仰面而睡 仰臥會使全身骨骼、肌肉仍處於緊張狀態，不利於消除疲勞，而且還容易因手搭胸部而產生惡夢，影響睡眠品質。

7. 忌張口而睡 張口入睡，空氣中的病毒和細菌容易乘虛而入，造成「病從口入」，而且也容易使肺部和胃部受到冷空氣和灰塵的刺激，引起疾病。

8. 忌蒙頭而睡。

9. 忌久臥不起 中醫認為「久臥傷氣」，睡眠太多會出現頭昏無力、精神委靡、食欲減退。

10. 忌迎風睡 人在睡眠時生理機能較低，抵抗力較弱，當風而吹易生病，也易使腰背部肌肉受涼而痙攣，從而誘發腰痛。

11. 忌眼對燈光而睡 人睡著時，眼睛雖然閉著，但仍能感覺光亮。對著光亮而睡，容易使人心神不安，難以入睡，也很容易驚醒。

12. 忌靠著火爐或暖氣睡 人體過熱，容易引起癰瘡等熱症。另外，夜間因大小便起床時，離開溫暖的環境也容易受涼感冒。

13. 忌睡中忍便 憋尿忍便對人體有害，也影響睡眠。睡前排空大小便，減少糞便的刺激，有預防疾病，延年益壽的作用。

14. 忌睡前劇烈運動 運動最好在睡前 6 小時完成。

15. 忌無枕直腿 低枕或無枕，使脊柱過伸而影響脊柱的生理平衡。老年人也不宜將雙下肢呈伸直狀，最好是將小枕放於膝下處以放鬆腰背的肌肉。

16. 切忌高枕軟床 高枕和軟床可導致腰背肌持續性的緊張，增加椎間盤的壓力，對於已有不同程度腰椎退行性病變的老人十分不利。

17. 忌睡眠時間不足 生理學家認為，60 ～ 70 歲老人每天睡眠時間為 9 ～ 10 小時，80 ～ 90 歲老人每天睡眠時間為 11 ～ 12 小時。

第十節│兒童睡眠的四項注意

最新醫學研究報導：近 1/3 的兒童有睡眠問題。兒童睡眠品質差，會影響身體發育及學業，因為睡眠問題讓嬰兒輸在人生的起跑線上，太可惜了。研究人員針對家長、老師、兒童等進行研究，找出了孩子睡不好的症狀。包括：不肯乖乖上床睡覺、不容易入睡、容易從睡夢中驚醒、尿床、打鼾、說夢話、對睡覺這件事比較憂慮懷疑、白天打瞌睡等。睡不好、容易驚醒等問題正是幼稚園到二年級兒童最常發生的問題。以一

般家長的看法而言，爲了仔細地照顧嬰兒和學走路的寶寶，家長會特別注重這兩個年齡層的睡眠問題。孩子若是出現了夢遊或尿床之情形，家長會特別擔心；但是其他的兒童睡眠障礙問題，就很容易被忽視。

參與研究的人們則發現，至少一成兒童無法在課堂上保持清醒或精力集中。年紀越小的孩子，越容易在課堂上打瞌睡。

如何幫助孩子睡個有品質的安眠好覺呢？研究人員的建議如下——

1. 讓孩子早睡 兒童身高除了與遺傳、營養、體育鍛鍊諸因素有關外，還與生長激素的分泌有重要關係。生長激素是人下丘腦分泌的一種蛋白質，它能促進骨骼、肌肉、結締組織和內臟的生長發育。生長激素分泌過少，勢必會造成身材矮小。而生長激素的分泌有其特定的節律，即人在睡著後才能產生生長激素，深睡一小時以後逐漸進入高峰，一般在 22 時至凌晨 1 時爲分泌的高峰期。如果睡得太晚，對於正在長身體的兒童來說，身高就會受到影響。因此，孩子睡覺最遲不能超過晚上 9 時，一般以晚上 8 時前睡覺最爲適宜。這樣，就不會錯過生長激素的分泌高峰期。

2. 讓孩子睡足 讓孩子有足夠的睡眠最有利於孩子生長發育。這和兒童必需的睡眠時間有關。新生兒一天要睡 16 個小時，出生後 3 個月要睡 14 個小時，6 個月至 1 歲要睡 13 個小時，2～3 歲要睡 12 個小時，也就是說，嬰幼兒一天的一半時間都處在睡眠之中。異相睡眠也叫「快波睡眠」、「眼跳動睡眠」，最能使大腦得到休息。新生兒和哺乳期嬰兒異相睡眠占 40～50%，而成人只占 20%，可見讓嬰幼兒睡足覺是多麼重要。

3. 睡較時請熄燈 通常熄燈睡眠時，人體的生理機能協調，代謝平衡。但若長時間處於人工光源照射下，由於微妙的「光壓力」，人的視網膜生理調節會受到干擾，眼球和睫狀肌得不到充分的休息，久之，勢必影響視力。有報告說，晚上經常處於光照環境下的嬰兒，鈣質的吸收要降低 25% 左右。鈣質的缺乏，也會引起近視，還會帶來睡眠易醒

易驚、餵奶時間延長、體重增加慢等許多問題，對孩子的生長發育不利。另外，還有可能影響中樞神經的保護性抑制，導致智力及語言障礙。

為使孩子健康發育，晚間入睡後應熄燈。切記不要在孩子身邊開燈幹活、閱讀或看電視。

4. 乳兒要脫衣睡　乳兒期即是胎兒從出生到 1 歲這段時間。有的家長讓乳兒穿衣睡覺，甚至將手腳包裹起來睡，這會不利於孩子的健康成長。脫衣睡覺有利孩子的生長發育。乳兒期的兒童生長迅速，在這個時期，若經常穿衣睡覺，會影響乳兒的血液循環，不利於休息，在一定程度上還會影響乳兒的身體發育。脫衣睡覺能夠使乳兒睡得更加舒心、坦然，有利於孩子的健康成長。

第四部　看天氣，選環境，
遠離不健康因素

第27章
天氣影響健康

第一節 | 天氣與健康關係密切

　　人生活在大氣中，無時無刻不受天氣變化的影響，氣象要素對人體的影響是通過皮膚、呼吸系統、感覺系統等來實現的。不同的氣象要素作用於人體不同的部位，可引起不同的生理功能變化。不同氣象要素影響人體健康的機理，及其重要性也不盡相同。

一、氣溫與健康

　　人的體溫恒定在37℃左右，人體感覺最舒適的環境溫度爲20～28℃，而對人體健康最理想的環境溫度在18℃左右。人體對冷熱有一定的適應調節功能，但是溫度過高或過低，都會對人體健康產生不良影響。冬季環境溫度在4～10℃之間時，容易患感冒、咳喘病，生凍瘡；4℃以下時最易誘發心臟病，且死亡率較高。春季氣溫回升，有助於病毒、細菌等微生物的生長繁殖，增加了被蟲咬蟻叮的機會，傳染病容易流行；夏天當環境溫度上升到30～35℃時，皮膚血液循環旺盛，人會感到精神疲憊，思維遲鈍，煩躁不安，35℃以上時容易出汗，不思飲食，身體

消瘦，體內溫度全靠出汗來調節，由於出汗消耗體內大量水分和鹽分，血液濃度上升，心臟負擔增加，容易發生肌肉痙攣、脫水、中暑。

二、濕度與健康

夏天濕度大（尤其是我國南方），汗水聚集在人體皮膚表面，蒸發散熱困難，造成體溫升高、脈搏跳動加快，使人感到悶熱難受，食欲下降，容易出現眩暈、皮疹、風濕性關節炎等疾病。當氣溫在 26℃以上，空氣濕度大於 70%時，人容易發怒。

當氣溫升到 30℃，濕度大於 50%時，中暑人數會急遽增加，冬季空氣乾燥，鼻黏膜、嘴、手、腳皮膚彈性下降，常常會出現許多微小裂口。冬季呼吸道疾病、肺心病發生率最高。

當陰雨天氣來臨，氣壓和氣溫下降，濕度上升時，風濕性關節炎和有創傷的部位，會發生與天氣相應的變化，這時患者能感覺到隱隱作痛。在陰雨連綿、煙霧籠罩的梅雨和秋雨季節，能使人意志消沉、沮喪抑鬱。不過久晴之後遇上一場暴風雨，空氣中濕度的負離子大量增加，可使人頭腦清晰、情緒安定歡快。

三、氣壓與健康

根據上海市近 10 年的統計資料，在高濕環境下，氣壓每上升 100帕（百帕為氣壓單位），多死亡 2 人，而自然風速每增大 1 米／秒，少死亡 7 人。當氣壓下降、天氣陰沉時，人的精神最容易陷入沮喪和抑鬱狀態，表現為神情恍惚、六神不安，嬰幼兒還可能產生躁動、哭鬧現象。當氣壓下降配合氣溫上升、濕度變小時，最容易誘發腦溢血和腦血栓。氣壓陡降、風力較大，患偏頭痛病的人會增多。乾燥的熱風由於帶電，能使空氣中的負離子減少，這時候往往心神不安，反應遲鈍，辦事效率下降，交通事故增多。

四、日照與健康

適量的陽光照射，能使人體組織合成維生素 D 並且促進鈣類物質的呼吸。生長中的幼兒，如光照不足易導致軟骨病。陽光對人的精神狀況也有很大影響：陰雨籠罩的日子容易產生煩愁，陽光普照時心情往往比較舒暢。在炎熱的夏季，如果陽光照射時間過長，有可能得日射病，發病急驟，頭痛頭暈，耳鳴眼花，心煩意亂，並可誘發白內障等疾病。太陽光作用於眼睛可影響人的腦垂體，調節抗利尿素、控制人的排尿量。

五、風與健康

風作用於人皮膚，對人體體溫起著調節作用，決定著人體的對流散熱，並影響人體出汗的散熱率；當氣溫高於人體皮膚溫度時，風總是產生散熱效果，當氣溫高於人體皮膚溫度時，對人體起到加熱和散熱兩個相對的作用。

六、大氣污染與健康

大氣污染加重，使正離子增加，作用於呼吸道可使氣管纖毛活動減弱，引起喉乾燥和頭痛；大氣酸度增加，可使人的氣管黏膜細胞皺縮，出現氣管炎症等。

七、天氣影響健康的主要原因

氣象環境因素引起的疾病大多具有季節性，天氣突然變化時，往往在幾天內驟然增加許多感冒、哮喘、胃潰瘍穿孔以及咯血的病人。這種現象主要是由於機體難以隨氣候的變化及時調節而誘發疾病。

醫學科學研究不僅已經證實了風濕性關節痛與天氣有關，而且還發現高血壓、冠心病，每到秋冬時節的發病率驟增；哮喘病多發生在陰冷乾燥的寒冬季節；偏頭痛則大多是出現在濕度偏高，氣壓驟降，風力較大之時。

造成這些病症發生的主要原因，有人認為：一是大氣壓的落差引起了機體組織變化；二是大風中的超低頻振盪，對人體中樞神經產生了不良影響，使之出現頭痛、心悸、憂鬱、焦急的症狀；三是在大氣中上層電位差增大，從而造成周圍環境容易產生電場和磁場，使人體植物神經系統失去平衡，造成內分泌紊亂而引起精神緊張、情緒沮喪，以及心理疲勞等。

鑒於氣象環境與健康的緊密關係，用氣象觀測資料結合疾病特徵，發布「健康天氣預報」，既有利於提醒患者採取積極的預防措施，又有利於醫務人員有針對性地做好防治疾病的準備。目前，國際上德國、日本、俄羅斯、美國等國的氣象部門，與醫療部門合作，通過電臺、電視臺發布「醫學氣象預報」，讓人們提前做好防病準備。目前，我國的一些報刊、電臺、電視臺，也開始了不定期地結合季節性變化，介紹有關季節性疾病防治的小常識，這對人們預防氣象環境疾病起到很好的作用。

第二節｜春季的易發病與保健

冬去春來，氣候漸暖，百花齊放，萬象更新，一派生機勃勃的景象。捂了一冬的人們，無不陶醉在大好春光之中。然而，春天的氣候冷熱多變，氣流為冷暖型，極不穩定，如果不注意保健，容易招致各種疾病，甚至引起舊病復發，值得人們注意。

一、精神病

醫療氣象研究表明，每年的 3～5 月是精神病復發率極高的時期，約占全年的 70% 以上。研究表明，春天空氣乾燥，風沙大，有時大風

頻率過低,極易產生次聲波,直接影響人體的神經中樞系統,使人頭痛、噁心、煩躁,甚至置人於死地;此外,猛烈的大風常使空氣中的「維生素」——負氧離子大大減少,使人體化學過程發生變化,在血液中分泌大量的血清素,讓人感到緊張、壓抑、疲勞,導致精神失常。其症狀為失眠、記憶力減退;性格突然變得少言寡語;對周圍的人過分多疑;動作和行為失常。為防止春天精神病人舊病復發,對有以上精神病異常跡象者,應及時到醫院診治;根據季節和氣象變化對精神病人科學護理;注意睡眠和休息;給病人創造一個舒適的環境。

二、花粉過敏症

春暖花開的季節,有些人總是感到鼻子奇癢難忍,接連不斷地打噴嚏、流清涕,眼睛也經常流淚、發癢。有的人還會出現頭痛、胸悶、哮喘等症狀,這種季節性疾病多是過敏體質者,接觸花粉後引起的過敏反應,稱為花粉過敏症。有過敏體質的人應儘量減少外出,尤其少接觸各類花粉。即使外出,也應注意戴上口罩、墨鏡等,必要時應帶些防止過敏的藥物,如撲而敏等。

三、冠心病

醫療氣象研究表明,每年的 3～4 月,是心肌梗死的一個發病高峰期。因此,冠心病人在度過嚴冬之後,切莫忽視春天的考驗;此外,風濕性心臟病人常因寒冷、潮濕、過度勞累,以及上呼吸道感染之後,出現復發和加重。患者應特別注意保健,如加強體育鍛鍊、防止上呼吸道感染、以及注意防寒保暖。

四、關節炎與腎炎

關節炎病人對氣象變化甚為敏感,尤其是早春時節,氣溫時高時低,時風時雨,容易加重病情。所以,關節炎病人應密切注意天氣變化,

關節要保暖，腳部不要受涼。如一旦受寒，及時用熱水泡腳。對腎炎患者來說，感冒不僅有發熱、流涕、鼻塞、咳嗽、咽痛等上呼吸道症狀，而且極易導致腎病的復發。

五、春季皮炎

不少青年女性，一到春天，容易產生一種叫「桃花癬」的皮膚病，患者主要表現爲脫屑、搔癢、乾痛等症，還有些女性表現爲紅斑、丘疹等，也有的表現爲雀斑增多或褐斑加重。這主要是對春天陽光中紫外線過敏所致。所以，春天姑娘們應儘量少曬太陽，多吃新鮮蔬菜水果。對易致過敏的蝦類、淡菜等儘量不吃爲宜。

第三節｜夏季的易發病與保健

初夏季節，冷暖空氣勢均力敵，佔據在我國江淮一帶，形成這一地區天氣陰沉，細雨連綿，空氣濕度很大。夏季易發疾病敘述如下——

一、關節疼痛

由於寒冷、潮濕刺激關節處，引起自身組織抗原性改變，容易發生風濕性關節炎，在中老年人中常常有關節和腰腿酸痛的症狀出現。

二、中暑

盛夏季節，氣溫很高，特別是在強烈日光照射下的高溫環境中，進行重體力勞動，或者在酷暑炎熱的時候集會等，體內產生大量熱量，人體即使大量出汗，仍來不及散熱，就會使體溫升高，呼吸、脈搏加快，發生頭昏、眼花、胸悶、心悸、噁心乏力而中暑。預防中暑的關鍵是及

時補充水分和鹽分，儘量避免高溫作業和驕陽下的露天作業。一旦發生中暑，應立即將患者平臥於陰涼通風處施行急救。

三、夏季感冒

大部分的夏季感冒都是因為身體突然著涼，使血液受到冷卻而反射性引起鼻子和喉嚨的一時性缺血，使抵抗力減弱，感冒病毒乘虛而入的。而且夏季感冒有一個特點，那就是除了一般的感冒症狀以外，還有口渴心煩等內熱現象。

人們在夏季應加強身體鍛鍊，注意飲食調節，保證足夠的睡眠時間，不要過於貪涼，特別是不要長時間使用空調，這些都是預防夏季感冒的關鍵。此外，應注意多喝白開水，因為夏季人們對水的需求量很大，再加上感冒時容易發燒，而發燒是人體與病菌抗爭的過程，會消耗大量的體液。睡眠對治療夏季感冒也頗有幫助。實踐證明，當人睡眠減少、勞累過度、寒冷刺激時，體內「胞壁酸」大大減少，抵抗力會隨之下降，細菌、病毒等病源微生物便乘虛而入，誘發疾病，感冒即是這類疾病之一；如果患者能增加睡眠時間，體內的「胞壁酸」就會不斷增多，人體的抗病力也會隨之加強。所以，夏季感冒時應多喝水、多睡覺。

四、頭昏、耳鳴

如果在烈日陽光下曝曬，因日光紅外線照射人體大腦組織、腦膜等容易引起頭昏、耳鳴、煩躁不安等症狀。

五、傳染病

腹瀉和腸道傳染病是夏季最主要的流行病。夏季氣溫高、雨水多，高溫高濕的天氣會促進細菌的繁殖和生長，食物容易腐爛，而全球氣候變暖的大環境下，各種各樣的細菌、病毒也格外活躍，去年是暖冬，春早夏長更是加大了夏季傳染病的發病率。因此，人們在夏季預防腸道傳

染病要做到：保持良好的個人衛生習慣：勤洗手；盡可能吃熟食熱食，少吃涼拌菜或冷食，不要吃黴變食物；喝開水或涼開水，不要喝生水；有病及時就醫，以免殃及家人和朋友。

第四節│秋季的易發病與保健

秋季，除與春季相同的冷暖空氣活動頻繁外，日間氣溫仍然較高，但夜間由於地面輻射強，冷卻快，日夜之間溫差大，成為一些常見病的多發期，人們應注意及時增添衣服，加強鍛鍊，增加身體抵抗力。那麼哪些疾病為秋季的常見病呢？

一、胃病

10月份是慢性胃炎和胃、十二指腸潰瘍病復發的高峰期，因此人們要參加適當的體育活動，日常膳食應以溫軟淡素易消化的為宜。

二、哮喘病

有哮喘病史的人對氣溫、濕度等氣象要素的變化極為敏感，而且適應能力弱。另外，草枯葉落的深秋過敏物質大量增加，也是該病易發的重要原因，因此要弄清引起哮喘發作的致敏源，並儘量避免與之接觸。

三、心腦血管疾病

秋天是心腦血管病的多發季節，寒冷會引起冠狀動脈痙攣，直接影響心臟本身血液的供應，誘發心絞痛或心肌梗塞。因此，心腦血管病人秋天應堅持服用治療冠心病或高血壓的藥物，定期檢查心電圖和血壓，積極預防感冒等可能誘發心腦血管病加重的疾病。

四、腹瀉

秋天患腹瀉的人數往往會多於夏季。秋季天氣涼爽，人的食欲增加，易暴飲暴食，致使胃腸負擔加重，功能紊亂，晝夜溫差較大，易引起腹部著涼，或誘發結腸過敏，使腸蠕動增強而導致腹瀉。因此應注意飲食健康，並根據天氣變化及時增減衣服。

第五節 ｜ 冬季的易發病與保健

在冬季，人體的新陳代謝作用變緩，以盡可能地保持體力。但同時也降低了人體抵抗疾病的能力。事實的確如此，世界上大多數地區的死亡率都以冬季為最高，冬季也是心腦血管病、呼吸道疾病的高發時段。不過，人們也大可不必消極等待，通過天氣預報，可以巧妙地「破譯」疾病發生的預兆，從而採取積極的防範措施。

一、感冒

雖然一年四季都會發生感冒，但以秋冬季為高發期。以上海地區為例，感冒發病常集中在 11 月下旬到次年 3 月底。導致感冒發病高峰的天氣主要有兩類：一類是冷空氣南下時，特別是秋冬交接後的第一次降溫，如最低氣溫自零上降至零下，1～2 天內就有大批人感冒。若每日最低氣溫持續在零下，感冒病人就會逐漸減少。第二類是冷空氣通過後出現冷高壓天氣，特別是氣壓大於 1.030 千帕的晴好天氣，人們也容易發生感冒。這兩種天氣促使感冒發病增加的原因，主要是人體受涼。當冷空氣南下，日平均氣溫和最低氣溫大幅度下降，前後兩天日平均氣溫甚至可以相差 10 度以上。這種突然降溫，使人們的體溫調節功能難以適應，再加上人們沒有思想準備，不注意保暖，就易受涼。冬季的冷高

壓天氣陽光充足，日照強，導致中午熱，早晚冷，同日溫差大，早晚容易受涼。寒冷降低了身體的抵抗力，從而引起感冒。要避免受寒，可根據天氣預報及時掌握天氣變化情況，特別是在冷空氣開始南下的幾天要特別注意保暖，因爲這時降溫最強烈。可是這點常常被忽視，人們常在降溫的第 1～2 天不以爲然，等感到寒冷時才增添衣服。其實，這時氣溫已開始回升，天氣也回暖，而且往往已經受了涼。

二、關節痛

秋冬過渡季節，氣象要素變化劇烈，冷空氣不時南下，晚秋、初冬較強的冷空氣，能引發關節病痛的發作。一般來說，當日溫度變化在 3 度以上，氣壓變化大於 10 百帕以上，相對濕度變化大於 10% 以上時，關節痛病人就會多起來。而且疼痛發作也可能出現在天氣變化的前一天，這就是「舊傷疼痛明日雨」的由來。因此，有關節炎和其他傷痛的患者，平時要加強鍛鍊，以改善和調節關節功能，減少關節病痛。也可依據天氣預報，在天氣變化前採取保暖、驅濕措施。

三、慢性支氣管炎

多在冬季復發，有明顯的季節性。不僅慢性支氣管炎患病率與氣候有關，而且其病情加重或復發也與天氣有關。如在黑龍江地區，當同日溫差大、隔日溫差大、相對濕度高、風速大時，慢性支氣管炎病情加重者增加。在四川綿陽地區，氣溫日變差大，可使患者病情加重。在甘肅天水地區，月平均氣溫低於 0 度、風速較大的月份，患者病情的惡化增多；當氣溫及濕度低、氣壓高、風速大時，患者病情加重。在廣州番禺地區，在冷空氣入侵而引起降溫過程的前一天或降溫後的最後 1～2 天，患者病情加重。在天津地區，當氣壓變化較大、乾旱少雨、氣溫偏低、氣溫變化較劇烈時，患者容易發病。從以上的研究可以看到慢性支氣管炎的復發與病情加重都與寒冷有關，通過耐寒鍛鍊和增強體質可以預防

慢性支氣管炎。

四、心肌梗塞

心肌梗死的發病高峰期與冷空氣活動密切相關。入秋後，第一次出現持續期較長的日最低氣溫低於 0℃的過程中，都有一次明顯的心肌梗塞的發病高峰。此時的天氣特徵為持續低溫、陰雨和大風。由於大風和潮濕都能增加寒冷程度，因此，影響心肌梗塞發病的氣象條件大多為寒冷的作用。

此外，由於天氣急遽變化，氣溫驟降，使人體胃酸分泌和黏膜阻力有所改變，往往引起胃潰瘍病的發作。冬季光照時間短，氣候寒冷，也容易影響人的新陳代謝，使血流速度減慢，導致氧氣供應不足，大腦細胞缺氧，於是就出現了精神倦怠、思睡等一系列冬季抑鬱症症狀等。

人體對環境具有很強的適應性，當天氣變化時，人體內部也隨之改變，以使體溫保持不變，並使身體其他重要功能正常進行。相比之下，老年人、兒童及一些慢性病患者適應能力相對較差，因此在天氣變化時，要注意自我保健，加強防範措施。首先是要注意及時收聽天氣預報，隨時增添衣服，採取禦寒保暖措施。其次是注意按時起居，保證充足的睡眠和休息。最後應注意平時要多做做運動，增強身體的抵抗力。

第22章
家居環境影響健康

每個奮鬥在喧囂都市中的人都想擁有自己的房子。住宅和居室是人們生存的重要物質條件之一，是人們生活、休息、家庭團聚的場所，與人們健康的關係非常密切。隨著國民經濟的快速發展和人民生活水準的不斷提高，在居住環境不斷改善的同時，如採用不適當的建築材料和室內裝潢材料，也有可能造成室內污染。空調、微波爐、冰箱等在給人類帶來舒適生活環境的同時，也引起了一系列的健康問題。此外家用化學物品如殺蟲劑、洗滌劑等物質的大量使用也可造成對環境的污染。加之大多數使用者缺乏衛生知識，對人體的健康的潛在威脅很大。目前家居環境與健康的關係，已引起全世界的關注。

第一節 | 建築材料及裝飾物品對健康的影響

建築材料大致有基本建築材料和裝飾材料之分：基本建築材料主要指建築物的基礎材料、承重材料；裝飾材料主要指用於基本建築材料表面的材料，起保護、防護、美化等作用。裝飾物品主要指各種家具物件。

上述物品所用的原材料中，大部分是廢渣或再生材料及現代化工產品，且在加工和生產過程中加入了各種輔助劑，其中有很多具有揮發性，有的還有放射性，對人體健康具有很大威脅。建築材料及裝飾物品中含有的主要有害物質及引發的病症列述如下——

一、甲醛

甲醛是一種揮發性有機化合物，無色，有強烈的刺激性氣體，其水溶液俗稱福馬林。甲醛是室內的主要污染物之一，主要來自建築材料、裝飾品及生活用品等化工產品，如黏合劑、隔熱材料、化妝品、消毒劑、防腐劑、油墨、紙張等。甲醛對健康的影響主要是刺激眼睛和呼吸道黏膜，產生變態反應，免疫功能異常，引起肝、肺和中樞神經受損，也可損傷細胞內遺傳物質。甲醛在室內的濃度變化主要與污染源的釋放量和釋放規律有關，也與使用期限、室內溫度、濕度，及通風程度相關。加強室內通風可降低甲醛濃度。

二、氡及其子體

氡是一種惰性放射性氣體，易擴散，在體溫條件下極易進入人體組織。氡是由鈾、鐳等衰變所產生的。鈾、鐳都是固體，廣泛存在於地殼中，衰變成氡後變成氣態，氡可繼續衰變直至變成鉛。每次衰變都有 α、β 及 γ 輻射線。室內氡的來源主要是土壤和建築材料中含有的鐳。氡及其衰變物，對人體的危害主要是引起肺癌，潛伏期約為 15～40 年。現代流行病學資料表明，氡是僅次於吸煙的第二個導致肺癌的原因，由氡引起的肺癌占肺癌總發病率的 10%。影響室內氡含量的因素除污染源的釋放量以外，室內的密閉程度、空氣交換率、大氣壓、室內外溫差等都是重要影響因素。研究發現，在建築材料表面使用塗料，可起一定的防護作用。

三、揮發性有機物

揮發性有機物是一類重要的室內污染物，已明確鑒定出 300 多種，雖然它們各自的濃度不高，但其聯合作用不可忽視。揮發性有機物除醛類外，常見的還有苯、甲苯、二甲苯、三氯乙烯、三氯甲烷、萘等，主要來自各種溶劑、黏合劑等化工產品。此外，苯類等環烴化合物還可來自燃料和煙葉的燃燒。揮發性有機物對健康影響的研究不多，主要有臭味、刺激性，能引起免疫水準失調，影響中樞神經系統功能紊亂，出現頭暈、頭痛、嗜睡、無力等症狀。亦可影響消化系統，表現為食欲不振、噁心、嘔吐，嚴重者可損傷肝臟和造血系統。

四、不良建築綜合症

不良建築綜合症也稱病態建築綜合症，指某些建築物由於室內污染、空氣交換率低以致該建築物內的人群，產生一系列症狀，表現為眼、鼻、咽部有刺激感，以及頭痛、易疲勞、嗜睡、哮喘等非特異性症狀，離開建築物則症狀消退。目前認為本病是由於多種因素綜合作用而引起的，除污染和通風外，還可能由於溫度、濕度、採光、聲響等因素失調，以及情緒心理反應等。

第二節 | 家用化學物品與健康

現代生活隨著社會的進步和人類文明的發展，大量的化學物品進入家庭，成為人類生活中不可缺少的必需品。化學物品是創造人類美好生活和物質文明的重要保證。但是，化學物品在生產和使用過程中均存在許多衛生問題，據世界衛生組織統計，發展中國家每年約有 50 萬人遭受化學物品的危害，其中大約有 500 人死亡。

家用化學物品廣泛使用於每個家庭，滲透到人們生活的各個方面，其中可能釋放有害化學物質的家庭用品所涉及的範圍也相當廣泛，大體可分爲：

- **衣物類**　包括內衣、睡衣、外衣、胸罩、手套、襪子、帽子等；
- **身邊物品**　包括皮帶、提包、眼鏡、錶帶、裝飾品等；
- **室內裝飾材料**　包括壁紙、壁布、地板磚、地毯等；
- **其他**　包括臥具、窗簾、椅墊、玩具等。

家用化學物品是室內有機物污染的主要來源之一，可釋放出多種有機化合物，其中有二十多種具有致癌和致突變作用。在家中普遍使用化學物品也是引起非職業性急性中毒或損害事故的重要原因。此外，由於家用化學物品與皮膚接觸的機會很多，由其引起的刺激性皮炎、變態反應性皮炎等皮膚損傷，嚴重時可導致皮膚化學性燒傷。

第三節 ｜ 室內空氣環境與健康

室內空氣品質與人體健康有密切關係。全球污染最嚴重的場所非居室莫屬。

由於建築物封閉嚴、通風條件差，大量家具和家用電器都在市內佔據各自的角落，這些角落或者成爲灰塵和污染物積聚的地方，或者在使用過程中發出污染環境的氣體和輻射。加拿大一個衛生組織對影響身體健康的一些問題進行調查，結果顯示，有 68%的病是由於室內空氣污染引起的，美國環保科學專家發現有 11 種有毒化學物質室內濃度超出室外，其中六種是致癌物質。這些污染物有的來自人體，人肺可以排出25 種有毒物質，成人每 1 小時呼出 25 升二氧化碳，人體的排汗、排氣、不潔的衣物、食物也會造成室內的污染；有的來自現代化的室內裝潢，

如人造板、膠合板、壁紙等等；有的是從煤爐、清潔劑、化學用品和各種裝飾材料中釋放出來的有害物質；有些家庭用於封閉門窗的材料，也會發出揮發性的有機物質，在牆內做絕緣材料的醛樹脂也會慢慢變質，放出甲醛。在使用空調器的建築物裏生活和工作的人，大樓綜合症的患病率明顯高出他人許多。

除此以外，最常見的污染就是煙草的煙霧，它在燃燒時會產生有害粒子和氣體，香煙的煙霧氣在氫的作用下，混合了相當多的致癌物質和毒素，它們使我們的生存環境變得污穢不堪。通常一個人生命的三分之一是在室內度過的，室內空氣環境的好壞當然成為影響人體健康的一個重要因素。

第四節 ｜ 吸煙與健康

吸煙是導致肺癌、喉癌、口腔癌等多種癌症和心血管病、慢性支氣管炎、肺氣腫、胃潰瘍等多種疾病的危險因素。吸煙不僅對本人有害，對被動吸煙者的危害，不亞於吸煙者本人。

據世界衛生組織報導，發展中國家每年約有 100 萬人死於吸煙，發達國家每年約有 200 萬人死於吸煙，約 1/3 ～ 1/2 的吸煙者，因為吸煙而早逝。因此吸煙與健康已成為全球共同關注的公共衛生和個人衛生的問題。

吸煙者吸煙的過程是煙草在不完全燃燒過程中發生的一系列化學反應的過程。香煙燃燒時放出的煙霧中92％為氣體，主要有氮、二氧化碳、一氧化碳、氰化氫類、揮發性亞硝胺、烴類、氨、揮發性硫化物、腈類、酚類、醛類等，另外 8％為顆粒物，主要有煙焦油和尼古丁。吸煙時大約有 10％的煙霧進入體內，經氣管、支氣管到達肺部，一小部分可進

入消化道。進入體內的有害物質最終進入血液循環，引起各系統、組織、器官發生病變，其嚴重程度取決於開始吸煙的年齡、吸煙量的多少，以及持續吸煙時間的長短。

香煙煙霧中含有大量的致癌物和促癌物，長期吸入可導致肺癌、喉癌、咽癌、口腔癌、食道癌、腎癌、膀胱癌等。乾熱的煙霧長期刺激呼吸道引起阻塞性肺通氣功能障礙，是造成慢性支氣管炎和肺氣腫的主要原因。吸煙也是冠心病、動脈粥樣硬化的主要致病因素。此外，吸煙可引起消化性潰瘍、視力下降、視神經萎縮、女性月經紊亂、經痛、男子陽痿、早洩甚至不育等。青少年由於機體各組織、器官還未發育完善，吸煙將產生更加嚴重的後果。

總之，吸煙是百害而無一利，其對健康的危害已成爲全世界關注的焦點。通過宣傳吸煙的危害，建立並增強人們的自我保健意識是控煙的核心問題。同時採取立法手段是控煙行之有效的措施。我國自 1977 年以來已相繼頒布了一系列法律法規，使控煙工作有了法律上的依據。

第五節 ｜ 關於家居環境的幾個標準

一、健康住宅標準

根據世界衛生組織的定義，「健康住宅」就是指能使居住者「在身體上、在精神上、社會上完全處於良好狀態」的住宅，具體來說，健康住宅最低有以下幾點要求——

(1) 會引起過敏症的化學物質的濃度很低。

(2) 爲滿足第一點的要求，盡可能不使用易散的化學物質的膠合板、牆體裝修材料等。

(3) 設有換氣性能良好的換氣設備，能將室內污染物質排至室外，

特別是對高氣密性、高隔熱性來說，必須採用具有風管的中央換氣系統，進行定時換氣。

(4) 在廚房灶具或吸煙處，要設局部排氣設備。

(5) 起居室、臥室、廚房、廁所、走廊、浴室等要全年保持在 17℃～ 27℃之間。

(6) 室內的濕度全年保持在 40 ～ 70 之間。

(7) 二氧化碳要低於 1000PPM。

(8) 懸浮粉塵濃度要低於 0.15mg/m2。

(9) 雜訊要小於 50 分貝（A）

(10) 一天的日照確保在 3 小時以上。

(11) 設足夠亮度的照明設備。

(12) 住宅具有足夠的抗自然災害的能力。

(13) 具有足夠的人均建築面積，並確保私密性。

(14) 住宅要便於護理老齡者和殘疾人。

(15) 因建築材料中含有害揮發性有機物質，所以住宅竣工後要隔一段時間才能住人，在此期間要進行換氣。

二、北歐綠色家具標準

關於綠色家具的標準，目前我國還沒有明確的規定。不妨讓我們借鑒一下北歐綠色家具的標準。

早在 1994 年，北歐就頒布了第一個綠色家具標準《木製家具和家具設置生態標誌》。直至 1999 年底這個標準仍一直有效。北歐的這個標準，重點是對家具原材料中可能出現的對環境有害的化學成分加以限制。其次，對保護森林生態資源也提出了初步要求。

1. 木材 木材本身對環境沒有任何負面影響，但製材時可能採用滅菌處理，滅菌劑用後能放出有害氣體。用乾燥法也能避免細菌侵蝕。標準規定，標誌產品不許使用經滅菌劑處理過的木製材料。

2. 人造板 現在用薄木或塑膠、金屬等片材貼面或不貼面的人造板在家具材料中佔有的比重日益增加。

北歐建築纖維板和人造板的環境標誌標準，也被北歐生態標誌計畫所接受，該標準對甲醛釋放量做了規定。

3. 塑膠 塑膠在家具中常以構件的形式出現，如抽屜、拉手、鉸鏈等。使用最多的是尼龍和 ABS 塑膠，PVC 也用。塑膠對環境的影響主要是由它的添加劑決定的。其添加劑包括一系列的穩定劑、軟化劑、顏料和防火劑。標準禁止使用以下三類化學品為基礎的添加劑：鎘、鉻、鉛或汞等重金屬，或它們的化合物；氯化／鹵化烷烴，或溴化二苯醚等有機物；具有甲基、乙基、丙基、丁基、辛基等烷基族的酞。重金屬和上述鹵化有機物被歸類為有害，或推斷為有害，它們可溶解於脂肪，被帶入食物鏈，並存儲於脂肪組織中。

4. 金屬 鋼和鋁常用來生產鉸鏈、滑道和其他構件。其表面處理有電鍍或塗飾兩種方法。電鍍可導致鎘、鉻、鎳或鋅的化合物，它們以排放入水的形式造成較大的環境危害。脫脂等工藝可能使用有毒的氯化有機溶劑。當前，金屬塗飾的無溶劑工藝或水性塗料使用日益增多，它們對環境少有危害。標準規定金屬加工和表面處理不許使用鹵化有機溶劑；除了如螺釘、鉸鏈、飾件等小部件外，金屬不應使用鎘、鉻、鎳和它們的化合物進行電鍍；金屬塗料不應含有以鉛、鉻、鎘、汞和它們的化合物為基礎的顏料和添加劑；塗料中的有機溶劑量不能超過 5％。

5. 玻璃 玻璃本身對環境沒有危害，但鉛裝玻璃在標準中是禁止使用的。鉛裝玻璃是指玻璃嵌入鉛製金屬框架而成的構件。它的生產與生產廢料對環境都有害。鉛能積聚於植物、積聚於生物鏈中。

6. 膠黏劑與塗料 標準規定，在膠黏劑和塗料中，凡含有被北歐任何國家標準、法規歸類為對環境有害的化學成分，每種的量都不應超過 1％，而且它們的總量也不應超過 2％。並規定化學品不應含有錫的有機化合物、鹵化有機物或芳香族溶劑，也不應含有上述塑膠材料中所

列的酞、重金屬及其化合物。

7. **包裝材料** 標準規定不許使用含氯的塑膠作爲包裝材料。

8. **對保護森林資源的要求** 該標準提出兩點原則要求,即:一、在原材料中,要求標明生產中所用木材的樹種、原產地和採伐森林的類型;二、在生產中,要求對來自鋸刨、成型、砂光、刮光等工序的木質廢料與切屑進行再利用,作爲新的原材料,或與其他物質構成組合材,或做能源,目的是減少對森林資源的榨取。

第23章
環境污染影響健康

目前，人類活動造成的自然資源破壞和環境污染日益嚴重，全球性環境惡化已關係到人類的生存和發展，環境因素對人類健康的影響，已成爲人們關注的焦點。

第一節｜環境致病

空氣、水、土地和食物等，都是人類生存和健康的必要條件。人體在生命活動的過程中，不斷地新陳代謝，同周圍的環境進行物質與能量的交換，增強與環境的適應性。人們長期生活在被污染的環境中，當這種生理功能達到一定限度，超過人體能夠「忍受」的程度時，就會引起疾病，導致終身殘疾或者死亡。

一、環境致病的因素

人類周圍的各種環境因素中，能使人體致病的，通稱爲環境致病因素。一般把環境致病因素分爲下面三種：

(1) 生物性因素，包括細菌、病菌和蟲卵等。

(2) 化學性因素，包括有毒氣體、重金屬、農藥、化肥和其他化學品。

(3) 物理性因素，包括雜訊、振動、放射性物質和電磁波輻射等。

據分析，人類大部分腫瘤病同環境污染有關，而與環境化學因素有關的腫瘤，至少要占 90％左右。

二、環境致病的階段

一般來說，當環境污染物進入人體後，人體對毒性的反應大致經歷四個階段：第一階段是潛伏期，人體對毒物還有抵抗能力，沒有表現出疾病的症狀。第二階段是病狀期，在環境污染持續影響下，人體耐受毒素的能力下降，成為沒有「病症」的病人。第三階段是顯露期，環境污染再持續，出現了各種症狀。第四階段是危險期，病症沒有及時被發現和治療，表現出毒性反應、發病、死亡等症狀。

三、環境致病的特點

環境致病的病症是極其複雜的，一是環境污染物的種類繁多，二是人體對毒物的忍受能力有個體差異。導致環境污染致病具有隱蔽性，在短時間內對病症很難確定和治癒。如 1953 年年底，在日本發生的水俣病（汞中毒），一直到 1956 年 5 月，大面積發現這種怪病，才找到致病的原因；廣泛性，即在一個污染區域內，誰都可能受到危害。如 1952 年 12 月 5 ～ 8 日的英國倫敦煙霧事件中，死亡了 4000 多人，在以後又相繼死去 8000 多人；嚴重性，如人體內中了汞、鉛等毒素後，有的終身受疾，骨骼變形，全身疼痛，有的則不治而死。

四、環境致病的類型

環境污染對人體的危害，可以通過各種途徑進入人體內。由於污染物的毒性、濃度和人體的個體差異，以及污染時間的長短、散發的快慢

等條件的不同,造成的危害也有不同的類型——

1. 急性危害 急性危害是指人們一次性攝入大量毒性較強的污染物,在短時間內就出現了明顯的症狀。如家庭燃煤或使用煤氣不當,容易發生一氧化碳、二氧化碳的中毒事故。急性危害來勢兇猛,病情發展迅速,後果嚴重。

2. 慢性危害 慢性危害是指人體連續幾個月、幾年,甚至十幾年中,攝入數量不多、危害程度不明顯的污染物,在較長時間裏才顯露其危害性,一般以大氣污染對人體呼吸道的危害較多。例如,汽車使用的汽油中含鉛,污染了大氣,造成對人體的危害是普遍的、長期的。

3. 遠期危害 比慢性污染作用和發病潛伏的時間更長,可以延續十幾年、幾十年,甚至危及到下一代才顯露病症。例如,長期從事鎳冶煉的工人,患肺癌、鼻癌的發病率,要比其他發病率高出 150 倍。

第二節 | 大氣污染與健康

大氣污染物包括一次污染物,如顆粒狀物質、氮氧化物、二氧化硫等;二次污染物,包括光化學煙霧等。

一、顆粒物對人體健康的危害

顆粒物中很大一部分比細菌還小,人眼觀察不到,它可以幾小時、幾天或者幾年浮游在大氣中。其範圍從幾公里到幾十公里,甚至上千公里。長期生活在可吸入顆粒物濃度高的環境中,呼吸系統發病率增高,特別是慢性阻塞性呼吸道疾病如氣管炎、支氣管炎、支氣管哮喘、肺氣腫和肺心病等發病率顯著增高,而且又可使這些患者的病情惡化,提早死亡。

二、氟化物對人體健康的影響

氟的污染主要來源於鋁的冶煉、磷礦石加工、碘肥生產、鋼鐵冶煉和煤炭燃燒過程的排放物。氟化氫和四氟化矽是主要的氣態污染物。含氟煙塵的沉降或受降水的淋洗，會使土壤和地下水受污染。氟是積累性毒物，植物葉子、牧草能吸收氟，牛羊等牲畜吃了這種被污染飼料，會引起關節腫大、蹄甲變長、骨質變鬆，甚至癱臥不起。人攝入過量的氟，在體內會干擾多種酶的活性，破壞鈣、磷的代謝平衡，出現牙齒脆弱、生斑、骨骼和關節變形等症狀的氟骨病。飲用水中含氟量如大於 1.0mg／L，則氟斑牙患病率隨含氟量增加而上升；如在 40mg／L 以上，則出現氟骨病。

三、二氧化硫（SO_2）對人體健康的危害

SO_2 是大氣中主要污染物之一，是衡量大氣污染的標誌之一。世界上有許多城市發生過 SO_2 危害人群健康的事件，使很多人中毒或死亡。

SO_2 濃度達 20ppm 時，引起咳嗽並刺激眼睛，若每天 8 小時吸入濃度為 100ppm 的 SO_2，支氣管和肺部將出現明顯的刺激症狀，使肺組織受損，濃度達到 400ppm 時可使人產生呼吸困難。

第三節｜水體污染與健康

成人體內含水量約占體重的 65％，每日每人生理需水量約為 2.5～3.0 升。人體的一切生理活動如體溫調節、營養輸送與代謝，都需要有水來完成。水是一切生物生命活動的物質基礎，沒有水就沒有生命。

水污染對人體健康帶來的影響可概括為以下幾個方面：水體受化學有毒物質污染後，通過飲水或食物鏈造成急、慢性中毒；水體遭受某些

有致癌作用的化學物質污染,如砷、鉻、鎳、鉸、苯胺、苯並芘等,可在懸浮物、底泥和水生生物體內蓄積,長期飲用這種水或通過食物鏈可能誘發癌症。

一、砷污染對人體健康的危害

砷元素及其化合物廣泛存在於環境中。有毒性的主要是砷的化合物,其中三氧化二砷(AS_2O_3)即砒霜,是劇毒物。一般情況下,土壤、水、空氣、植物和人體都含有微量的砷。若因自然或人為因素,人體攝入砷的化合物超過自身的排泄量,如飲用水中含砷量過高,長期飲用會引起慢性中毒。若煤炭中含砷量過高,因燒煤造成的污染會使人慢性中毒,類似事例在國內也有報導。

砷及化合物進入人體後,會蓄積於肝、腎、肺、骨骼等部位,特別在毛髮、指甲中貯存,砷在體內的毒性作用主要是與細胞中的酶系統結合,使許多酶的生物作用失掉活性造成代謝障礙。急性砷中毒多見於從消化道攝入,主要表現為劇烈腹痛、腹瀉、噁心、嘔吐,搶救不及時即造成死亡。

二、鉻污染對人體健康的影響

鉻是人體必需的微量元素,但大量的鉻能危害人體健康。鉻中毒主要指六價鉻。由於鉻的侵入途徑不同,臨床表現也不一樣。飲用水被含鉻工業廢水污染,可造成腹部不適及腹瀉等中毒症狀;鉻為皮膚變態反應原,引起過敏性皮炎或濕疹,濕疹的特徵多呈小塊、錢幣狀,以亞急性表現為主,呈紅斑、浸潤、滲出、脫屑、病程長,久而不癒;由呼吸道進入,可對呼吸道產生刺激和腐蝕作用,引起鼻炎、咽炎、支氣管炎,嚴重時使鼻中膈糜爛、穿孔。鉻還是致癌因子。

三、汞污染對人體健康的危害

金屬汞中毒常以汞蒸氣的形成引起，由於汞蒸氣具有高度的擴散性和較大的脂溶性，通過呼吸道進入肺泡，經血液循環至全身。血液中的金屬汞進入腦組織後，被氧化成汞離子，逐漸在腦組織中積累，達到一定的量就會對腦組織造成損害。另外一部分汞離子轉移到腎臟。因此，慢性汞中毒臨床表現主要是神經系統症狀如頭痛、頭暈、肢體麻木，和疼痛、肌體震顫、運動失調等。

四、氰化物對人體健康的影響

氰化物非常容易被人體吸收，經口、呼吸道或健康的皮膚都能進入人體內。經消化道進入胃，在胃酸解離下，能立即水解為氰氫酸，這種物質進入血液循環後，血液中的細胞色素氧化酶的 $Fe^{3}+$，與氰根結合，生成氰化高鐵細胞色素氧化酶，喪失傳遞電子的能力，使呼吸鏈中斷，細胞窒息。由於氰化物在類脂中的溶解度比較大，所以中樞神經系統首先受到危害，尤其呼吸中樞更為敏感。呼吸衰竭乃是氰化物急性中毒致死的主要原因。

氰化物慢性中毒多見於吸入性中毒，經水污染引起人體慢性中毒的比較少見。

五、酚污染對人體健康的影響

在酚類化合物中以苯酚毒性最大。煉焦、生產煤氣、煉油等工業生產過程中所排廢水中苯酚含量較高。酚類化合物侵犯神經中樞，刺激骨髓，進而導致全身中毒症狀。如頭昏、頭痛、皮疹、皮膚搔癢、精神不安、貧血及各種神經系統症狀和食欲不振、吞咽困難、流涎、嘔吐和腹瀉等慢性消化道症狀。這種慢性中毒經適當治療一般不會留下後遺症。

第四節｜雜訊（噪音）污染與健康

所謂雜訊是指人們主觀上不需要、給人們生活帶來不愉快的聲音，和排放到環境中的化學物質一樣，是環境中的污染物。當前環保工作已把它列為管制對象，規定了雜訊的排放標準和環境容許水準。環境雜訊污染是指環境中雜訊超過了人們所能接受的程度。與化學污染物相比，雜訊污染範圍廣泛，噪音源停止後雜訊亦隨之停止，無殘留、無蓄積。

環境中雜訊來源主要包括火車、汽車、飛機等交通工具產生的交通雜訊、各種工礦企業產生的工業雜訊、建築工地產生的施工雜訊，以及人為活動所產生的各種社會雜訊等。其中交通雜訊占城市雜訊的 70% 左右，是城市雜訊污染的主要來源。

反覆、長時間、超負荷的雜訊刺激，可引起中樞神經系統損害，表現為條件反射異常、腦血管功能紊亂、腦電位發生變化以及頭痛、頭暈、耳鳴等神經衰弱症候群。累及心血管系統表現為心跳加速、心律不齊、血壓升高、心排血量減少而使心肌缺血、缺氧，嚴重者可導致心肌梗塞。累及內分泌生殖系統可引起性週期紊亂、受精遲緩，並可引起染色體突變而致畸胎的發生。另外長時間生活於雜訊環境中可使聽力下降，甚至耳聾。

控制環境雜訊污染的措施有：改進設備結構，提高部件的加工精密度和裝配品質；採用合理的操作方法，降低聲源的雜訊發射功率；利用聲音的吸收、反射和干涉等特性，採用吸聲、隔聲、隔振等技術，以及安裝消聲器以控制雜訊的輻射。此外還應加強對雜訊的管理。

第五節｜電磁輻射（電磁波）與健康

隨著現代經濟的不斷發展，水污染、大氣污染、雜訊污染、電磁污染對人們的影響日益嚴重。

水污染和大氣污染都是以可見的物質形式存在，雜訊污染和電磁污染則以能量的形式存在，雜訊可以被人們的耳朵感知，只有電磁污染無色無味，看不見摸不著聽不到，其實它穿透力強，充斥整個空間，不同強度的電磁輻射對人們會產生不同程度的影響。

在我們周圍，手機、對講機、微波爐、電磁爐、電腦、電視機、電熱毯等家電，及戶外的高壓電線、電焊機、各種高頻作業設備，和一些醫療設備工作時都會產生一定量的電磁輻射，尤其是隨著廣播電視、輸電線路和通訊業的不斷發展，輻射源越來越多，電磁污染日益嚴重，長期處於電磁輻射環境下，對人體會產生傷害：對心血管系統表現為心悸、心動過緩、竇性心率不齊、免疫功能下降；對視覺系統表現為視力下降，引發白內障；孕婦易產生自然流產和胎兒畸形；血液淋巴液和細胞原生質易發生改變，影響人體的循環系統、免疫、生殖和代謝功能等。對此國內外都有過很多相關報導，並引起了人們的重視。

電磁輻射能量通常以輻射源為中心，以傳播距離為半徑的球面形分布，輻射強度與距離平方值成反比。

人們應該採取措施對電磁輻射進行防範，包括遠離輻射源，減少與輻射源接觸的時間，穿防護服、帽等。

目前市場上的防護服材料有二類，第一類是金屬纖維混紡織物，採用不銹鋼纖維與其他化纖、棉等混紡形成電磁遮罩織物，在 30MHz ～ 1GHz 頻段，屏效 25 ～ 35 分貝（數值越高效果越好），在 10KHz 到 1MHz 屏效 5 ～ 9 分貝。

　　第二類為多金屬離子織物，採用多種金屬離子塗附在普通織物上，形成一定的電磁遮罩功能。在 10KHz 到 1000MHz 屏效 0 ～ 17 分貝。第

　　第三類為金屬化織物，採用化學沉積方法在普通織物表面「鍍」上一層高導電金屬層，形成電磁遮罩織物，簡稱導電布。在 10KHz 到 1000MHz 屏效高達 50 ～ 80 分貝。

第五部　走出亞健康，
活出真健康

第24章
你是否也有亞健康的問題

第一節 ｜ 什麼是亞健康

一、亞健康的定義

世界衛生組織認為：健康是一種身體、精神和交往上的完美狀態，而不只是身體無病。它給健康所下的正式定義是——「健康是指生理、心理及社會適應三個方面，全部良好的一種狀況，而不僅僅是指沒有生病或者體質健壯。」

世界衛生組織據此制定了健康的 10 條標準——

(1) 精力充沛，能從容不迫地擔負日常生活和繁重的工作，而不感到過分緊張和疲勞。

(2) 處世樂觀，態度積極，樂於承擔責任，事無大小，不挑剔。

(3) 善於休息，睡眠好。

(4) 應變能力強，能適應外界環境中的各種變化。

(5) 能夠抵禦一般感冒和傳染病。

(6) 體重適當，身體勻稱，站立時頭、肩位置協調。

(7) 眼睛明亮，反應敏捷，眼瞼不發炎。

(8) 牙齒清潔，無齲齒，不疼痛，牙齦顏色正常，無出血現象。

(9) 頭髮有光澤，無頭屑。

(10) 肌肉豐滿，皮膚有彈性。

何謂「亞健康」？專家說：「它是人們表現在身心情感方面的處於健康與疾病之間的健康低品質狀態及其體驗。」據世界衛生組織一項全球性調查結果表明，全世界真正健康的人僅占 5％，經醫生檢查、診斷有病的人也只占 20％，75％的人處於亞健康狀態。世界衛生組織稱其為「第三狀態」，「第三狀態」處理得當，則身體可向健康轉化；反之，則患病。

二、中青年人為什麼容易發生亞健康

資料表明，各行業中青年骨幹人員、高級知識份子、企業家、管理者屬於易感人群，亞健康的發生率高達 70％以上，一些新興行業人群中，如高新技術（高科技）產業、IT 從業人群亞健康發生率也較高。廣告、新聞、機關及演藝等行業的人群可達 50％。步入中年的人群中，處於亞健康的比例也接近 50％。醫學研究和調查資料顯示，40 ～ 59 歲中年人群，亞健康發生率最高。但是伴隨著緊張的現代生活和日趨競爭激烈的氛圍，目前在臨床上青年人群的發病率也逐漸增加。因此，對中青年這類重點人群應給予特殊關注。為何中青年人易發生亞健康問題？

(1) 現代中青年人往往是所在部門或企業的骨幹或行業、學科帶頭人，面臨社會競爭與挑戰激烈，工作與生活節奏緊張；

(2) 專業工作要不斷發展或奮力拼搏而家庭負擔壓力也大，二者之間常常難以達到理想的平衡狀態；

(3) 繁重的工作或不良的生活習慣使中青年人生活缺乏科學性。如生活無規律，吸煙、飲酒、過度的夜生活等等；

(4) 缺乏適量的運動、鍛鍊，身體各重要器官系統，如心、腦、肺、肝、腎等儲備能力降低或功能減退等；

(5) 由於忙於工作、事業,在發現身體的問題時不能及時看醫生等。

亞健康是國際醫學界於 20 世紀 80 年代後期提出的醫學新思維,是醫學的一大進步。亞健康雖然不是疾病,但卻是現代人身心不健康的一種表現。21 世紀裏,預防和消除亞健康是世界衛生組織的一項重要健康策略。

三、亞健康的兩種情況

亞健康狀態中,有兩種情況需要特別重視,亦即是「潛病態」和「前病態」。

· 潛病態 是指人體內已經存在潛在的病理資訊,但還沒有臨床表現,沒有可查出的器質性病變。人們對潛病態的病理資訊,已經越來越能夠加以認識,正在逐步嘗試採取必要措施將疾病消滅在萌芽狀態。例如國際先進醫學儀器──高分辨多相顯微鏡,已在上海國際醫學交流中心得以應用。該儀器可以通過觀察人體外周血液中紅細胞、白細胞、血小板和血液中的氧自由基、膽固醇斑塊、真菌、細菌的情況,來預測引起亞健康的可能因素,及其發展態勢。

· 前病態 是指存在於人體內的病理資訊雖然有所表露,但仍然不能明確加以診斷的狀態。

四、主動養生 ── 預防消除亞健康之道

亞健康並非一種停滯不前的狀態,它是動態的,或者自發地轉化為疾病,或者在人的自覺努力下向健康狀態轉化。「主動養生」是預防、消除亞健康之道。比如說,不要等口渴了才喝水,要有規律地補充足夠水分;水是生命之源,人體始終需要處在水的滋潤之下,才能保持旺盛的生命力。再如,要趁還沒有疲勞時主動休息,工作時保持好的精力,不要等到疲憊不堪時再連睡幾天。又如,不要等營養缺乏症狀出現時才想起來補充營養,往往為時已晚,而應在平時就注意科學飲食,補充各

種維生素等微量元素，以滿足人體需要，保持身體健康。

亞健康如果不加重視，任其發展，就會生成疾病。亞健康發展成疾病的重要誘因之一就是長時期超負荷、持續不間斷地工作、學習或睡眠不足，疲勞得不到消除而導致過度疲勞。

另外，營養不到位、運動不當、心理不健康等也是誘因。如能科學地對待亞健康，針對引起亞健康可能出現的原因，採取適當的措施，就有可能幫助你從亞健康狀態中走出來。

至於一些症狀較爲嚴重者，應及時去醫院請醫生診治，佐以藥物治療，才能向健康方向轉變並走向健康。

第二節｜亞健康的表現及自我檢測

一、亞健康的 10 大表現

人體出現「亞健康狀態」時，常常有以下表現——

· **心悸不安，驚悸少眠**　主要表現爲心慌氣短，胸悶憋氣，心煩意亂，惶惶無措，夜寐不安，多夢紛紜。

· **汗出津津，經常感冒**　經常自汗、盜汗、出虛汗，自己稍不注意，就感冒，怕冷。

· **舌赤苔垢，口苦便燥**　舌尖發紅，舌苔厚膩，口苦、咽乾，大便乾燥、小便短赤等。

· **面色有滯，目圍灰暗**　面色無華，憔悴；雙目周圍，特別是眼卜灰暗發青。

· **四肢發脹，目下臥蠶**　有些中老年婦女，晨起或勞累後足踝及小腿腫脹，下眼皮腫脹、下垂像臥了一條蠶蟲一樣——俗稱腫眼泡。

· **指甲成像，變化異常**　中醫認爲，人體軀幹四肢、臟腑經絡、

氣血體能資訊層疊融會在指甲成像上稱爲甲像。如指甲出現卷如蔥管、相似蒜頭、剝如竹筍、枯似魚鱗、曲類鷹爪、塌同癟螺、月痕不齊、峰突凹殘、甲面白點等，均爲甲像異常，病位或在臟腑；或者是累及經絡、營衛阻滯。

· **潮前胸脹，乳生結節**　婦女在月經到來前兩三天，四肢發脹、胸部脹滿、胸肋串痛，婦科檢查，乳房常有硬結，應給予特別重視。

· **口吐黏物，呃逆脹滿**　常有胸腹脹滿、大便黏滯不暢、肛門濕熱之感，食生冷乾硬食物常感胃部不適，口中黏滯不爽，吐之爲快。重時，晨起非吐不可，進行性加重。此時，應及時檢查是否胃部、食道有占位性病變。

· **體溫異常，倦怠無力**　下午體溫常常 37 ～ 38°C左右，手心熱、口乾、全身倦怠無力，應到醫院檢查是否有結核等。

· **視力模糊，頭脹頭疼**　平時視力正常，突感視力下降（非眼鏡度數不適），且伴有目脹、頭疼，此時千萬不可大意，應及時到醫院檢查是否有顱內占位性病變。

· **整體而言有以下 24 種症狀**　渾身無力、容易疲倦、頭腦不清爽、思想渙散、頭痛、面部疼痛、眼睛疲勞、視力下降、鼻塞眩暈、起立時眼前發黑、耳鳴、咽喉異物感、胃悶不適、頸肩僵硬、早晨起床有不快感、睡眠不良、手足發涼、手掌發黏、便秘、心悸氣短、手足麻木感、容易暈車、坐立不安、心煩意亂。

二、亞健康的自我檢測表

對於亞健康有一種自我檢測，可以了解自己是不是亞健康或是亞健康到了什麼狀態。如果你總分超過 30 分，就表明健康已敲響警鐘；如果總分超過 50 分，就需要好好反思你的生活狀態，加強鍛鍊和營養搭配；如果總分超過 80 分，就應該趕緊去醫院找醫生。

第三節｜亞健康的形成原因

　　亞健康概念的提出雖是醫學界的一大進步，但概念還是比較籠統，具有較大的時空跨度，若干問題仍待探討。比如有些亞健康狀態的人較接近健康，有些人則貼近疾病，又可稱為亞臨床期。貧富、年齡、地域、社會文化層次等不同，人的亞健康狀態的表現也各異，上節所述的各種症狀是較常見症狀。引起亞健康的原因不同，表現也各異。引起亞健康的原因主要有以下幾種——

一、工作超負荷

　　亞健康最常見的表現之一就是疲勞。疲勞也是導致亞健康的重要因素，可以說是萬病之源。持續不間斷的長期超負荷工作極易產生疲勞。

　　疲勞是人們連續工作或學習以後出現的一種活動效率下降的狀態。疲勞其實是一種正常生理反應，是防止機體過勞的警訊，也是機體功能的暫時性障礙。人處於疲勞狀態時，往往感覺渾身乏力、不愛動、不愛講話，並且頭腦發脹、記憶力下降。疲勞一般可分為兩大類：生理性疲勞和病理性疲勞。

　　1. **生理性疲勞**　生理性疲勞又包括體力疲勞、腦力疲勞、心理疲勞和混合性疲勞4種類型。

　　【體力疲勞】　體力勞動或劇烈運動時間過長或強度較大時，就會產生體力疲勞。原因在於長時間、高強度的體力活動，使肌肉持久或過度收縮，產生乳酸、酮酸等酸性物質。酸性物質在肌肉內積累過多，人就會產生渾身酸痛難受的感覺。這些酸性物質隨血液循環而運行全身，就會進一步刺激中樞神經系統，使人產生渾身無力、煩躁不安的感覺。

　　【腦力疲勞】　腦力活動持續時間過長就會產生腦力疲勞。人們聚

精會神地讀書或計算，時間一長，就會感覺頭昏腦脹、思維遲鈍、記憶力下降等，這是腦力疲勞的表現。腦力疲勞產生的生理機制在於，腦細胞活動所需的氧氣和營養物質供應不足，並且大腦中積累了腦力活動時所產生的酸性物質。

【心理疲勞】　心理疲勞又稱精神疲勞或心因性疲勞，和上述兩種疲勞不同，一般是在活動還未開始或剛剛開始的時候就感覺很累，不想動不想說，對工作或學習不感興趣甚至感到厭煩。換句話說，心理疲勞是指不是不能做不能學，而是不願做不願學的狀態。經常有些人，剛剛上班就覺得周身乏力、四肢倦怠、心煩意亂；還有些學生，一拿起課本就頭昏腦脹，這些都屬於心理疲勞。

【混合性疲勞】　顧名思義，混合性疲勞就是幾種疲勞的混合狀態，亦稱綜合性疲勞。常見的情況有體力疲勞與腦力疲勞並存，以及腦力疲勞與心理疲勞並存等等。混合性疲勞的形成原因比較複雜，僅靠休息往往難以消除。

2. 病理性疲勞　由疾病引起的疲勞就是病理性疲勞，和生理性疲勞有以下幾點不同：一、病理性疲勞不像生理性疲勞那樣有明確的引發因素，如果不經過醫生檢查，往往找不出疲勞原因。二、病理性疲勞僅靠休息一般難以消除，必須經過正確的醫療，在疾病治癒之後才會消失；而生理性疲勞一般經過合理的休息之後就會消除，特別是青少年，恢復更快。三、生理性疲勞往往除了疲勞本身之外，並不伴有其他症狀；而病理性疲勞通常伴有其他症狀，如糖尿病所致的疲勞，經常與多食、多飲、多尿和體重下降等症狀相伴而生，肺結核引起的疲勞常伴有低熱、盜汗、乾咳、消瘦等症狀，病毒性肝炎引起的疲勞往往和食慾不振、噁心、嘔吐、乏力、肝區疼痛等症狀相伴。所以，當發生此種疲勞時，一定要及早尋醫檢查，千萬不可掉以輕心。

二、睡眠不足

　　隨著人們生活節奏普遍加快，睡眠不足已成爲當今都市人的普遍現象。越來越多的證據表明，睡眠不足的影響會累加起來，最終嚴重危害人們的健康乃至壽命。

　　一般說來，不同年齡的人每天所需的睡眠：中學生每天應睡 8 ～ 9 個小時，成年人每天需睡 7 ～ 8 個小時。

三、營養不合理

　　生命首先在於營養。營養是健康之本，沒有營養就沒有健康，營養不良或營養過剩就會疾病叢生。生病時不僅要吃藥，而且要加強營養，病再重，只要吃得下，就有希望；病再輕，吃不下，就麻煩了。

　　那麼，營養是不是越多越好呢？據營養學家研究認爲，營養素少了不行；多了則有「毒」。

　　據調查，目前現代都市人營養存在著兩多（即熱量多、鹽多）、三少（鈣少、鐵少、飯越吃越少）的嚴重問題，這是現代都市人健康的一大障礙。據調查，有不少人，早晨一上班就提不起精神來，疲乏，注意力不能集中，動不動就心跳、氣急，且容易傷風感冒。反覆檢查就是查不出個所以然，服藥無效。其實這是營養不良、熱量不足的典型亞健康表現。只有從營養入手，才能解決問題。還有一種人，今天吃東家，明天吃西家，熱量太多，以致肥胖、高血脂、高血壓、高血糖、冠心病……如不從營養開刀，再好的醫生、再好的藥，也無濟於事。

　　那麼怎樣才能符合人體的營養需要呢？營養學家認爲，人是雜食動物，只有全面均衡適量營養，才能符合人體的生理需要。所謂全面均衡適量，全面，就是樣樣都吃，做到一日三餐飲食中各種營養素都有；均衡，就是要求各種營養素要保持一定比例，不能有的多，有的少，適量，就是要求各種營養素的數量，既不要欠缺，又不要過量。

四、運動缺乏和不當

在「亞健康」的形成原因當中，首推運動缺乏。眾所皆知，生命在於運動，想有健康的身體，就必須經常活動。而處在城市的人們，由於體力勞動已經相當有限，因此，平時積極參加體育運動就顯得特別重要且必要。在被問及的亞健康人群中，有近 80% 的人不愛運動，或者不經常進行運動，有的只是每週或每月才運動一次，部分人有將近 10 年沒有參加過一次體育運動。而那些經常（每三天至少運動一次）的人群中，幾乎沒有一位朋友平時會感覺身體不適，身體方面的活力也明顯優於運動缺乏者。

另外，從國內外的部分運動與智力的研究資料中也發現，經常參加體育運動的人，思維速度明顯優於運動缺乏者。這些資料同時指出，經常運動有利於大腦思維細胞的休息，加快大腦的反應速度。

當然，運動要得當。運動不當也是導致人體出於亞健康狀態的重要原因。

運動健身過程中要注意避免以下誤區——

（1）每週一次大量劇烈運動，突然大幅體能支出會損害身體健康。

（2）運動後大量喝水和冷水浴，這樣會引起痙攣和感冒。

（3）運動量越大越有益健康。其實，運動量過大並不利於健康。有關研究資料證明，有益健康的運動範圍很廣泛，但運動強度較小。因地制宜，每週耗 2000 卡熱量的低度運動最有益於健康。

（4）晨練比暮練好。其實早晨人的血液凝聚力高、血栓形成的危險性也相應增加，是心臟病發作的高峰期。相反，黃昏是體育鍛鍊的理想時間，因黃昏時的心跳、血壓最平衡，最適應運動時心跳、血壓的改變；黃昏時嗅覺、聽覺、視覺、觸覺最敏感，人體應激能力是一天中的最高峰；黃昏時體內化解血栓的能力也達到最佳水準。所以，應該是暮練比晨練好。

（5）晨練戀樹林。很多人喜歡清晨在樹林中鍛鍊，認為清晨樹林裏空氣最為新鮮。殊不知，清晨時，樹林在夜間排除的二氧化碳還沒有完

全散發掉，沉積在樹林底部，是一天之中空氣最差的時間，因此，晨練戀樹林實不利健康。

(6) 體育鍛鍊要克服身體各種不適和痛楚。這是一種最危險的錯誤概念。如果在運動中出現眩暈、胸悶、胸痛、氣短等症狀，應立即中止運動，必要時應到醫院進行查治，尤其是老年人。

(7) 鍛鍊身體之前不能吃東西。這個問題必須因人而異。事實上吃過東西後才開始運動可能會好一些。飯後做一些溫和的運動，可能比飯後很久才運動消耗更多的熱量。所以說，飯後散步在醫學上是有一定的道理的。

五、心理不健康

自古以來，中醫就有「喜、怒、哀、樂、驚、思、恐」七情六欲心理活動的描述。《素問·陰陽應象大論篇第五》說：「怒傷肝、喜傷心、思傷脾、憂傷肺、恐傷腎」。中醫認為人的精神、意識、思維活動是隸屬於五臟的，其一切生理、病理變化都必須以五臟精氣為物質基礎。用現代醫學觀點來看，人的心理、情緒、精神等活動與胃腸、心血管、腫瘤等許多方面的聯繫密切相關。就是神經（包括交感、副交感）、內分泌等調節和失衡的結果。1983 年，我國醫學家鄒之光曾做了情緒與心肌梗塞的臨床調查。選了 40 例心梗病人與 40 例健康人做對比，結果發現，在 6 個月內生活事件的頻率分別是 60：23，病人組比健康組高出三倍。患者中情緒誘因者達 94％。由此看來，說明心理健康是何等的重要。

六、天氣影響

大量流行病學資料及研究表明，天氣因素，例如氣溫、濕度、日照、氣壓、氣流等等，對人體健康具有影響，並且是導致亞健康乃至疾病發生的重要因素。其中尤以溫度和濕度對人體健康的影響最為密切。溫度和濕度異常會引起致病微生物繁殖，從而影響人體健康，這是間接的影

響。其直接影響在於，天氣變化會擾亂人們的生理功能，影響人們的心理平衡，從而導致身體出於亞健康狀態。

七、家居環境

家居環境差也是導致人體亞健康的因素。如室內通風不良、室溫調控不當、陽光照射不足、裝潢污染、電磁波污染、雜訊污染、生活污染等等都會對人體產生不利影響，導致亞健康乃至疾病。

八、激素缺乏

例如婦女到中年，雌激素產生量逐漸減少直至停止，身體出於雌激素缺乏狀態中。雌激素缺乏會導致一系列的身體反應，如緊張、抑鬱、健忘、疲勞、頭痛、頭暈等等，並伴有多種器官功能下降等症狀，身體處於亞健康狀態。

九、人體自然衰老

衰老與亞健康狀態之間有十分密切的聯繫，嚴格地說，生理性衰老的人其生理品質是處於亞健康狀態的，而病理性衰老則不在此列。40歲過後人體逐漸開始走向生理性衰老，到了一定程度，身體器官開始老化，社會適應能力逐漸下降，特別是人體進入更年期後，會出現種種不適，如煩躁、失眠、精力下降、機能減退等，雖然人體沒有器質性病變，但也非健康狀態，所以這時候，人體也會處於亞健康狀態。而亞健康狀態者如不引起重視，並及時調整使之恢復健康，則必然會加速其衰老的過程。當前，亞健康狀態尚未引起廣泛的重視，從而加速了衰老的進程和導致了疾病的更早發生。

目前，中國老齡人口已達 1.2 億之多，且大多分布在各大城市及經濟發達地區，在今後的一二十年間，將還有幾千萬當今的壯年步入老年的行列。其基數之大，速度之快在世界上是極其特殊的。中國的獨生子

女政策，在今後相當長的歷史時期內不會改變，加之當前我國正處在社會巨大變革時期，人們所處的社會環境、傳統觀念、生活行為方式等均在短時期內劇烈變化，對人們的精神心理及機體適應能力造成衝擊，可以預料，由此而產生的機體處於亞健康狀態者會與日俱增，為提高人們的生活品質，應對亞健康狀態引起高度的重視。

十、現代身心疾病的前期或手術後恢復期

心腦血管疾病和腫瘤等發病前相當長的時期沒有顯著器質性病變，但已出現功能性障礙如胸悶氣短、頭暈目眩、失眠健忘、心悸等，各種儀器和化驗往往難以發現陽性結果，這也是亞健康的狀態。

十一、亂用藥品

用藥不當不僅會對機體產生一定的副作用，而且還會破壞機體的免疫系統。如稍有感冒，就大量服用抗菌素，不僅會破壞人體腸道的正常菌群，還會使機體產生耐藥性；稍感疲勞，就大量服用溫陽補品，本想補充營養，但實際是在抱薪救火。

十二、飲酒過量

飲酒過量不利健康。比如對肝的毒性作用、引起大腦細胞提前壞死、前列腺疾病、不育症等，已眾所皆知，不須多說。但是，在此想特別指出的是：國民的那種勸酒習慣實在太讓人害怕了。不管是為了朋友，還是為了工作，也不管你會不會飲酒，只要一上餐桌，十有八九會出現勸酒現象，有些甚至是「逼酒」。於是，就有許多生意人、基層單位的公務員過早死於「酒精性肝硬化」「肝癌」等。其實，患這些疾病之前，他們的身體已經處於「亞健康」狀態了。如果大家能夠隨意一些，酒精引起的健康問題大多可以避免。

第25章
走出亞健康，要多管齊下

亞健康狀態實際上向你出示了黃牌警告，如不加重視，疾病就會接踵而來，如能加強自我保健，建立起健康生活方式，包括衛生習慣，合理膳食，科學進補，適度運動，平衡心理，就可以使自己從亞健康狀態中走出來，轉變為健康狀態。

第一節｜休息與衛生

當今社會資訊萬變，科技突飛猛進，行業競爭日益加劇，人們處在劇烈的競爭中，工作和生活節奏明顯加快，疲勞也就容易發生。專家指出，超負荷作業，常致疲勞，特別是腦力疲勞是 21 世紀危害人類健康、導致亞健康的一個不可忽視的重要因素。就上海來說，1994 年科技人員平均死亡年齡為 67 歲，較全市其他人群早死 3.26 歲，有 16％發生在 35 ～ 45 歲。有一部《人到中年》的電影就是最好的寫照。在日常生活中，人們比較重視體力勞動，容易忽視腦力勞動。其實腦力疲勞是人體一種保護性反應，是提醒人們應該休息了，應及時加以調整而得以恢

復，如無視這種警告，日積月累，過勞出現，疾病便會發生。因此，尤其是高科技人員更應引起重視。那麼，如何預防、清除體力、腦力疲勞，使自己從亞健康中走出來呢？方法有很多種，其中重要的一條就是生活要有規律性和科學性。

一、學會休息

列寧曾經說過：「不會休息就不會工作。」休息是生命存在的重要環節，是健康的重要保證。因為人的生理調節是有極限的，工作和休息在自然狀態中交替重複，週而復始，就好似日月星空，晝夜交替，一年四季你來我往一樣。違反了這一規律就違反了自然規律，破壞了這一節律，就打破了平衡。休息是一種對健康的保養，就像自行車、汽車一樣，若是風裏來雨裏去，不注意維護、保養，新車便會變為舊車，行程中隨時會出現「拋錨」。因為工作和休息伴有人為的調節控制因素，因此，必須學會主動休息。

二、自我感覺的識別

要學會主動休息，必須學會識別疲勞。有以下幾個簡單方法——

· **長時間工作和感到壓力大**　有明確造成疲勞的因素，而且較長時間的存在，如工作壓力大和連續工作等。

· **自覺精神倦怠**　周身乏力、注意力不集中、寫作時易出錯、頭昏、目眩、耳鳴、口苦無味、飯量減少，說明你的疲勞沒有消除，亞健康已經發生，甚至疾病已經出現。這時千萬不能不能靠飲咖啡、濃茶，更不能服用興奮劑，否則就會像疲勞不堪的馬兒一樣，雖然可以強迫跑下去，卻堅持不了多久，就會人仰馬翻，累極倒地。大家所熟悉的中國著名數學家華羅庚，因過度操勞，去日本講學時，突發心臟病，倒在講臺上。

· **看面色**　早晨起床後，應常看看自己的面色。因為「樹要皮，

人要臉」，面色是人體健康狀況的晴雨表。一般而言，經過一個晚上的休息，疲勞會得到消除，面色紅潤，精力充沛，說明健康狀況良好。如果出現面色晦暗或萎黃無光質，口唇發白發紫，眼圈發黑等情況時，說明疲勞未消，亞健康已發生，這時候應儘快設法自我調節，適當減輕工作量，適當增加休息時間和營養。值得注意的是，無論是體力性疲勞還是腦力性疲勞，最好的保養方法不是運動或加大運動量，而是休息！休息！好好的，充分的休息！

· **看頭髮** 健康的髮質應該是烏黑發亮，脫落少。如頭髮枯黃、蓬鬆，提示營養不良，如早晨梳理時脫落多、欠光澤，則說明有疲勞感存在。

· **乏食欲** 疲勞的一個重要標誌就是食之無味，甚至無食欲，時常不感覺饑餓，加之舌苔顏色改變，如變深紅、淡白或黃膩，這時候應該警惕，重視調節、保養。

三、不可等到累了再休息

以往認為累了才休息，這是不對的。因為當你感到已經累了，實際上你已進入疲勞期，因為你失去了主動自我調節的能力。根據生物學原理，生理時鐘是一個主動自我調節的過程，而被動（甚至被迫）休息，對及時消除疲勞，恢復自我主動調節功能是不利的。主動休息，主動建立或遵循生理時鐘的自然法則，就能充分發揮和及時協調全身器官功能，增強人體神經、體液、內分泌免疫功能和抗病能力，保持旺盛充沛的精力，提高辦事效率，也提高了生活品質和健康水準。什麼是休息？行為的變化就是休息，是適時消除疲勞的一種行之有效的方法。在所有的休息方法中，充足的睡眠是最佳的方法。因為人體通過充足的睡眠，能使組織細胞合成增加，使神經、體液、心理、精神、內分泌、體內激素等得到主動恢復與平衡，體內「垃圾」消除能力增強。

四、科學安排作息時間

人體的精神狀態變化一天之內有三高二低時期的動態變化現象：三高期常常分別在上午 8：00～11：00，下午 14：00～17：00，晚間 19：30～21：30，二低時期常常在中午 12：30～13：30（尤其有午休習慣者），夜間 23：30～凌晨 4：45。

因此，如能利用這種起落變化，科學安排作息時間是建立有規律生活的最好辦法，既能保持大腦良好的活動狀態，最大限度地發揮智慧和潛能，又能增進健康，預防亞健康狀態發生。當然，對特殊職業或工作性質的人，則應根據自己的生理時鐘狀態和最佳起落變化來科學合理地安排作息時間。要學會自我訓練和交替地使用人體各部位，做到既有規律性，又能起到對特定器官的抗疲勞的作用。

五、養成良好衛生習慣

要從日常生活中的點滴做起，就是重視每一天的過程。尤其是中老年人，醒來後賴一會兒床（3～5分鐘），這是一條非常重要的保健措施。

為了防止腦血管意外的發生，特別是高血壓病、嚴重頸椎病的人，醒後賴一會兒床，先動動手腳，雙手擦擦臉，接著慢慢起床穿衣，起床後不要屁股朝天頭朝地繫鞋帶。應坐下來再繫好鞋帶。然後再開始一天的活動，接著晨飲一杯水（溫開水，最好200～300ml）白天6～8杯水。

養成定時大便的良好衛生習慣（晨便或晚便），對健康十分有益。保持大便通暢。平時觀察大便的外型質地，如有異常應及早查治。

刷牙漱口，最好實行三三制，即每日刷三次牙，每次3分鐘。

冷溫水浴，夏天最好天天洗。冬秋春天2天一次，尤其冬天2～3天一次為佳，因為冬天皮膚上皮細胞代謝較春夏慢，如天天洗浴，有許多老年人感到皮膚乾糙發癢，其實不是皮膚病，而是洗浴太勤所致，因為破壞了正常皮膚的保護層。千萬不要認為天天洗浴甚至一天洗多次是件好事。

應及時注意護膚，根據自己的皮膚特點，選擇乾性、中性、油性護膚用品。

就餐時，應細嚼慢嚥。

不吸煙、少喝酒、學會午睡、晚間熱水泡足，以及過好適度和諧的性生活。

第二節｜合理膳食

民以食為天。人每天都需要進食，以吸收各種人體所需要的營養成分，所以合理膳食十分重要。那麼什麼是合理膳食呢？用兩句話十個字來說：第一句話叫做一、二、三、四、五，第二句話就是紅、黃、綠、白、黑。記住這兩句話十個字，就是科學的合理膳食。

一、科學膳食之一二三四五

【一】　就是每天一杯牛奶。應從一歲開始，終身不斷「奶」。我們看到，每日喝牛奶的小孩長大了個子高、不缺鈣、不缺營養、智力好，中老年人喝了，骨質疏鬆、骨質增生、腰痛、腿痛、腿抽筋沒有了。所以日本有句話叫——「一杯牛奶振興一個民族」。

【二】　就是 250 ～ 350 克碳水化合物，相當於 6 ～ 8 兩主食。這是人類能量轉換和代謝的主要方式和特性。有句話很有道理，就是——「飯前喝湯，苗條健康，飯後喝湯，人會變胖」。

【三】　就是三份高蛋白。飲食應該葷素搭配，不能光吃素，也不能光吃肉。蛋白不能太多也不能太少，三份就好，不多不少。比如說，一份就是十兩瘦肉或二兩魚蝦，或三兩雞和鴨，或一個大雞蛋，或二兩豆腐或半兩黃豆。一天三份，交替搭配不重複。動物蛋白質中，數魚類

蛋白好。植物蛋白質中數黃豆好。

【四】　就是四句話：粗細搭配，不鹹不甜，飯飽八分，走路慢跑。一個禮拜吃三四次粗糧，玉米、紅薯、棒子麵、大麥粉，佐料甜鹹適中，吃完飯有點餓，還想吃，這就是八分飽，平常出去走走路，上下樓梯爬一爬。

【五】　就是 500 克蔬菜和水果。常吃蔬菜和水果可以補充多種維生素和礦物質，甚至一些稀有元素，可以防癌。調查資料表明，能減少癌症一半以上。

二、科學膳食之紅黃綠白黑

【紅】　就是一天一個番茄，能使前列腺癌減少 45%，還可以吃紅薯，少吃些紅葡萄酒、紅辣椒、紅茶等。

【黃】　就是生活中常吃的胡蘿蔔、老玉米、西瓜、南瓜、黃色的蔬菜，因為含維生素 A 較多。

【綠】　就是指綠色瓜果、黃瓜、絲瓜、綠葉蔬菜類、綠茶等。綠茶能抗氧自由基、抗衰老，減少腫瘤和動脈硬化。

「白」　就是燕麥粉、燕麥片，能通便、降脂，同時對糖尿病、減肥效果好。真是價廉物美、作用大。

【黑】　就是黑木耳、黑芝麻、黑大豆、蕈菇類，可以改善血黏度、防血栓、烏髮質、提精神、抗衰老、防癌症。

第三節｜適當進補

進補又稱體質調理，中醫尤為重視。體質調理有很多方面的內容，需要在醫生指導下合理應用。這裏僅介紹一點常識和滋補品在調補時需

注意的問題。

· **螺旋藻**　是一種螺旋形藻類植物，生長在熱帶和亞熱帶高溫的鹼性湖水中，已有 35 億年的歷史，是最古老的植物之一。常食用之，長壽者多。據分析，含多種維生素和稀有元素。同時含有豐富的亞麻酸，能預防心腦血管疾患。總之，具有五大功能：免疫調節、抑制腫瘤、調節血脂、抗疲勞、耐缺氧。適用於營養不平衡，運動少，生活節奏快，以及亞健康狀態人群。

· **人參**　傳統醫學認為，人參具有大補元氣，補肺益脾，養心寧神，生津止咳，益智明目，扶正祛邪之功效。因為其含有 30 種人參皂貳，16 種氨基酸，12 種微量元素，多種糖類、維生素、黃酮類物質，以及酶等人體需要的物質。人參的種類也很多，野生者，即野山參，效果最佳。移山參，與野山參相近。朝鮮的高麗參與紅參相似，補益強，振陽好。西洋參，性寒涼，具有補氣養陰、清虛火、生津液等功能，適用於疲乏無力，津少口渴，氣陰不足，肺虛咳，虛熱、煩躁等症。紅參，性偏溫，能振陽，適用於脾肺氣虛，氣陰不足，大力參與西洋參相似。條參（參根）、參鬚（鬚根）為一般補氣之用。使用時，因人而異，應對「症」用參。

· **蜂王漿或花粉**　味甘性平，益肝健脾，適用於病後虛弱，營養不良，老年體衰等。

· **阿膠**　味甘性平，滋陰潤肺，補血補氣。水解可得多種氨基酸，潤肌膚，促進鈣的吸收。

· **冬蟲夏草**　味甘性溫，補腎肺，定咳喘，有一定壯陽、抗癌作用。

· **配伍方劑**　應在醫生指導下，根據個體不同狀況、不同時令進補。

第四節│適度運動

　　森林裏有狼有鹿，人們為了保護鹿，就把狼消滅了，認為這樣就把鹿保住了，哪知道適得其反。幾年以後，鹿因為沒有狼，吃飽就躺在草地上，休息曬太陽，結果鹿變得胖起來了，鹿成胖鹿，脂肪肝、冠心病、高血壓、自身疾病越來越多，死得越早，結果鹿群越來越少，快要到自己消滅、自動絕種了。

　　怎麼辦呢？派醫生給鹿治病，誰能給鹿治病呢？想來想去，最好的辦法把狼請回來，重新買了狼放在樹林裏，狼一來就吃鹿，鹿就跑，狼追鹿跑，在這樣的過程中，鹿鍛鍊了身體。自然界就是這樣非常奇妙，就是在這麼互相競爭中，各自得到提高。

　　所以離開運動反而糟了，鹿死得更快，有了狼，狼變成鹿的醫生了。

第五節│心理平衡

　　心理平衡是我們保健最主要而且最重要的措施，其作用超過一切保健作用的總和。抓住這一點就是抓住了走出亞健康的金鑰匙。自古以來，健康老人都一樣，每一個老人都心胸開闊、性格隨和、勤快爽直、心地善良，甚至像一個「老頑童」，沒有一個健康老人脾氣暴躁，心腸狹隘，鑽牛角尖，雞肚猴腸。

　　情緒波動確實會造成很多意外。我們在日常生活中，可以看到許多

這方面的例子。許多人因心理不平衡而猝死，有得心肌梗塞的，有得腦溢血的，有得癌症的，像肝癌、食道癌，有得神經官能症的。

要做到心理平衡，應該「以動養靜」，學習工作時專心致志，工作學習之餘，寄情於一技、一藝、一詩、一畫、一花、一草，興趣盎然，凝神定志。

要做到心理平衡，應該保持心情開朗。民間諺語說得好——「笑一笑，十年少」，「愁一愁，白了頭」，「生氣催人老，笑笑變年少」。要做到心理平衡，應該多想一些高興的事，不要在過去「想不開」的思想圈子裏打轉轉，應學會從另一個角度看問題，這樣你會豁然開朗。實踐證明這是一個十分行之有效的好方法，千萬不要忘了。

要做到心理平衡，要學會寬容。「一份寬容，一份福壽」。寺廟裏大雄寶殿兩側有一副對聯——「開口常笑笑天下可笑之人，大腹能容容天下難容之事」。

要做到心理平衡，要能知足，可謂知足常樂、助人為樂、自得其樂。人不可貪心，貪心必有禍行。不能胡搞瞎攀比，人比人氣死人，事比事生嘔氣。要做到心理平衡，要有孝順常在。孝敬父母，這是中國人的傳統美德。

要做到心理平衡，還要持有仁愛之心。對世界充滿愛心，對他人充滿關心。

第六節｜關注心理亞健康

心理狀態正常並不意味著沒有一點問題，正常人也可能出現短暫的異常心理現象，稱之為「正常的異常心理」，由於時間短、程度輕，所以還不能稱之為心理疾病，我們也稱這種情況為心理亞健康狀態。

常見的心理亞健康表現如下——

· **疲勞感**　通常有相應的原因，持續時間較短，不伴有明顯的睡眠和情緒改變，經過良好的休息和適當的娛樂即可消除。

· **焦慮反應**　焦慮反應是人們適應某種特定環境的一種反應方式。但正常的焦慮反應常有其現實原因（現實性焦慮），如面臨高考，並隨著事過境遷而很快緩解。

· **類似歇斯底里現象**　多見於婦女和兒童。有些女性和丈夫吵架時盡情發洩、大喊大叫、撕衣毀物、痛打小孩，甚至威脅自殺。兒童可有白日夢、幻想性謊言表現，把自己幻想的內容當成現實。這是由於中樞神經系統發育不充分、不成熟所致。

· **強迫現象**　有些腦力勞動者，特別是辦事認真的人反覆思考一些自己都意識到沒有必要的事，如是不是得罪了某個人，反覆檢查大門是否鎖好了等。但持續時間不長，不至於影響生活工作。

· **恐怖和對立**　我們站在很高但很安全的地方時仍會出現恐怖感，有時也想到會不會往下跳，甚至於想到跳下去是什麼情景。這種想法如果很快得到糾正不再繼續思考，則屬正常現象。

· **疑病現象**　很多人都將輕微的不適現象看成嚴重疾病，反覆多次檢查，特別是當親友、鄰居、同事因某病英年早逝和意外死亡後容易出現。但檢查如排除相關疾病後能接受醫生的勸告，屬正常現象。

· **偏執和自我牽掛**　任何人都有自我牽連傾向，即假設外界事物對自己影射著某種意義，特別是對自己有不利影響如走進辦公室時，人們停止談話，這時往往會懷疑人們在議論自己。這種現象通常是一時性的，而且經過片刻的疑慮之後就會省悟過來，其性質和內容與當時的處境聯繫緊密。

· **錯覺**　正常人在光線暗淡、恐懼緊張及期待等心理狀態下可出現錯覺，但經重複驗證後可迅速糾正。成語「草木皆兵」，「杯弓蛇影」等均是典型的例子。

・**幻覺**　正常人在迫切期待的情況下，可聽到「叩門聲」「呼喚聲」。經過確認後，自己意識到是幻覺現象，醫學上稱之爲心因性幻覺。正常人在睡前和醒前偶有幻覺體驗，不能視爲病態。

・**自笑、自言自語**　有些人在獨處時自言自語甚至邊說邊笑，但有客觀原因，能選擇場合，能自我控制，屬正常現象。

第26章
現代病的防治

第一節 | 家用電器噪音病

據聯合國經濟合作與發展組織對噪音污染研究得出結論認為，人們能忍受噪音的限度平均不超過 65 分貝。中國有關部門也規定，噪音的最大限度為 80 分貝。那麼來看看我們一些常用電器的情況：電視機的噪音為 50～70 分貝；電冰箱的噪音是 30～40 分貝；洗衣機是 60～80 分貝；電動剃鬚刀為 47～60 分貝；收音機為 80 分貝；收錄音機同樣為 80 分貝；電風扇的噪音為 40～50 分貝。不難看出以上有些家用電器的噪音已超過了標準，所以人們必須注意對家用電器噪音的防備。

(1) 購買時，挑選性能較好、聲級低的家用電器。

(2) 在佈置房間時，不將家用電器都擺放在一個房間，尤其是臥室裏不宜安放聲級過高的家用電器。

(3) 在使用家用電器時，不要同時啓用兩件以上；在使用電視機、收音機時，音量也不要開得過大。

(4) 室內可養些花草，掛上窗簾，庭院裏可植些樹木，以吸收一部分雜訊噪音，減輕雜訊污染。

（5）接觸家用電器較多的人，要多吃一些維生素豐富的食物，尤其是蔬菜和水果。

（6）根據中醫養生學理論，為了避免噪音對耳朵的刺激，一定要加強對耳朵的保健，如用按摩保健法。

按摩保健是健耳的一個重要方法。摩耳功法可分如下幾個步驟：

一、按摩耳根。用兩手食指按摩兩耳根前後各 15 次。

二、按抑耳輪。以兩手按抑耳輪，一上一下按摩 15 次。

三、搖拉兩耳。以兩手拇、食二指搖拉兩耳廓各 15 次，但拉時不要太用力。

四、彈擊兩耳。以兩手中指彈擊兩耳 15 次。

五、鳴天鼓。以兩手掌搵住兩耳孔，五指置於腦後，用兩手中間的三指輕輕叩擊後腦部 24 次，然後兩手掌連續開合 10 次。此法使耳道鼓氣，以使耳膜震動，稱之為「鳴天鼓」。

耳部按摩可增強耳部氣血流通，潤澤外耳膚色，抗耳膜老化，預防凍耳，防治耳病。

第二節｜現代辦公職業病

目前，越來越多的現代辦公設備進入了辦公室，電腦、影印機、打字機、傳真機等等的使用，極大地提高了工作效率，但同時也對使用這些設備的人員提出了挑戰。

據美國勞工部宣稱，90 年代的主要職業病之一是「反覆緊張性損傷症」。這種以手、腕、臂功能性損傷為主要表現的現代職業病，醫學專家們稱之為「肌骨骼病」。發病者主要是長時間從事電腦資料登錄、鍵盤列印，以及其他需要手臂單調重複動作的職業人員，這類職員往往

以女性居多。病因是患者經常以一種姿勢敲擊鍵盤，使手腕和手部的軟組織受到損害，初起時僅覺得手指和前臂有些僵硬，容易感到疲乏；以後隨著症狀加重，逐漸導致手腕和手臂疼痛、僵直，甚至完全失去運動的功能。

若是在辦公室長期在電腦螢光幕前工作，還易發生視覺模糊，視力下降及眼睛乾澀、發癢、灼熱、疼痛和畏光等，還有的人伴有頭痛和關節痛等症狀，醫學上稱之為「電腦眼病」。

若是在辦公室長期和影印機打交道，亦會有損於健康。這是因為在複印過程中，由於靜電的作用，室內空氣中可產生一定量的臭氧分子，而臭氧具有很強的氧化性能，同時，操作室內空氣中的一些氮氣也會被氧化生成氮氧化物，這些氣體對人的呼吸道具有較強的刺激作用。如果影印機室內通氣不好，操作時間過久，就會使人感到鼻子、嗓子發緊，頭暈，咳嗽，引起呼吸道刺激症狀或氣管炎等。

那麼如何防止現代辦公職業病呢？經常使用影印機的人，要注意把影印機置放在通風較好的房間，必要時還可安裝排風扇或通氣道，每次操作完畢後，應認真清洗手上的油污；從事電腦工作的人，可在其操作室內安裝一台空氣負離子空氣清淨機；在飲食上宜多補充蛋白質、高維生素和磷脂類食品，以增加抗輻射作用；還應每隔 1～2 小時到室外散散步，做做操，活動活動上下肢，平時也要注意加強鍛鍊，以增強體質，防止因運動不足而誘發各種疾病；若是長時間從事鍵盤列印以及其他需要手臂單調重複動作的職業人員，要經常進行工間休息，每隔數十分鐘活動一下，以放鬆緊張的肌肉組織，還應養成正確的坐姿，在鍵盤打字時，臀部要保持 90 度，鍵盤的中行應與肘部水準，雙腳平置於地面，腰部保持正直靠在椅背，坐椅和踏腳最好能調節好。

辦公職業病主要損傷部位在上肢和手，故平時要加強對手和上肢的保健，如下所述——

· **上肢以動為養** 上肢經常運動，就是最好的保健方法。運動的

方法比較多，如搖肩轉背、左右開弓、托肘摸背、提手摸頭等。平常我們所進行的運動，大多都須有上肢的活動才能完成。

·按摩保健 手部按摩和上臂按摩結合在一起做。具體作法：雙手合掌互相摩擦至熱，一手五指掌面放在另一手五指背面，從指端至手腕來往摩擦，以局部有熱度為度，雙手交替做。然後用手掌沿上肢內側，從腕部至腋窩摩擦，再從肩部沿上肢外側向下摩擦至腕部，一上一下為1次，可做24次。另一上肢同法。

·梅花針護手 取梅花針輕叩手背部皮膚，由指尖沿著手指直線向手腕處叩擊，每日1次。手法不宜太重，每次叩擊以手背皮膚達到溫熱即可。叩完後最好塗擦潤手膏。此法潤滑防皺，活絡行血，保持手部健美。

·藥物潤手嫩膚 採用藥物方法，保護手部皮膚，使其滋潤滑嫩、潔白紅潤。

第三節 | 寵物綜合症

一些貓、狗、鳥之類寵物儘管給人帶來了樂趣和安慰，但亦可給人帶來疾病和危害，這主要表現在——

·蠕蟲附體 寄生在狗和貓體內的蠕蟲，如狗鉤蟲、狗蛔蟲、狗絲蟲、貓鉤蟲、貓絲蟲等感染人體後，由於對人體內環境不能適應，不能發育成熟，始終處於幼蟲狀態，並長期在人體內移行，使被侵犯的組織產生局部病變，並導致全身症狀，其移行症可分為皮膚症和內臟症兩類。皮膚症主要是典型的蛇行狀皮疹，奇癢難耐，晚期皮膚損害可出現瘡疹和結癡。內臟症主要是，若是狗蛔蟲移行，可刺激組織形成嗜酸性肉芽腫；若是狗絲蟲和貓絲蟲移行，則可使肺部出現病變。

· **可得狂犬病** 據調查，15％～30％的健康犬帶有彈狀病毒（即健康帶毒），也就是說健康的犬也有傳播狂犬病的機會。如一位 53 歲老伯，由於喜歡狗，經常用手餵食物，一天突然感覺手指、手背痛癢，並出現紅點，第三天他便出現典型的狂犬病症狀，5 天後死亡。

· **易患鳥氣喘病** 因為在鸚鵡、金絲雀等鳥類的呼吸道分泌物、唾液、糞便、羽毛、皮屑中可能含有某些抗原物質，有過敏體質的人，吸入了含有某些抗原物質的粉塵，可引起支氣管哮喘，甚至引起過敏性肺炎。典型的哮喘發作，多先有鼻癢、打噴嚏、流鼻涕、咳嗽等先兆症狀，繼而出現呼吸困難，伴有哮喘，痰黏稠，不易咳出。

· **可患過敏性鼻炎** 表現為鼻內發癢難忍，噴嚏不止，有大量清水樣鼻涕，且有鼻塞、流淚、頭痛等症狀。這種發作常迅速地消失，但經過一個間歇後又重新發作。

· **易得貓抓熱** 所謂貓抓熱是由於被貓抓傷或咬傷引起的一種局部皮膚所出現的皰疹化膿，和淋巴結腫大疼痛性疾病。一般在貓抓傷或咬傷後 7 ～ 14 天發病，被抓的皮膚局部可出現紅色丘疹、皰疹、膿皰、結痂和小的潰瘍，甚至化膿，隨即發生局部淋巴結腫大、疼痛，淋巴腺有網狀細胞增生肉芽腫和膿腫形成。病人可引發低熱，時間可長達幾個星期之久。

由上可知，人們在養鳥、玩貓、逗狗時，必須注意自我保健，講究衛生，如戴口罩，用肥皂洗手等；尤其是不要和這些寵物同居一室；對鳥籠、貓舍要定期打掃、消毒，每次半小時左右。

第四節｜麻將病

打麻將儘管是一種智慧與趣味相結合的娛樂活動，倘若入迷成癮，

則會適得其反，危害身心。常見的症狀如下——

· **超負荷運轉，身體疲勞不堪** 這樣很容易導致高血壓病人發生腦中風，冠心病人發生心肌梗塞而猝死。

· **腰肌勞損** 打麻將久坐不動，致使腰背挺直，椎間盤和棘間韌帶長時間處於一種緊張僵持狀態，日久就會出現腰背疼痛僵硬，影響下肢血液循環，從而出現兩腿麻木和肌肉萎縮，尤其是膀胱和肛門部位，形成重壓，長時間不活動，血液循環就會出現停滯，形成充血乃至發炎。不少人甚至大小便也強行憋著，其後果可能導致代謝廢物中毒。

· **飲食不規律** 整天沉湎於搓麻將，擾亂了飲食起居規律，使腸胃蠕動減弱，消化液分泌減少，於是出現食欲不振、噁心嘔吐、胸悶腹脹、大便秘結等症。

· **病毒細菌易感染** 據檢測，一隻麻將牌上可沾染 800 多萬個致病微生物，其中有大腸桿菌、金黃色葡萄球菌、鏈球菌、結核桿菌和各種病毒，搓麻將時用手摸牌，手上沾染了很多細菌，如果再用手和嘴接觸，極易感染上肝炎、腸炎、痢疾、肺結核等傳染病。

· **影響工作和學習** 這是由於打麻將成癮後，會經常通宵達旦，這樣易使大腦皮質長時間處於高度興奮之中，造成植物神經功能紊亂，出現頭暈目眩、精神疲乏、記憶力下降，這樣就會嚴重影響第二天的工作和學習。

玩麻將要適可而止，否則就會適得其反，給家庭帶來陰影，給社會帶來不安，對人的健康造成極大的危害。

第五節 | 耳塞綜合症

現代社會不少人用耳機聽音樂，有的連走路、騎車、吃飯、看書和

睡覺都離不開，並且音量開得很大。殊不知，這樣長久下去，會對身心健康帶來極大的不利。

據聽力專家研究，超過 85 分貝以上的音量，就會對聽覺細胞帶來損傷，而高頻率的立體耳機最大音量已達到 130 分貝。耳朵長期接觸這種有害噪音，必然會對人體造成損害。原因是：人們戴上耳機後，外耳道口被耳機緊緊地包裹，身歷聲進入耳道內沒有絲毫的緩和迴旋的餘地，很強的聲壓就集中地被傳遞到很薄的鼓膜上，直接刺激聽覺器官，這樣內耳的耳蝸聽神經末梢的細胞和聽覺纖毛在長期的高音刺激下，便發生萎縮或減少，使聽覺不知不覺地發生減退。

此外，長時間使用耳機，可影響大腦皮質和植物神經中樞，從而引起神經、心血管、消化等系統的功能紊亂，出現耳鳴、耳痛、頭昏、噁心、食欲不振、心跳加快、健忘、思維能力減退、煩躁易怒等症狀。

以上所說即為「耳塞綜合症」，必須注意預防，其措施是如下——

（1）每天收聽時間不超過一小時，音量以柔和、不刺耳為宜。

（2）在騎車、走路時切勿聽耳塞機，以免發生交通事故。

（3）要常做一些耳部按摩動作，藉以改善耳朵的血液循環，幫助恢復耳膜功能。

（4）根據中醫學理論，由於「腎開竅於耳」，故宜常吃一些補腎的藥膳，如下所述——

· **皂羹麵** 白麵條 100 克，羊腎 2 個，調料適量。將羊腎去筋膜、臊腺，洗淨，切片。鍋內注入清水，燒沸後，下麵條，再燒沸，下羊腎片，加胡椒粉、鹽煮熟。食用時加醋少許。每日 2 次，作為早晚餐食用。將補腎益耳，對腎虛所致聽力不足有效。

· **羅漢大蝦** 對蝦 12 個，魚漿 60 克，雞蛋白一個，豆苗 12 棵，火腿末 3 克，油菜末 3 克，油菜葉 150 克，清湯 150 克，料酒 12 克，玉米粉 15 克，白糖 15 克，熟豬油 45 克，薑絲 6 克，食鹽適量。將對蝦去頭、皮、腸子，留下尾巴，片開，剁斷蝦筋，擠乾水分備用。先兩

面蘸玉米粉，再放在雞蛋白（已打在碗中）中蘸一下，最後兩面蘸上麵包粉，再放一根火腿絲，兩旁各放一根黃瓜皮絲，外面再各放一根火腿。然後用筷子按一下，使與麵包粉合在一起，將對蝦用乾淨油炸熟。盤中先放好生菜葉，把對蝦剁成兩段對齊，碼成圓圈即可。可補腎興陽，適用於腎虛耳聾，聽力下降。

第六節｜洗衣機病

此種病是由於使用洗衣機不當所致。如家裏在用洗衣機時，大多是把全家人的髒衣服湊夠一定數量再開機洗衣，結果大人、小孩的衣服混在一起，若是每個人的健康狀況都處於最佳水準，即沒有傳染病，沒有皮膚病，甚至連腳氣也沒有的話，還可以杜絕衣服交叉感染傳染病的機會，但是一旦家裏哪位成員有病，如肝炎、皮膚病等等傳染病，就很容易造成互相污染，導致疾病傳播。

又比如不少人常將內衣內褲與外衣外褲一起放入洗衣機，其結果是一些婦科常見病，像滴蟲性陰道炎、黴菌性陰道炎，都可因內褲在洗衣機內混洗，成為傳染的管道而傳給他人。

此外，還有人觀察到洗衣機可引起缺奶症，如婦女在哺乳期時若把乳罩和其他衣物一起放在洗衣機攪拌，就可使各種纖維、羊毛等異物黏附在胸罩上，胸罩上的纖維就有可能將乳管腺堵塞，引起出奶不暢，久而久之，就會引起乳汁分泌減少，甚至缺奶。

由上可知，使用洗衣機一定要講究衛生，講究方法。具體方法是：

一、口罩、胸罩、小手帕、洗臉毛巾等物品，不能與其他較髒的衣物一塊洗，最好仍用手工的方法洗，也就是說，不能省事的地方還是得要費點事。

二、應將病人，尤其是傳染病人的衣物分開洗，病人的衣物應先煮沸消毒後再洗。

三、爲了防止衣服上的病菌傳染，可經常在洗澡時，浴缸裏放置一些能夠清毒、止癢、祛風的中藥，敘述於下——

(1) 地榆 10 克，黃芩 20 克，甘草 20 克，艾葉 20 克，丹皮 20 克，連翹 20 克，白蘚皮 30 克。每次一劑，煎後放在浴缸裏，每次泡一小時左右。

(2) 蛇床子 15 克，玄參 15 克，苦參 15 克，生地 15 克，硫磺 10 克，枯礬 10 克。每次一劑，煎水外洗。

第七節 | 冰箱病

目前家庭使用的電冰箱內的溫度一般在 10℃至零下 30℃的範圍內，雖可抑制多數細菌的活動，但仍有一部分能在低溫條件下活動的細菌存在於各類食品上。當人們從冰箱中取出這些食物，一旦溫度適宜，細菌便會「死灰復燃」，並在富有充分營養的食物上大量繁殖生長。若不加任何熱處理，食用就易發生細菌性食物中毒，甚至危及生命。此外，若冷藏溫度太低，易將蔬菜、水果凍壞，使魚、肉鮮度變低，甚至引起食物中毒。

此外，現在人們普遍認爲，有一種耶氏菌小腸結腸炎可能與電冰箱的普及有關，耶氏菌廣泛存在於豬、狗、貓、牛、馬、羊、兔、鴿等動物體內，並可長期存活。主要經過被污染的食物、水源，經消化道傳播，人也可以通過接觸而感染。耶氏菌在零下 4℃仍能繁殖生長。因此，此菌引起小腸結腸炎很可能與普遍使用冰箱有關。本病以幼兒爲多見，主要症狀是腹痛、腹瀉和發熱。腹瀉多數爲水樣，無黏液。

由上可知，使用電冰箱必須注意衛生，主要措施如下——

· **保持電冰箱內清潔**　冰箱在使用一段時間或停用前要進行清洗，必要時可用漂白粉、新潔爾滅等消毒劑進行消毒。

· **掌握不同食品的存放時間，選擇適當的存放區**　南瓜、蘿蔔、洋蔥、薯類、香蕉、罐頭食品等不用冷藏，請勿放入冰箱內。為了不使冷藏食品存放超過規定時間，最好在冰箱外面掛上一個本子，以便記錄存放時間。

· **有些食品在放冰箱前，須做一些處理**　如蔬菜要先摘除腐葉，魚類應先除去內臟和鱗；熱的食品宜待充分冷卻後再放入箱內；食品要用食品袋或用新鮮紙包裝或放入密閉的容器內，以防止食品的乾耗和串味；經解凍過的食品，不要再冷凍；生熟食物不宜混合放在一塊，這樣可減少食物的污染。食品亦不可堆積存放，互相之間要留適當的間隙。從冰箱裏往外取食物時，用多少取多少，不要用不完又放進去。冰箱裏存放食物不要太多，東西之間應有空隙，以利空氣對流，若是大件大塊的食品，應切開後分裝保存。

· **注意冷飲衛生**　對於冰箱裏的冷飲、冷食，天氣再熱，也不要拿出來就吃，更不要大汗淋漓、口渴難忍時吃得很多、喝得很多，脾胃虛弱、消化能力較差的人最好少吃或不吃冷飲或冷食，兒童、老人尤要注意吃冷飲的衛生。

第八節｜家庭中的電磁場污染症

醫學研究證實，雖然少量的電磁場輻射不會對人體產生太大的影響，但應避免長期處於同一磁場環境中。如長期置身於 2 毫高斯以上的電磁場內，將可能被誘發癌症或其他疾病，這是因為，交流電的電磁場

是以 50 次／秒的頻率振盪的，在此電磁場內的任一磁性物質都會有相似的振盪頻率，對人體來說就意味著大腦或體內的某些分子也以 50 次／秒的頻率扭曲著，而這種扭曲抑制了人體免疫系統的 4 淋巴細胞捕殺癌細胞的能力，從另一方面說也就促使了癌細胞的生長。

目前，許多家用電器已進入家庭，如電吹風、電熱毯、電視機、吸塵器、電磁灶、電腦等，它們在工作時都會輻射出一定量的電磁場，目前已有證據表明，過量的電磁場輻射對人們的健康具有極大的損害。如在電腦監視器面前工作超過每週 20 小時，那麼婦女的流產率比同處一室的其他不使用電腦的婦女高 80％。美國華盛頓州的流行病理學家米勒姆博士，在調查了 43800 多個死亡者的死因後認為，經常暴露在電磁場中工作的電工、電話和電器工人患白血病和腦癌的死亡率比其他不在電磁場工作的工人高出 12 倍。

為了避免癌細胞在人體內的滋生，要常吃一些能夠抗癌的食品。

飲食合理不僅能夠防癌，且可以治癌。如近年來，受國際食品消費潮流的影響，在我國颳起了一股「黑色食品熱」，所謂黑色食品是指黑米、黑豆、黑芝麻、黑木耳這一類具有黑顏色的食品。究其原因，是這些黑色食品中含有較多的抗癌元素之王 —— 硒。此外，紅薯、金針菇、大蒜、芹菜、綠茶花、柑桔、亞麻籽、大豆等均含有抗癌物質，長期食用對癌症有較好的治療作用。

由上可知，人們在盡情地享受現代文明的時候，一定要考慮到自己所受到的損害，這裏所說的家庭中的電磁場污染即是一例。

第九節｜新潮服裝病

所謂新潮服裝病，是指牛仔褲症、緊胸束腰綜合症、高領暈厥症、

健美服綜合症、領帶綜合症、長統絲襪皮膚症等綜合病症。

· 牛仔褲症 由於牛仔褲褲襠短小，緊身貼肉，會影響下肢血液循環，時間長了會使臀部、大腿和外生殖器感覺功能降低，出現麻木、蟻走感、異物感。對於青少年來說，可使骨盆、生殖器官發育受影響，嚴重時還可以引起畸型。據報導，國外發現不少經常穿牛仔褲的青壯年，患不孕的逐漸增多，原因是牛仔褲會緊緊地把腹部、臀部裹住，使睪丸沒有活動的餘地，只能緊貼皮膚，進入腹股溝部，溫度升高，精子長期受到高溫的影響，品質低下，從而導致不育不孕。

· 緊胸束腰綜合症 即用褲腰帶把腰勒得緊緊的，用乳罩把胸部繃得緊緊的，從而引起多種疾病，稱之為緊胸束腰綜合症。其後果有：一是影響人體的呼吸，使人感到呼吸不暢，有憋氣感；二是影響乳房發育和乳汁的排泄，甚至可能引起乳房良性淺表性血栓性靜脈炎，表現為乳房疼痛，可觸及索條狀物，有壓痛；三是壓迫腹腔臟器，影響胃腸的消化功能。

· 高領暈厥症 此因上衣的領子過高、過硬、過緊，妨礙了頸部的活動幅度，若加上轉頭動作速度過快，可使人產生心動過緩，血壓下降，出現眩暈，眼前發花、發黑或冒金花，胸悶，心悸的現象，有的心臟功能不好的人，甚至會心臟突然停搏而昏厥。

· 領帶綜合症 即領帶過緊，可使頸側動脈受到過分擠壓，而頸側動脈是血液輸向眼睛的通道，一旦受到壓迫，血流量自然減少，供血不足，致使雙眼視力和視覺出現短暫性的減弱和遲鈍。

· 長統絲襪皮膚症 此症多產生於夏季。夏天，氣溫高，人體皮膚上的毛孔都處於舒張狀態，肌體內的熱量常隨汗液從毛孔排出，而穿上長統絲襪後，由於襪子緊緊箍在皮膚上，使毛孔不能舒張，從而影響了汗液排出，汗液排泄不暢，無機鹽等皮膚代謝產物刺激皮膚，使人皮膚發癢。

除了上述各式各樣的服裝病外，有時人們還發現，當新款時裝穿上

身時，可產生一些不適感，如眼瞼發炎，咳嗽，皮膚發炎、發癢等，原因是某些時裝衣料中殘留著有害物質——甲醛。醫學試驗顯示：許多毒物通過衣服甚至比通過飲食還會更快地侵入人體引起病變。據介紹，甲醛還是一種致癌物質，所以購買新衣服要清洗後再穿，或在外邊曬一下再穿。

此外，喜歡穿新潮服裝的人要經常吃一些能夠行氣活血的食物和藥物敘述如下——

· 行氣的食物和藥物　可少量飲酒，以活絡血脈，提高情緒。多食一些行氣的食物，如佛手柑、柳丁、柑皮、蕎麥、韭菜、茄子、香菜、大蒜、火腿、高粱、刀豆、香櫞等。常用香附、烏藥、川棟子、小茴香、青皮、鬱金等善於疏肝理氣解鬱的藥爲主組成方劑，如越鞠丸等。若氣鬱引起血瘀，當配伍活血化瘀藥。

· 活氣的食物和藥物　可常食桃仁、油菜、慈菇、黑大豆等具有活血祛痰作用的食物，酒可少量常飲，醋可多吃，山楂粥、花生粥亦頗相宜。

可選用活血養血之品，如地黃、丹參、川芎、當歸、五加皮、地榆、續斷等。

第十節｜電熱毯病

電熱毯具有加溫保暖、舒適、衛生、輕便的特點，且對風濕病、腰腿痛、關節炎有一定的治療效果。但電熱毯並非人人可用，應因人而異。

懷孕婦女不宜使用：否則影響胎兒發育，甚至導致胎兒畸形。美國科學家認爲，電熱毯通電後會產生電磁場，影響胎兒的細胞分裂。當胎兒迅速分裂的細胞受到電熱毯產生的電磁場干擾時，其正常分裂就會發

生異常改變。對電磁場最敏感的是胎兒骨骼細胞，故嬰兒娩出後，會發現其骨骼發生缺陷而致畸形。我國有關專家對近 2000 名孕婦病例進行回顧性對照研究，得出結論，孕婦早期使用電熱毯是形成流產的危險原因之一。

有過敏性體質、糖尿病、腎臟病、肝膽疾病、胃腸疾病及體質消瘦的人也不宜使用，原因是這一部分人易得電熱毯性皮炎。通電後的電熱毯持續性散熱，使人體皮膚水分被蒸發丟失，易乾燥；再加上熱源本身對皮膚的刺激，如果使用不當，致使皮膚發生損害引起皮膚發炎。主要症狀是：搔癢或身上出現大小不等的小丘疹，抓破後可出血、結痂及脫屑等，由於搔癢往往使人難忍，徹夜難眠，從而影響休息和工作。

使用電熱毯，除上述兩種人不宜外，其他人在使用時亦應該要注意以下方法：

（1）要做到人體不要直接與電熱毯接觸，在電熱毯上宜放一塊較厚的墊單或外加被套。

（2）要在睡前給電熱毯通電加熱，上床入睡時宜關掉電源，切不可通宵不斷電。

（3）經常使用電熱毯的人，一定要增加飲水量；在發生搔癢或皮炎時，應立即停止使用。

（4）要常吃一些能滋陰生津的食物，儘管電熱毯產生的熱量並不大，但由於緊緊圍繞在身體周圍，根據中醫學理論，「熱能傷津耗氣」，故經常使用電熱毯的人要有意識地吃一些能補充人體陰精津液的食物。常用的如下——

【參麥團魚】　主要原料有人參 5 克，浮小麥 20 克，茯苓 10 克，活鱉 1 隻，火腿肉 100 克，雞蛋 1 個，生板油 25 克，薑、蔥、雞湯、料酒各適量。將活鱉宰殺切塊，浮小麥、茯苓用紗布包紮，人參研末，與火腿片、生板油丁、雞湯、調料等放入大碗內蒸 2～3 小時。瀝出部分湯汁煮熟雞蛋，與團魚摻和即成。本藥膳滋陰生津、益氣和血，尤宜

於氣陰不足的人在秋天食用，每年秋天食之，可益壽。

【鮮生地粥】　用鮮生地 50 克或乾生地 10 克，洗淨，加適量的水煎煮 1 小時，去掉藥渣，再加入淘淨的粳米，煮爛成粥，早晨服，或 1 日內分 2～3 次服，連服數日。本粥補腎養胃，秋天常食可防燥邪傷陰。

第十一節｜地毯病

日本曾出現過一種怪病，患者幾乎都是幼兒，死亡率占患者的 3%，隨後還曾不斷上升。經研究後發現，此病是一種叫蟎的生物所引起，這種生物大量而又廣泛地存在和繁殖在室內的地毯中，它沒有翅膀，是長著四條腿的「純種」無脊椎動物，它憑藉自己輕盈的身體，只要有微小的「風」便能「飛黃騰達」，與塵埃為伍，無孔不入，被專家們形象地稱為塵蟎。

長期生長在人體毛囊和皮脂腺內的蟎蟲，可能損害皮膚，把柔軟光潔的面部，弄得滿面丘疹，顏色深紅，容顏不雅。此外，蟎又是酒糟鼻的元兇。

尤其是蟎蟲和它們繁殖時排泄的顆粒——衍生物 p1，作為人體的異體蛋白，經呼吸道進入肺泡，能使 48%～80% 的過敏性體質者發生過敏反應，使哮喘、枯草熱、濕疹因而加重。小孩之所以比大人更易得此病，是因為他們常常在地毯上玩耍。

防止地毯病產生的辦法是：在使用殺蟲劑的同時，對地毯需進行濕性擦拭；地毯應每二個月晾曬一次，室內每天通風換氣，保持室內乾燥；吸塵十分必要，但要選用濾塵嘴精細的產品。

此外，為了防止蟎蟲對人體，尤其是顏面部的傷害，可每月用幾次滅蟎藥方。

「組成」　百部、苦參、蛇床子、土槿皮、黃柏、烏梅、野菊花、土茯苓各 15 克。

「用法」　加水 1000 毫升，每日 1 劑，煎水撒冷濕敷，早晚各 1 次，每次 15 ～ 20 分鐘。

第十二節｜空調病

產生空調病的主要原因如下——

（1）過冷的刺激，使人體皮膚溫度出現差別，即四肢的溫度低於軀幹的溫度，手足降溫，人體調節溫度的系統對此無能為力。

（2）在空調超淨房間裏，負離子幾乎等於零。空氣負離子是帶負電荷的空氣分子，可使人精神振奮，提高人體機能，被人們稱之為空氣「維生素」，若缺乏負離子可使人感到空氣「不新鮮」，感到胸悶、心慌、頭暈、無力，工作效率和健康狀況明顯下降。據測定，普通居室內每平方釐米負離子數為 50 個，而使用空調裝置後可減少至 10 個以下。

（3）從溫度較高的室外或其他房屋進入有空調設備的室內，溫差較大且溫度驟變，人體的植物神經系統難以適應，就會出現空調病的症狀。表現為易怒、緊張、失眠等。此外，由於空調房間通常是封閉的，雖然空調系統能將空氣中大部分灰塵和細菌過濾掉，但空氣中殘留的細菌仍然會造成污染。人們長時間生活在單調不變的空調環境中，人體的生物節律受到破壞，也會造成植物神經功能紊亂。

一般來說，易患空調病的主要是老人、兒童和婦女。老人、兒童是由於身體抵抗力低下，而婦女是由於衣著單薄，又袒胸露臂。

空調病的主要症狀因各人的適應能力不同而有差異。一般表現為畏冷不適、疲乏無力、四肢肌肉關節酸痛、頭痛、腰痛，嚴重的還可引起

雙眼歪斜，原因是耳部局部組織血管神經機能發生紊亂，使位於莖乳孔部的小動脈痙攣，引起面部神經原發性缺血，繼之靜脈充血、水腫，水腫又壓迫面神經，患側口角歪斜。

由此看來，必須重視對空調病的防治，主要措施有——

（1）使用空調必須注意通風，每天應定時打開窗戶，關閉空調，增氣換氣，使室內保持一定的新鮮空氣，而且最好是要每兩週清掃空調機一次。

（2）從空調環境中外出，應當先在有陰涼的地方活動片刻，在身體適應後再到太陽光下活動；若長期待在空調室內者，應該到戶外活動，多喝開水，加速體內新陳代謝。

（3）空調室溫和室外自然溫度不宜過大，以不超過5度為宜，夜間睡眠最好不要用空調，入睡時關閉空調更為安全，睡前在戶外活動，有利於促進血液循環，預防空調病。

（4）在空調環境下工作、學習，不要讓通風口的冷風直接吹在身上，大汗淋漓時最好不要直接吹冷風，這樣降溫太快，很容易發病。

（5）嚴禁在空調室內抽煙。

（6）應經常保持皮膚的清潔衛生，這是由於經常出入空調環境，冷熱突變，皮膚附著的細菌容易在汗腺或皮脂腺內阻塞，引起感染化膿，故應常常洗澡，以保持皮膚清潔。

（7）使用消毒劑殺滅與防止微生物的生長。

（8）增置除濕劑，防止細菌滋生。

（9）不要在靜止的車內開空調，以防汽車發動機排出的一氧化碳回流車內而發生意外，亦即一氧化碳中毒。

（10）工作場所注意衣著，應達到空調環境中的保暖要求。

空調病的預防主要是上述十條，若出現感冒發燒、肺炎、口眼歪斜時，就要及時請醫生診斷治療。

此外，中醫養生學認為預防空調病的產生應做到以下3點：

（1）由於使用空調一般均在夏季，根據「春夏養陽」的道理，夏日平素人們要注意對自己陽氣的充實，如不要常吃冷飲，以免損傷肝胃陽氣；又如夏日過性生活，要有節，因為「房勞傷腎」，而腎為一身陽氣之根。

（2）由於空調病的病變部位主要在肺，故平素要加強對自己肺臟的保健，中醫學認為「悲憂傷肺」，所以一定要保持精神上的愉快，哪怕是遇到了不好克服的困難，和遭遇了很大的不幸。

（3）由於空調病常致四肢不溫、經絡不通，故長時間待在空調房間的人，應多吃一些能溫通經脈的食物和藥品，如桃仁、山楂、紅花、紅景天、當歸丸等。

第十三節｜電視病

英國一家健康研究中心，在歸納了幾千份病歷後提出一個結論：只要你每天看電視平均 3 小時以上，就可能患上「電視綜合症」。目前，大約有 50 種疾病與看電視有關。較嚴重的有以下幾種——

· **斑疹**　由於電視螢光幕表面存在有大量的靜電荷，其聚集的灰塵借光束的傳遞射及人們的面部。如不時常清洗面部皮膚，就會產生難看的斑疹。

· **癲癇**　在西方十分多見，估計每 1 萬人中就有 1 人罹患此病。在我國近年來也有報導，在敏感的病人之中，大約 2/3 有電視誘發性癲癇發作。

· **眼球症**　這是由於長時間盯著閃爍的螢光幕，會使眼球充血，更會使眼球視網膜的感光功能失調，使眼球變得乾燥。

· **腸胃病**　一邊看電視一邊吃飯，往往興致勃勃，全神貫注，忘

了或不想吃飯，看完後又往往來個「吃飽撐足」，這樣「一饑一撐」，既有損於胃，也易造成「胃生物鐘」失調。美國醫學家華萊士最近的研究結果證實，長時間接受彩電射線輻射會造成胃功能失衡。

此外，經常看電視亦可發生電視迷綜合症，它是迷戀於電視所引起的心理和生理上的症候群，尤以 3 ～ 15 歲的兒童爲多見。究其原因是兒童的腦神經功能不健全，缺乏思維分析識別能力。這種病症的主要表現是：時刻想看電視，一看就是幾個小時，性格孤僻，不關心周圍的人和事，僅喜歡模仿電視中人物的動作、語言，特別是愛模仿武打、兇殺、妖魔等動作，甚至發展到出現自言自語、手舞足蹈、一會兒唱一會兒哭等反常現象。

由上可知，若不注意看電視的衛生，對人的健康的損害是顯而易見的，那麼，又怎樣看電視才對人有益呢？

· **看電視時應開窗**　據國外環保部門的一項調查指出，電視機和帶有螢光幕的設備如電腦等，可以產生一種叫溴化三苯並呋喃的有毒氣體。據測定，一台電視機連續使用三天後，在房間裏每立方米空氣中這種有毒氣體可達 2.7 微克，相當於一個十字街口測得的溴化三苯並呋喃。新的電視機的螢光幕所產生的這種有毒氣體則更多。因此，看電視應保持室內空氣流通，以便驅散電視螢光屏所產生的有毒氣體，避免對人體健康造成危害。

· **電視機擺放的高度要合理**　即其高度最好與視線處於同一水準，這樣可防止長時間抬頭、低頭或彎腰等不適，對保護視力有好處。一般地說電視機的高度不要超過 1.3 米，因爲坐在椅子上的視平線高度一般男子爲 1.18 米，女子爲 1.11 米。

· **看電視時宜開盞燈**　以 5 ～ 8 瓦的日光燈或臺燈爲宜，且以側射的紅色燈光最好。因爲人眼裏的桿狀細胞內含有一種特殊的感光物質──視紫質，如感光過久，視紫質會減少，眼睛視物不清，乾燥不適。而紅光對視紫質不起分解和破壞作用，不僅能避免或減少上述症狀，而

且能保護視力。

‧ **不要邊看電視邊吃飯** 因為這樣會把注意力集中在電視節目上，吃飯不是狼吞虎嚥，食之過急，便是漫不經心，把就餐的時間拖得很長，長久如此，會使食欲降低，消化器官的功能減弱。也不要吃完飯馬上去看電視，以免影響食物的消化和吸收。

‧ **久看電視宜常飲茶** 此因電視機工作時，大能量高速電子轟擊螢光幕，會產生一些 x 射線。這種 x 射線雖然十分微弱，但如近距離長時間地觀看電視，也會受到它的危害，而飲茶能消除放射性物質對人體的危害作用。因為，茶葉中的茶多酚類物質，能吸收放射性物質鍶90；茶葉中的脂多糖物質，對造血功能也有明顯的保護作用，因而能夠抵抗輻射，增加白血球。

‧ **看電視的距離要適當** 一般地說，以距螢光幕長度 4～5 倍遠的地方為宜，距電視機太遠、太近都會使視力的調節組織過於放鬆或過於拉緊，對眼睛不利。距離太近，眼睛容易疲勞；距離太遠，圖像模糊不清。此外，電視不要開得太亮或太暗，太亮會刺眼，太暗看不清楚圖像。

‧ **注意看電視的姿勢** 既不能仰著看，也不能躺著看，應該端正坐視。看電視時，最好坐在椅子上，高低要適中，因為椅子有靠背，坐著不容易疲勞。在節目的間隔時間裏，應站起來走動走動或者變換一下姿勢。

‧ **看完電視應洗臉** 據測試，電視機開啓後，螢光幕附近的灰塵比周圍環境的灰塵多，灰塵中的大量微生物和變態粒子過多地長時間附著於人的皮膚，可導致皮膚病。因此，看完電視後要洗臉洗手，而且不要離電視太近。

‧ **看電視要有節制** 看電視時間不要太長，尤其是老年人和兒童。據國外調查，長時間看電視，易得電視腿病。病者下肢麻木、疼痛、浮腫。老年人在連續看電視半小時後要閉目養神或做眼眶按摩；兒童長時

間靜坐，勢必會減少孩子的自由活動和動腦動手、探索知識的寶貴時間，這對孩子的身心健康肯定是不利的。此外，兒童眼睛的調節功能比成人差得多，不宜長時間勞累。

‧ **常看電視要注意補充營養**　醫學研究表明：人每看一小時電視所消耗的視紫質需要休息半小時才能恢復，而合成視紫質的原料是維生素A和蛋白質，因此，經常喜歡看電視者，要多食含維生素A和蛋白質豐富的食物，如胡蘿蔔、牛奶、雞蛋、魚肝油、豬肝、番茄、桔子、紅棗、豆製品等。

此外，根據中醫養生學的理論，為預防電視病的發生，應做到以下幾點——

（1）中醫認為「久視傷血」，因此，對於常看電視的人，一定要常吃一些能夠補血的食物、藥膳和藥物，如大棗、當歸、枸杞、菠菜、胡蘿蔔、牛奶等。

（2）要注意保護眼睛，因為長時間看電視對眼的損害最大，可常做眼部按摩。

第十四節｜電子遊戲機綜合症

青少年若久戀電子遊戲機，會對身體健康帶來極大的危害。

‧ **損傷視力，引起近視**　這是因為，人的眼睛距離螢幕很近，而且眼球處在緊張狀態，容易導致晶狀體變凸，眼軸拉長，日久天長就容易造成近視。對於原有近視者，長久玩電子遊戲還可加重近視深度。

‧ **影響生長發育**　這是由於電子遊戲機螢屏內發射出的射線有多種，如 x 射線、紫外線、紅外線等，並有高頻電輻射、有害元素，它們持久地侵入人的皮膚，使各組織器官遭受損害，易發生某些放射病或

組織器官慢性中毒，甚至引起某些組織細胞變性，引起癌瘤，這樣就嚴重損害了青少年的生長發育，甚至身體健康。

· **不利於學習和成長**　經常玩電子遊戲的兒童，通常較為任性，易動肝火，愛和父母頂牛，而且少氣無力、精神委靡不振，很容易感到疲勞，容易傷風咳嗽，夜間尿床等。

由上可知，兒童玩電子遊戲機一定要適可而止，千萬不要整天迷戀電子遊戲。否則，就會影響他們的身體健康。同時，要給孩子們創造其他的娛樂條件。

中醫認為，為了防止電子遊戲機對眼的損害，宜常吃一些能養肝明目的食物，故眼睛視力的好壞，與人體肝臟貯藏血液的多少有關，肝的功能是否正常，往往可以影響眼睛。如肝血不足，則夜盲或視物不明；肝陰不足，則兩目乾澀；肝經風熱，可見目赤癢痛；肝陽上亢，則頭目眩暈；肝風內動，可見目斜上吊等。

· **山藥**　《神農本草經》謂「久服耳目聰明」，可常食之，既可粥食，又可做菜，還能蒸吃。

· **豬肝**　能補肝、養血、明目，每百克豬肝含維生素A 8700 國際單位。可用豬肝 100 克、枸杞子 50 克，共煮熟，食肝喝湯。

· **羊肝**　味甘苦性涼，能益血、補肝、明目，尤以青色山羊肝為最佳。可用羊肝做羹，肝熟入菠菜，打入雞蛋，食之。

· **青魚**　魚中佳品，滋腎益肝，對視物模糊效果較佳，可常做菜食之。

· **蚌肉**　甘鹹寒，滋陰養血明目，可炒食煮湯。

· **鮑魚**　雖稱作魚，其實仍是一種單殼貝類，其營養和藥用價值都非比一般，其殼稱「石決明」，有平肝明目之效。用時，研末，同豬肝共煎，有益於眼。

第十五節 | 星期一綜合症

度過一個愉快的週末後，星期一上班時顯得有些懶散，精神渙散，這便是「星期一綜合症」。據專業機構的調查資料顯示，星期一到醫院就診的病人明顯地高於其他工作日的 10%～20%，其中多數病人就診的是頭痛、四肢無力、血壓升高，有的人還出現手痛、頸痛等現象。引發「星期一綜合症」的主要原因，是由於不少工作人員雙休日爲了放鬆自己，打亂了平常的作息時間和生活規律，有的人拼命地補眠，有的人瘋狂地娛樂，原有的生活作息規律打亂後沒有進行科學、有效的調整，反而增加了勞動強度，導致免疫下降。等到星期一上班時，神經系統還不夠興奮，難以適應快節奏的工作方式，就會表現爲精神不佳。

醫學專家建議，雙休日要注意適度地休息，避免造成休息日反而過度疲勞。星期一上班時，可以先接觸一些與工作有關的事情，例如看相關的專案資料，思考工作內容，或者組織一個週一例會等，都有助於調節「星期一綜合症」，更快地融入到工作中。

第十六節 | 「白領綜合症」

臨床調查表明，長期坐辦公室的工作人員容易罹患多種職業病，西方學者將這類職業病統稱爲「白領綜合症」。也有一些國家稱做「工作有關的疾病」。

醫學專家指出「白領綜合症」極易引發生理和心理上的疾病。如由於工作壓力和節奏過大，易引發精神障礙和心血管疾病。長時間地坐著

或站著工作，容易引起肌肉筋骨酸痛。電腦工作者或超長時間地面對電視螢光幕工作，易產生視疲勞，導致視覺緊張和精神高度緊張，引發心理障礙，長期下去，還極易引起腰肌勞損、骨質增生、關節炎、頸椎病等疾病。

醫學專家建議，一定要堅持勞逸結合，例如每兩三個小時便離開工作臺稍作休息，多在辦公區域內走動，多和同事交流，放鬆自己；可以將辦公室內的通風口都打開，便於空氣流通，使大腦保持清醒；稍微改變一下辦公桌前物品的擺設，給自己一些新鮮感；如果空間允許，還可以做一些室內的健身動作。

一、職業性過勞綜合症

· **易患人群**　以會計師、律師為多，主要集中在文員和中層管理人員身上。

【**症狀**】　腰、背、肩、頸酸痛。

· **患病原因**　長時間保持同一個坐姿，肌肉沒有機會伸縮。因此不論坐得歪斜或筆直，長久下來都會腰酸背痛。許多人都習慣於長期坐在電腦前面工作或者娛樂。醫學專家告誡說，過度使用電腦會給人們的健康造成不利的影響。

【**處方**】　讓你和辦公室動起來。專家表示，其實只要稍微改變一下生活方式，還有辦公室的陳設，就能紓解這些疼痛。

多做運動是克服職業病最有效的辦法，運動量不需要太大，散散步、舉舉啞鈴，以及輕微的有氧運動即可，重要的是你得動起來，並且持之以恆。

至於辦公室的陳設，將工作間設計成能使人經常改變體位元的狀態，員工就可避免長期採用一種姿勢工作。

當然，你也可以自己調節一下椅子和鍵盤的高度。正確的高度應是：當你坐在椅子上敲擊鍵盤時，肘部和鍵盤的連線應與地面平行；過高或

過低都會給身體帶來額外的負擔。

最後，每隔一小時左右，最好站起來休息一下，望望窗外，呼吸新鮮空氣，都有助於減輕肌肉的疲勞。

二、場所抑鬱症

· 易患人群 孕婦，為人之妻、人之母、人之下屬的多職女性。

【症狀】 身體的某個部位疼痛，或是疲勞、睡不著、吃不下、體重下降等。進一步發展，會導致患者沒有心情進行日常活動，無法集中精神做事。嚴重的話，還會導致患者脾氣暴躁、坐立不安，甚至還可能產生自殺的念頭。

· 患病原因 科技進步所形成的資訊飽和、全球化的速度、機能失調的辦公室政治、工作過量和工作不穩定都是導致抑鬱的主要因素。

· 危害程度 是繼心臟病之後，第二種最能夠使員工失去工作能力的疾病。如果不採取行動，精神、神經和行為失調增加的速度之快，足以在 2020 年之前超越公路意外、愛滋病和暴力，成為早夭和失去工作能力而無法工作的主要因素。在純商業方面，抑鬱症比工廠倒閉或罷工令公司的損失更大。

【處方】 儘早接受治療，關鍵要能清楚地確認並承認自己患有抑鬱症。如果知道自己患上輕微的抑鬱症，也可通過各種放鬆的活動、運動，或是參與公開講座，學習自己控制生活中的壓力。

三、IT 人員綜合症

· 易患人群 IT 從業者，中關村人員。

【症狀】 上肢劇痛，最後發展到連拿筆、刷牙、繫鞋帶、翻書等簡單的活動都做不了。

· 患病原因 久坐不動，壓迫神經和血管，造成重覆性機械運動損傷。

【處方】 以「讓暴風雨來得更猛烈些吧」的坦蕩胸懷去對抗工作壓力，該放鬆就放鬆一下自己，未嘗不是一件好事。

四、應激反應綜合症

· **易患人群** 企業管理人員、大中學老師、駕駛員等。

【症狀】 經常失眠，做惡夢，記憶力開始下降，心情變得煩躁不安，多疑，孤獨，動輒發火，對工作產生厭倦感等。

· **患病原因** 這種病不僅與現代社會的快節奏有關，更與長期反覆出現的心理緊張有關，如因怕解聘、怕被淘汰、怕不受重視不得不承受的工作、生活壓力和心理負擔等，再加上家庭糾葛和自我期望過高。

「處方」 要在心理上做好自我疏導和調節。首先要充分認識到現代社會的高效率必然帶來高競爭和高挑戰性，對於由此產生的某些負面影響要有足夠的心理準備，免得臨時驚惶失措，加重壓力。同時心態要保持正常，樂觀豁達，不爲小事斤斤計較，不爲逆境心事重重。要善於適應環境變化，保持內心的安寧。

第十七節 | 低頭綜合症

多發生於長期俯案工作、爬格子的群體，如作家、文祕、編輯、教師等。患者表現爲出汗，頸、肩、上臂酸痛（脹），或有間歇性上肢麻木感。

【對策】 去醫院拍張頸椎片，了解有無頸椎病。每工作半小時至1小時，應抬抬頭、轉轉頭，站立起來伸伸脖子，做做擴胸運動。

枕頭應稍低些，使後頸部肌肉充分鬆弛。

睡覺時在後頸部最突出處（第7頸椎部位）放一熱水袋，可收到良

效，但注意不要被燙傷了。

第十八節 | 肌肉饑餓症

這裏所說的饑餓是指肌肉組織新陳代謝能力下降，特別是糖的有氧代謝減弱，以致肌肉纖維軟弱，血管壁彈性差。它與年齡較大有動脈硬化、肌肉血液供應差有關。

【對策】 最好的預防與治療措施是運動。如能每天堅持速度為 100 ～ 120 步 / 分的走步 1 小時，早晚各做一次體操或進行其他肢體運動，可防止肌肉缺氧。

每日補充 1 ～ 3 粒（0.1 ～ 0.3 克）維生素 E，10 ～ 30 毫克維生素 B 1，將有助恢復。

爬樓梯不失為一劑良藥，可控制運動量，但要注意心臟的情況，循序漸進，持之以恆。

〈全書終〉

國家圖書館出版品預行編目資料

不生病的智慧百科，陽春　著，初版，新北市，
　新視野 New Vision，2022.11
　　面；　公分 --
　　ISBN 978-626-96569-0-5（平裝）
1.CST：健康法

411.1　　　　　　　　　　　　　　111014300

不生病的智慧百科
陽春　著

主　　編　林郁
出　　版　新視野 New Vision
製　　作　新潮社文化事業有限公司
　　　　　電話 02-8666-5711
　　　　　傳真 02-8666-5833
　　　　　E-mail：service@xcsbook.com.tw

印前作業　東豪印刷事業有限公司
印刷作業　福霖印刷有限公司

總 經 銷　聯合發行股份有限公司
　　　　　新北市新店區寶橋路 235 巷 6 弄 6 號 2F
　　　　　電話 02-2917-8022
　　　　　傳真 02-2915-6275

初版一刷　2022 年 11 月